新安孤本醫籍叢刊

第一輯

王鵬／主編

2019年度國家古籍整理出版專項經費資助項目

程六如醫案

程六如／著
郭錦晨　黄輝／提要

北京科學技術出版社

圖書在版編目（CIP）數據

程六如醫案 / 王鵬主編. — 北京 : 北京科學技術出版社，2020.1
（新安孤本醫籍叢刊. 第一輯）
ISBN 978-7-5714-0531-1

Ⅰ. ①程… Ⅱ. ①王… Ⅲ. ①醫案—匯編—中國—民國 Ⅳ. ①R249.6

中國版本圖書館 CIP 數據核字（2019）第229240號

新安孤本醫籍叢刊・第一輯. 程六如醫案

主　　編：王　鵬
策劃編輯：侍　偉　白世敬
責任編輯：侍　偉　白世敬　董桂紅　楊朝暉　劉　雪
責任校對：賈　榮
責任印製：李　茗
出 版 人：曾慶宇
出版發行：北京科學技術出版社
社　　址：北京西直門南大街16號
郵政編碼：100035
電話傳真：0086-10-66135495（總編室）
　　　　　0086-10-66113227（發行部）　0086-10-66161952（發行部傳真）
電子信箱：bjkj@bjkjpress.com
網　　址：www.bkydw.cn
經　　銷：新華書店
印　　刷：北京捷迅佳彩印刷有限公司
開　　本：787mm × 1092mm　1/16
字　　數：255千字
印　　張：49.75
版　　次：2020年1月第1版
印　　次：2020年1月第1次印刷
ISBN 978－7－5714－0531－1/R・2686

定　　價：**1180.00元**

《新安孤本醫籍叢刊·第一輯》編纂委員會

《新安孤本醫籍叢刊·第一輯》編輯委員會

前言

中醫藥學源遠流長，在其漫長的發展進程中，涌現出大批著名醫家，他們在學術上各領風騷，形成了衆多的醫學流派。不同流派的争鳴與滲透、交流與融合，促進了中醫藥學術的不斷進步和臨床療效的不斷提高。各家中醫學術流派薪火相承，後浪推前浪，鑄就了中醫藥學發展史上一道道亮麗的風景綫。

九州方隅，風物萬千，醫家臨證各有所長，傳習日久，漸成衆多地域醫學流派。地域醫學流派是對某一特定地域醫家學術特徵的整體概括，凸顯了中醫藥學辨證論治的原則性、多樣性和靈活性。『天下明醫出新安。』安徽自古物寶文華、人杰地靈，是歷史上名醫輩出的地方，『南新安、北華佗』的原生態傳統醫學文化獨具特色和優勢。源自古徽州的新安醫學，以其鮮明的地域特色、厚重的傳統底藴、突出的學術成就、深遠的歷史影響，在我國地域醫學流派中獨樹一幟。作爲徽文化五大要素之一的新安醫學，儒醫輩出、世醫不絶，文獻宏富、名著林立，創新發明、學説紛呈，特色鮮明、影響深遠，傳承至今、經久不衰，是公認的綜合性地域醫學流派的典型代表。

傳統在本質上是一種歷史的積澱。富有生命力的傳統文化，從來都不衹是久遠的歷史，她具有超越時空的思想力量。中醫藥理論上以道御術，實踐中以術弘道，中醫藥的學術理論與實踐經驗，往往通過古代文獻這一載體得以傳承、延續。因此，我們必須重視中醫藥文獻的整理研究和價值挖掘，用前人的成就來啓發我們的智慧。中華人民共和國成立以來，學術界一直十分重視新安醫學文獻的整理與研究，以安徽學者爲核心，聯合國内其他地區學者，針對新安醫學古籍文獻開展了一系列卓有成效的研究工作，在文獻校注整理、醫家醫籍考證、名家學術思想研究等領域，取得了衆多具有代表性的成果，使一批重要的新安醫籍文獻得以整理出版，爲傳承發展新安醫學學術、弘揚優秀傳統文化做出了重要貢獻。但時至今日，仍然有大量重要的新安醫籍未曾經過系統整理和出版，這不能不説是一種遺憾。爲有效彌補既往古籍整理研究的不足，不斷完善新安醫學醫籍體系，進一步促進對新安醫家學術思想的深入研究，安徽中醫藥大學組建了專門的整理研究團隊，有計劃、分批次地開展新安醫學孤本、珍本醫籍文獻整理工作，并將整理後的新安醫籍叢書命名爲《新安孤本醫籍叢刊》。

《新安孤本醫籍叢刊・第一輯》共選取九種具有重要學術研究和實踐應用價值的新安孤本、珍本文獻，包括中醫理論類文獻一部、傷寒類文獻兩部、本草類文獻兩部、内科類文獻一部、雜著類文獻一部、名家醫案類文獻兩部，以完全保留原貌的形式影印出版，旨在挽救部分瀕臨亡佚的新安孤本、珍本醫籍；同時從作者、成書、版本、主要内容、學術源流及影響等方面爲每部著作撰寫内容提要，充分展現各醫籍的新安醫學特色及其對後世中醫藥學術傳承與發展的影響。

入選《新安孤本醫籍叢刊・第一輯》的文獻各有其學術價值和臨床特色。

《醫説》，十二卷，南宋新安醫家張杲撰，是我國現存最早的筆記體裁醫史傳記著作，也是現存成書年代最早的一部完整的新安醫籍。國内傳本主要有宋本、明刻本和《四庫全書》本等。其中宋本有二，分别藏於南京圖書館、北京大學圖書館，皆有闕失。宋本之外，刻印最良者當推明代顧定芳本，此本藏者較多，惟安徽中醫藥大學圖書館藏本較諸本多出顧定芳跋文一篇，彌足珍貴。

《醫理》，一卷，清代新安醫家余國珮撰，係作者對家傳醫學理法『已驗再驗』之後的全面總結。其將易理及道家觀念與醫學相結合，進一步闡發醫理，并後附醫案百餘種。此書未見刊行，僅存一種清宣統二年（一九一〇）臯邑蔣希原抄本，藏於安徽中醫藥大學圖書館。

《婺源余先生醫案》，一卷，清代新安醫家余國珮撰。全書按證類列，每證録案一至三則，共録醫案七十四則，多從『潤燥』論治，對辨析燥邪尤有創見，且與《醫理》一書相輔爲證。此書未見刻本，現僅存一種劉祉純抄本，藏於安徽中醫藥大學圖書館。

《傷寒從新》，二十卷，清末民初新安醫家王潤基撰。此書彙集歷代研究《傷寒論》名家的學術觀點，折衷傷寒各派，以温熱補充傷寒，以六經指導温病，是近代注解《傷寒論》的大成之作。現存一九三二年抄本，係孤本，藏於安徽中醫藥大學圖書館。

《傷寒論後條辨》，十五卷（附《讀傷寒論贅餘》一卷），清代新安醫家程應旄撰，係作者汲取方有執及喻嘉言錯簡重訂、綜合整理《傷寒論》條文之長，再行歸類條理，闡發己見而成，是傷寒錯簡重訂派的代表性著作之一。《傷寒論後條辨》版本較少，安徽中醫藥大學圖書館藏式好堂本存有書名頁，且較其他式好堂本多出黄周星序，是現存最佳版本。《讀傷寒論贅餘》刻本僅存式好堂本一種，藏於安徽中醫藥大學圖書館。

《本草綱目易知録》，八卷，清代新安醫家戴葆元撰。此書以《本草綱目》《本草備要》爲基礎删補而成，仍分十六部，載藥一千二百零五種，末附全書病證索引《萬方針綫易知録》，是一部切合臨證實用的綜合性本草文獻。現僅存清光緒十三年（一八八七）婺源思補山房刻本，屬戴葆元私家刻本，藏於安徽中醫藥大學圖書館和江西省圖書館。

《程敬通先生心法歌訣》，一卷，明末清初新安醫家程敬通撰。全書按證分篇（每證下分病證歌訣、方藥歌訣兩部分），概述了五十七種病證之辨證與論治，内容簡明扼要，便於臨床記誦。此書未曾付梓，現僅存一種程六如抄本，藏於安徽中醫藥大學圖書館。

《程六如醫案》，八册，近現代新安醫家程六如撰。全書包括内科醫案六册、外科醫案二册，按時間順序排列，共載醫案九百餘則。每案首記患者之姓、所在之村和開方之日，後詳備病因病機、臨床症狀、治法方藥等，資料完整。此書未曾刊印，僅存抄本，藏於安徽中醫藥大學圖書館。

《山居本草》，六卷，清代新安醫家程履新撰。全書分身部、穀部、菜部、果部、竹木花卉部、水火土金石部六部，將《本草綱目》十六部中除禽獸蟲魚部外的藥物，分别選入六部之中，共載藥一千三百四十三種。該書是一部集養生和用藥經驗於一體的綜合性本草文獻，所輯藥物均是易得易取之品，所載炮製及用藥方法皆簡便易行。此書刻本僅存清康熙三十五年（一六九六）初刻本，藏於上海圖書館。

《新安孤本醫籍叢刊·第一輯》的整理出版工作，在北京科學技術出版社的大力支持下，成功獲批二〇一九年度國家古籍整理出版專項經費資助項目。北京科學技術出版社長期從事中醫藥古籍的整理出版工作，并將中醫藥古籍作爲重點圖書版塊加以打造，多年來出版了一系列學術水平高、業界影響大的中醫類古籍圖書，積纍了豐富的中醫藥古籍出版經驗，爲本次《新安孤本醫籍叢刊·第一輯》整理出版工作的順利實施提供了强有力的組織和技術保障，確保了本次整理項目的順利開展與按期完成。在此，謹對北京科學技術出版社及參加本項目出版工作的同道們致以衷心的感謝。

新安醫學的當代價值正體現在她實用的、不斷創新的、至今仍造福於民衆的知識體系中，而新安醫學古籍文獻則是這些知識體系的載體，是彌足珍貴的文化遺産。本次影印出版的《新安孤本醫籍叢刊·第一輯》，以具有重要實用價值的新安醫籍孤本、珍本文獻爲整理對象，與臨床實踐密切相關，能够更爲直接地用以指導臨床實踐工作，豐富現有的臨床辨證論治體系，促進中醫醫療水平的提高。我們衷心地期望，通過本叢刊的出版，能够更有效地保護并展示被廣泛認同、可供交流、原汁原味的新安醫籍珍貴文獻，同時爲弘揚新安醫學學術精華、傳承發展中醫藥事業貢獻一份力量。

編者

二〇一九年十月八日

目録

新安孤本醫籍叢刊·第一輯

程六如醫案

提要　郭錦晨　黄　輝

内容提要

《程六如醫案》爲近現代新安醫家程六如所著，包括《程氏内科醫案》六册、《程氏外科醫案》兩册，共收録醫案九百餘则。程六如先以瘍科聞名鄉里，後涉外感内傷及婦兒多科病證，方脉精細，兼擅内外，突顯了新安醫學特色，對後學有重要的影響。

一、作者與成書經過

程六如（一九〇四—一九八五），字冷菴，號樂賢，歙縣石門人。畢業於『浙江中醫傳習校』，在屯溪沿江馬路開設『程六如國醫診療所』，先以瘍科聞名鄉里，後兼擅内幼諸科。存有《程氏内科醫案》六册、《程氏外科醫案》兩册（均爲孤本）。一生撰書立論，采編新安名醫傳記，使之廣流傳而惠後學。診治疾病，辨證審慎，治法靈活。方脉之外，刀針亦精，較之一般中醫外科家，更能體現新安醫派的特色。

程六如德術雙馨且心懷家國，力主辦報、辦刊宣傳新安醫藥知識。他通過積極的斡旋和不懈的努力，在民國時期《徽州日報》第四版開辟了《新安醫藥半月刊》，同時兼任上海光華醫藥雜志社特約撰述員。《新安醫藥半月刊》首刊於民國二十五年（一九三六）十二月，每十五日出一期，由他和畢成一兩位共同擔任主編，設『地方醫藥狀況』『先賢遺著』『新安名醫傳記』『醫藥研究』『臨證筆記』『民間驗方』『醫藥問答』七個固定專欄，收録當時徽州醫界名流撰寫的醫療預防專業性文章。文白相兼，體例不拘，以科普爲主，深入淺出地介紹醫藥衛生防疫知識，爲民衆健康服務，間有新安前代醫家醫療經驗的介紹。作爲《徽州日報》的副刊，《新安醫藥半月刊》面向海内外發行，至一九三七年九月止，共出刊十九期，其中連續五期刊出『新安名醫傳記』，涉及明代新安名醫二十九位。《徽州日報·新安醫藥半月刊》權威性高，社會影響大，是民國時期徽州地區進行醫學學術交流的主要平臺，并通過旅居外地的徽商和徽州學者輻射到海内外，至今仍受到徽學和新安醫學研究者的普遍重視。

程六如有着深厚的國學基礎和中醫素養，不僅具備豐富的臨床經驗，而且在中醫廢存之争、中醫教育、衛生保健等方面頗多卓見，爲新安醫學持續發展做出了一定貢獻。

二、版本介紹

《程六如醫案》由安徽中醫藥大學古籍搜集整理團隊在歙縣當地程六如後人手中收得，未曾付梓，《中國中醫古籍總目》亦未有收載，尤爲珍貴。其中《程氏内科醫案》六册包括『程氏内科醫案』第一册至第二册、第四册至第七册，第二册又名『甘露臺醫案』，第四册又名『程氏醫案』，第六册又名『冷菴醫案』；《程氏外科醫案》二册包括『程氏外科醫案』第二册（亦名『冷菴醫案』)、『程氏外科醫案』第三册。内、外科醫案各缺失一册，係程六如後人收藏中不慎遺失，至今未見。此次出版的《程六如醫案》爲程六如親筆所撰之孤本，封面上有朱筆撰『程六如國醫診療所』字樣。

三、基本内容與構成

全書八册，均爲程六如親筆所撰，分内、外科兩大類，隨診隨記，按時間順序排列。每案開頭爲患者之姓、所在之村和開方之日，其後爲病因病機、臨床症狀、治法方藥等，論述頗爲詳備。醫案資料比較完整，涉及外内婦兒等各科病證。

外科病證常見病因爲肺胃之火上升陽明，風熱淫於皮膚或侵入少陽、陽明、太陽經而積毒上攻等，主要有疔瘡、蛇頭疔、鼻疔、嘴角疔、唇疔、蛇眼疔、腋疽、臀疽、股陰疽、對口疽、偏腦疽、肚疽、臀俞疽、附骨疽、肛瘡、耳瘡、漆瘡、懸瘡、牙腮瘡、黄水瘡、疥瘡、乳瘡、蛇串瘡、耳邊瘡、面游風、乳吹乳癰、皮癬、頸癰、流注、下疳、臂瘍、流火、偏發背、胎毒、梅毒、手心毒、喉痧等病證。

内科主要有食濕化痢、咳嗽發燒、鼓脹、吐酸、瘧疾、疝氣、腹脹、腹痛、胃脘痛、眩暈、頭痛發眩、虚損、風水腫、淋濁、痰飲、白濁、肝胃氣痛、春温、秋温下痢、冬温、湿熱化瘧、暑濕化瘖、濕温、白喉、喉痹、喉蛾、童子癆、口疳、走馬牙疳、小兒疳積、小兒麻後諸症、産後感冒、産後發熱、妊娠病、婦人熱入血室等病證。

程六如治外科病，將辨病與辨證相結合，擅以托裏化毒之法，外用腐蝕之藥或刀針，内用清利解毒之湯藥，外内兼治。若産後乳吹乳汁壅塞，法當疏托；若心包積毒，中指腫痛，肉已腐爛，先施手術使毒邪外達，繼而内服以清解之藥；若風熱頸瘡，漫腫疼痛，施刀法并托裏化毒；若濕熱流火，寒熱交作，當以和營合淡滲爲法；若小兒瘡後餘毒未净兼感風痰發爲腋疽，當以針潰膿使毒外達，内服以清解之藥。

程六如治内科病，勤求古訓，博采李東垣、朱丹溪、葉桂等醫家之長，師古而不泥古，擅臟腑辨證，注重疏肝和胃、健脾宣肺之法，尊崇仲景學説，常仿建中、白虎、旋覆、代赭之義。若風水水腫，常仿實脾行氣以利水；若肝胃失和，則辛開苦降，剛柔并用；若肝强脾弱，膀胱失輸，治當疏肝以温調腑氣；若暑濕蒸於肺胃募原，治當清營透邪以退熱；若温熱内犯肺胃，傷津耗液，常以甘平養胃爲治；若濕熱化痢，赤白相雜，法當和中導滯；若濕熱淋濁，小便刺痛，治宜辛散與酸斂并進。

程六如治婦科病，多以肝爲用，認爲肝爲血之所藏，若肝血不足，則木失涵養，厥陰之氣逆犯陽明，陽明爲胃之所司，土受克，飲食水穀化爲濁飲，積聚成鬱，發爲肝胃氣痛之恙，多從肝胃論治。若妊娠肝胃氣逆，腑氣不宣，治當調和肝胃以疏腑氣；若妊娠胎氣不和，腑失通暢，法當安胎以疏腑氣；若妊娠肝氣逆鬱，胎氣不和，平肝氣則胎元自安；若妊娠肝胃氣痛嘔吐，治以辛温疏氣和中。

程六如治小兒病，認爲小兒病病因以外感六淫和内傷飲食居多，小兒稚陰未長，易見陰傷陽亢之熱證，且易虛易實、易寒易熱，當以清熱雙解爲治，祛邪而不傷正，扶正而不膩滯。若小兒瘧疾，發熱，牙齦腐爛，法當雙解；若小兒白喉，陰虛火旺，治以清肺養陰利咽；若小兒身熱，咳嗽痰核，當以消痰利氣爲治；若小兒風温，内傷飲食，熱入肺胃，治當解表清裏；小兒麻後餘毒，口疳，法當清肺解毒；若小兒食積化痢，治當消食除痢。

程六如生活的時代，中西醫争論激化，祖國大地動蕩不安，戰火連綿不絶，其著作中既有對中醫的繼承發展，又有受西醫影響的内容，還有心繫家國的憂患之思。《程氏内科醫案》第五册第二頁有蕭繼宗（生於一九一五年，卒於一九九六年，湖南湘鄉人，爲我國現代著名的古典文學家、國學大師，曾任正中書局董事長，以及東海大學教授兼中文系主任、教務長，政治大學教授，臺灣大學教授，美國南加州大學客座教授）題寫的《中醫月刊》創刊紀念詞：『要從祖先遺留下來的技能中，去鑽研，去掘發，去發揚光大。只看中它不很科學的外型，便盲目地去攻擊、摧毁，是不可原諒的過失。』第七册第九十六頁有休寧縣中醫師公會呈文：『中醫師在此抗戰時期所負之義務甚大，除協助政府治理防疫工作外，而於後方……施以義診是中醫師在此非常時期已嚴守本身崗位，對國家盡其職責。』

《程氏内科醫案》第二册第二頁及《程氏外科醫案》第三册第二頁，有程六如簡述并贊頌家鄉汪定生先生懸壺鄉里數十載，活人甚衆的事迹，與醫案并無關聯。《程氏内科醫案》第七册第二頁記録有程六如與程道南、畢成一兩位同道商討會員證審定、《中醫月刊》編輯事宜的内容。《程氏外科醫案》第二册第二頁『好花常令朝朝艷，明月何妨夜夜圓』『不是稗家聞筆墨，才人影子美人魂』之類詩句，皆爲程六如生活所感，從中可見其文人情懷。另外，書中還有少許毛筆塗鴉之處，疑是其後人所爲。

四、學術價值

程六如先以瘍科聞名鄉里，後涉外感内傷及婦兒多種病證，深精醫理，深求實學，慎思明辨，方脉精細，兼擅内外，功底扎實，更能突顯新安醫派的特色，對後學有一定影響。

程六如診治外科疾病核心有三。一是主張辨病與辨證相結合。他認爲，治瘡、癤、癰、疽等證，可通過按切患處，辨膿之有無、多寡、深淺，辨病性之陰陽、寒熱、虚實，以知陰陽氣血有餘不足，再施以托裏化毒之法。陽證者，箍毒促潰，清裏解毒；陰證者，祛風散寒除濕，忌用寒涼。二是治法上内外兼顧。外用腐蝕之藥或刀針，使膿毒外泄；内用清利解毒之湯藥，用藥輕靈，平正和緩；内外合力，以收祛邪外出，不傷正氣之效。三是强調外科局部病變與機體臟腑、經絡、氣血、陰陽有着密切聯係，故而在治療過程中，既要重視局部病變，又要重視整體表現。

民國時期，隨着西醫學迅速發展并占據主導地位，中醫學進入逆境圖存的低谷。程六如指出：『我國醫藥，素無管理機構，也無團體組織，如一盤散沙，各自爲是，雖間有一區域的醫生，也不過徒討論研究，甚且互相誹謗，其自相摧殘，不一而足，致使數千年來有用之醫藥，未能昌明於現代，而固有之地位，也被他人侵奪，言之極爲痛心。吾人既悟已往之非，應開展於未來，急需認識目前國醫之趨勢，迎頭直追，未嘗不可發揚光大。』他呼籲廣大同仁精誠合作，主張在肯定中醫藥學的基礎上，融合吸納西醫藥學的先進方法，研究發揚中醫藥學；號召創辦中醫藥學校，設立國醫醫院，籌備製藥廠，改良藥物製作工藝，使數千年來保全民族健康之國醫國藥，得以發揚光大。其拳拳赤子之心、勇於擔當之精神和遠見卓識，時至今日仍值得學習。

安徽中醫藥大學　郭錦晨　黄　輝

程氏內科醫案

第壹冊

程六如記

童子炯程

十月初一日診

婦人以肝爲用事，肝爲血所藏，今肝血不足，木失涵養，厥陰之氣逆犯陽明，爲胃之所司，土則受尅，飲食水穀化爲濁飲，積聚成囊，於是發爲肝胃氣痛之患，起經多年，從前發來皆不爲意，此次舉發已有數日，脘痛牽及兩脇，甚至嘔吐濁飲，兼以形寒背脹，以及腰部俱爲牽痛，更發頭眩，兩虛陽上升，其病之來勢是屬甚劇，脉息兩手俱爲細濡，舌苔灰白有津，病情如是，顯然爲肝宗營養不足，氣機凝結，古人有烏梅丸法，係為斯症而設，景岳傍而進之，以剛柔並行，一方為養血疏木，緩解肝氣，一方為健理胃陽，散其寒飲，此為究本窮源療法，即陽明辛用辛開之意焉。附方如後，即希斧政。

吳萸五分拌炒川連八分　青陳二皮各一錢　廣木香八分

砂仁一錢拌炒當歸二錢　焙白芍一錢　炒枳實一錢

片姜黃八分　姜半夏一錢　酒炒延胡索一錢

高良姜八分　撑樸一錢　酸棗仁一錢

烏梅炭五分

汪坑汪　小孩　　十月初二日

○小孩内食濕挟滯化為痢疾赤白俱有晝夜十餘次起
經數日苔黄帯似此属積滯未淨当以黄芩湯加減
川連三分拌以廣木香八分　赤白糖拌炒山查錢
炒條芩炭錢　焦神麯錢五　細生地炭錢
炒側栢炭錢　炒枳实八分　炒丹皮錢　焦檳榔八分
炒銀花錢五　白頭翁錢　地榆炭錢五　六一散錢五

十月初三日診　童子關
●肝臟不舒、氣機凝结胃陽不足消化不良、遂
致厥陰之氣逆犯陽明、而發為肝胃氣痛

吐酸之症已發多次，此次更劇，前用剛柔並進法，今痛已減，胃納稍開，脉息亦較前而起，是前已應，今病機病已見鬆，惟病根已起多年，血液不足，氣機鬱結（有阻的），且營衛氣血俱為不和，故脘痛已平，而形寒未除，前方所以前法出入，主治使其氣機得以疏散，營衛得以調和，然後再另擬丸方常服，以杜病根，而免後患。擬方如後，即宗昨方為進一步之着想也。

桂枝四分泡汁拌合桂枝 白芍一錢 酸棗仁一錢 西秦艽一錢

川連果 拌炒吳萸 平 炮姜 黄芩 平 姜製半夏 钱

炒白 拌炒當歸 平 高良姜 八分 煨枳實 钱

正廣木香 五分 青陳二皮 各 炒丹參 钱

酒炒延胡索 各 烏梅炭 兩个

田冲葉　十月初六日診

脾腎兩虧，脾陽不足，向有咳嗽痰飲之症，逢寒更甚。近來感受寒濕之邪，以脾胃更失調和，始起痢疾。今痢雖止，而大便鶩溏，飲食不和，則嘔吐痰涎甚多。此中焦為寒濕痰氣凝滯，法宜辛劑溫化，即仿建中湯加減。

炙麻黄八分　玉蘇子二钱杵　旋覆花三钱布包　帶皮苓三钱
煨姜八分　苦杏仁三钱去皮尖　大腹皮三钱　煨砂仁八分杵
姜半夏钱半　廣陳皮一钱　煨枳實钱半　廣木香八分
焦神麯三钱

許家橋　程出診　十月初六日

土敗木賊，氣聚水積，釀成單臌脹之症，延經數年，屢經治愈，今又復發，以致腹大為鼓，青筋外露，前用疏氣消脹之劑，已得應效，仍前法損益之。

酒炒歸尾二钱　酒炒京三棱二钱　青木香八分
酒炒赤芍钱半　酒炒延胡索二钱　花檳榔八分

焙蓬莪朮一錢　枳實八分　小青皮一錢　焦櫞皮一錢
赤苓皮四錢　大腹皮一錢　防己一錢　米仁三錢

（田沖）葉　十月初九日加減

痰氣凝滯咳嗽不爽前用溫理中焦今上焦已
通中焦向未通暢故腹脹便溏此乃脾陽不振
治當再以和中消氣為治可也
蜜炙麻黃三分　薑半夏八分　青陳皮各半各一錢　煨枳殼一錢
苦杏仁一錢　焦山查一錢　土木香八分煨川連五分拌炒　砂仁八分
玉蘇子八分　范志麯一錢　大腹皮一錢　焦檳榔八分
冬瓜皮一錢

（田沖）葉　十月十三日三方

體質素弱脾陽不振今因痢疾兜澀太早以致府氣不宣兩足浮氣甚至面部亦黄浮（腫）近日更加腹痛便溏前用辛温昨上自已開而腹痛浮氣稍尚不消小便短少此肝強脾弱膀胱亦失輸化之機再以疏肝而温調府氣

吳萸八分拌炒川連三分　廣陳皮錢半　福澤瀉錢半　（煨焦）青木香八分

肉桂三分泡水拌炒茯苓四錢　姜半夏錢半　焦白朮錢半　（焦）檳榔錢半

煨白蔻仁八分　台烏藥錢　酒炒延胡索生　（焦）枳實錢半

公丁香四只

（童子圓）程　　十月十三日

肝胃不和，寒飲聚於胃囊，氣機以為阻結，遂成肝胃氣痛吐酸之症。兩次用剛藥并進法，已得應效，茲當照前法合為丸劑，以除病根，而杜後患。

吳萸（鹽水）拌炒川芎（一錢）　青陳二皮（各錢半）　蓽撥（一錢）

桂枝（一錢）拌炒白芍（一兩）　高良姜（一錢）　姜半夏（一兩）

小茴（一錢）拌炒當歸（一兩五錢）　乾姜黃（八錢）　酸棗仁（一兩二錢）

宣木瓜（一兩二錢）　砂仁（一錢）　廣木香（八錢）　烏梅炭（一錢）

煨枳實（一兩）　廣鬱金（八錢）　製香附（一兩）　炙橘皮（一兩）

延胡索（一兩）　製川朴（八錢）　右藥廿三味，共研細末，水泛為丸，每日早晚二次吞服。

隔四

張（藏濱） 十月十二日

寒濕化瘧，瘧雖截止，而寒濕未淨，凝結於腹膜之内，聚成瘧母，腹有形成塊，腹脹作脹，不思納食，脉濡苔白，顯然為寒濕互聚也。法當溫散。

青陳皮各二錢　煨枳實錢半　酒炒延胡索錢半　秦艽錢半

土木香一錢　酒炒蓬莪朮一錢　姜半夏錢半　大腹皮二錢

炒檳榔錢半　京三棱錢半　醋炒鱉甲二錢　煨草果[illegible]

鱉血炒柴胡[illegible]

（田泙）葉　十月十四日四方

痢疾繞濇太早，致腸腑之宿邪未清，以致腹痛而脹，兩足浮氣，痛甚，刻大便溏泄，前用溫和法，腹脹已和，而疾痛便溏未止，再照前方加減可也。

川連三分，拌炒廣木香八分，下　肉桂四分，拌炒茯苓三錢　炒白芍錢半

赤白糯拌炒焦山查三錢　煨肉豆蔻仁錢半　焦白朮錢半

吳萸六分，拌炒烏梅炭八分，下　台烏藥一錢　廣藿香六分　桔梗錢半

宣木瓜一錢，拌炒砂仁八分，下　焦谷芽三錢　焦檳榔錢半

程（巧坑）　十月十七日

食積化痢，赤白相雜，晝夜多次，脈數，苔黃少納，

形寒此劑未淨也法以黄芩湯加減予之
川連四分拌炒廣木香八分 赤白糖拌炒焦山查二錢
酒炒黄芩炭一錢 炒銀花二錢 焦檳榔一錢
炒丹皮一錢 白頭翁二錢 煨枳實一錢 生地炭二錢
大小薊一錢 炒白芍一錢五分 荊芥炭八分 炒黄柏一錢

（李村） 十月十九

○疝氣者肝腎氣墜也仿張子和導氣散法治之
吳萸五分拌炒川連三分 荔枝核三錢 公丁香八分
青皮二錢 小茴香五分拌炒當歸二錢 炒延胡索一錢
橘核三錢 桂枝四分拌炒白芍一錢 川楝子五分

（葉）

杏木炙八分　蔥白二寸

田冲　十月廿三日五方

腹脹且痛甚至便溏兩足浮氣而喉吐此爲腸腑不宣腑氣作脹總屬肝邪未淨法當疏氣而和腸腑

川連二分拌吳萸　木炙八分　赤白糖拌吳萸焦山查二錢

酉秋翁錢炒　地榆錢炒　金鈴子錢　吳萸去井鳥梅炭兩分

大小薊錢炒　白芍錢　宣木瓜一錢　台烏藥錢

砂仁二分　炙椿皮錢

（充上）

十月廿八日方

身熱發燒，大便下痢，脉細數，舌苔黄，此爲秋溫下痢之症，邪轉入營之，治當以甘苦清胃苦寒清熱。

炒黄芩一錢半　川連四分拌炒　廣木香五分　黑元參一錢

炒丹皮一錢半　白扁豆一錢　知母一錢

炒銀花三錢　大小薊一錢　生地炭三錢

姜汁炒竹茹一錢　辰茯神三錢

奉林

十月廿六日

小孩舌尖上腫，咽喉發白點甚多，此爲白喉症，乃陰虧火旺，治宜清肺湯加減用之

小生地三錢　天花粉一錢五分　生石羔一錢五分
黑元參一錢五分　炒共柏〇八　淅貝母一錢
炒知母一錢　丹皮八分　麥冬一錢五分
　煨山豆根三分　白馬蘭根十根　大青錢一片
　銀花一錢五分

（螺螄坑）吴　十月廿六日診
咳嗽氣逆背寒潮熱脉细舌白神色蒼晦此為
肺腎兩虧陽不足之病為虚損之症法當先以
炙鱉甲煎合小建中湯加减為治
西黨參一錢五分　南杏仁三錢　甜桔梗八分

炙鱉甲三錢　川貝母三錢　白芍錢半
銀柴胡八分　大力子錢半　生綿芪錢半
炙甘草八分　小生地三錢　炒知母錢半

五城
（大路頭）許　　十月廿七日診

左腹有形成塊，延經數十年，近年以來漸漸脹大，更以瘧疾頻發，以致寒濕之邪，但阻於腹膜之內，氣不化不舒，遂致大腹但為脹大，而外露腹大為軟，此為臌脹之病，而根蒂已深，療治殊屬不易，姑以疏氣逐水法。

舟車丸三錢　醋炒蓬莪朮三錢　醋炒京三稜錢半

2

青陳二皮各半 土木香錢 枳實錢半 檳榔錢
陳皮 黑丑錢 玉蘇子錢 陳皮 青桂半 川楝肉
大腹皮半 猪茯二苓錢半 砂仁殼錢

（榆村） 十月廿八日

小孩咽喉上腭發為白喉牙齦腐爛藥用清
肺湯雖得見效但牙齦腐爛仍然未休謹防
變成走馬牙疳之症須當再以藥法治之以冀見
驗為吉

炒黃連八分 焦山梔錢八分 炒知母錢 車前子八分
鮮生地半 炒條芩八分 丹皮半 銀花八分

診 大腹 [illegible]

黑元參 五錢 川黃柏 一錢 生石羔 三錢 大青錠 二分

鮮竹葉心 十分 連召 三錢 生軍 六分

（田冲）葉 十月廿八日

腹脹且痛，痛甚則大便溏洩，此為腑氣失宣，肝

氣下墜，肝陽失運，法當以疏氣調和法

川連 三分 拌炒吴萸 八分 砂仁 八分 宣木瓜 二錢

正廣木香 八分 小茴香 八分 拌炒白芍 二錢 烏梅炭 二分

公丁香 三分 煨金鈴子 三錢 香櫞皮 三錢 [illegible] 一錢

赤白苓 各三錢 拌炒焦山查炭 三錢 台烏藥 一錢 大腹皮 一錢

十一月初二日 加減

英募

腹大臍腫、青筋外露、兩足浮腫、此為
臌脹之病、為寒濕凝聚所致、黄原[illegible]用
陳藥逐水法、略見小動、當照前法加減、
禹餘糧丸五錢 青皮二錢 酒炒黑牽牛五錢 苦杏仁二錢
舟車丸五分 酒炒蓬莪朮二錢 宣木瓜二錢 旋覆花三錢
炒茯苓皮五錢 酒炒三稜二錢 廣木香三錢 葫蘆皮三錢
川萆薢三錢 漢防己三錢 赤檉柳葉 枳實三錢
酒炒車前子三錢 酒炒商陸三錢

藏溪盧十一月初七日診

厥陰之氣、逆犯脾胃、下二則通降之

冀

機踈胃失沖和，清化不良，飲食少思，停留於胃囊，不能運化，於是上逆噯吐酸中，糟雜不舒，此胃病之吐酸症，法以辛開溫化苦降主之。

胡　煨薑一片

吳萸三分拌炒川連五分　畢撥八分　廣木香五分
片姜黃八分　青陳二皮各錢半　煨枳實錢
姜半夏錢　橘皮錢半　蘇子錢　刺猬皮錢半
川白芍錢　酸棗仁錢　煨白豆蔻仁五分　砂仁八分

十月初七日診

外感風寒，血熱於內，於是形寒身熱

前用表裏和解法之得小效，似與前法加減可也

荊芥二錢　蘇叶一錢　前胡一錢

蔓荊子二錢　苦杏仁三錢　薑汁炒川連二分

廣藿梗錢半　浙貝母三錢　丹皮錢半

赤苓三錢　東前胡一錢　福澤瀉錢半

小溪　項　十一月十二日診

肺失清肅，脾失隄防，膀胱失約，致令積水氣為之橫溢，證是嗽喘氣急，腹大腹脹，形足浮腫，小便短少，兩手脈息細濇，苔白而黃，此為水氣成為脹

腸之痛，當以開鬼門、潔淨府法主之

水炙麻黃六分　細辛六分　苦杏仁泥三錢

生姜皮八分　姜半夏錢半　大腹皮三錢

豬茯二苓皮各　青陳（各錢半）二皮三錢　廣木香八分

福澤瀉錢半　米仁三錢　防己三錢　旋覆花三錢

川萆薢三錢　車前子三錢

蘇　吳澗軒

十一月拾三日診

濕邪化瘧，瘧雖得止，而餘邪未淨，以致潮燒未除，嗽嗆脇痛，腹脹鹹數旬，痰出紅，法當辛散苦降

[illegible]

葉（繼診）女科

鱉血拌炒柴胡八分　苦杏仁三錢　象貝母錢半
煨草果八分　青蒿梗錢半　米仁三錢　六一散三錢（荷葉包）
炒知母錢半　赤苓皮三錢　車前子錢半
五月十三日方

經來調暢
酒炒當歸尾三錢　川芎一錢　正蘄艾八分　肉桂心四分
酒炒白芍三錢　酒炒丹參三錢　製香附三錢　酒炒紫丹參
酒炒澤蘭三錢　酒益母葉三錢　小青皮一錢　川紅花五分
酒炒懷牛膝三錢　酒炒川續斷三錢

湖边汪雪魂　拾一月十五日診

嗽咳氣促不能平卧，是為肺氣上逆，痰濁凝結未得清肅，擬用辛開苦降法。已見小効，當再與前方加減進治，以觀後效。

清炙麻黄下　北細辛下　玉蘇子錢

南杏仁二錢　大力子三錢　甜葶力子錢

苦桔梗一錢　浙貝母二錢　炒萊菔子錢

白前錢　廣橘紅絡二錢　茯苓二錢

漢防己錢　新鮮枇杷葉兩片

又

（坑口）項　拾一月十六日

肺為水之上源、腎為水之下源、脾為水之隄防、膀胱為水之輸化、三焦為水之決瀆之權、今水失隄防決瀆失司、水氣為之泛濫、週身横溢、於是發為風水腫之病、腹大臌脹、四肢面部俱帶浮氣、咳嗽氣逆、此為水臌脹之症、擬用開鬼門潔淨府法、正符合病機、仍照前法加減治之、

水炙麻黄三分　冬瓜皮五錢　猪苓二錢　醋炒桑白皮錢

苦杏仁泥錢　醋炒蓬莪朮錢　青陳二皮錢半　漢防己錢半

甜葶藶子錢　醋炒京三稜錢　大腹皮錢半　茯苓皮錢

枳殼錢 廣木香八分 香櫞皮錢 東葵子錢

（義溪）汪 女科 十一月十八日診

產後感冒，迄今四十餘朝，未能解除，故背寒脛痠，肢楚，骨節疼痛，惡露亦未淨，脈濇舌白。此為風寒未解，氣血失和，法以桂枝四物湯。

桂枝五分 白芍錢 二味用水炒 西秦艽錢 五加皮錢

酒炒當歸錢 炒荊芥錢 酒炒丹參錢

炒川芎錢 澤蘭葉錢 川紅花五分

廣木香八分 廣陳皮錢 絲瓜絡錢

艾芋專先生 十一月十九日診

脾土不足、中陽處弱、飲食水穀、失消化不良、於是
大便洞泄、精神衰弱、由來已有多年、治宜補之
命门之火、以健脾土之衰、即宗东垣老人陷者
舉之
米炒西潞党三 干姜五分拌炒五味子八分 炒白芍一錢
清炙上綿芪三 炙甘草[illegible] 肉桂心五分 懷山藥三
土炒白朮三 廣陳皮一錢 大熟地三（砂仁拌炒） 炒升麻[illegible]
半夏麴一錢 大棗二枚

汪（藏溪）女科 十一月念一日加減
產後感冒、時寒骨痛、當用桂枝四物湯

小效，今照前法加減二三帖可也

桂枝八分　炒白芍一錢　清炙嫩紫菀八分　炙鱉甲五錢

羌活五分　炒川芎五分　炙甘草八分　炙黄芪一錢

桑先一錢　炒枇杷葉三片　紅棗二兩

十一月廿日

瘡瘍餘毒未淨，致腿部發為佳毒，潰爛兩處，已有月餘，未能收斂，此餘毒未淨之故也，當以土茯苓湯主之。

土茯苓半斤　根生地三錢　炒黄柏八分

淨銀花三錢　丹皮一錢五分　川萆薢三錢

野菊花二錢　米仁三錢　漢防己三錢
甘竹節三錢　炒川連二分

謝架柯　十一月廿八日
感受風邪內應乎肺，肺失宣達，致嗽咳吐痰，胸悶，脈弦，苔白，此痰氣不降，法當辛開苦降。
苦杏仁三錢　蘇梗錢半　苦桔梗八分　玉蘇子錢五
象貝母三錢　半夏錢半　絲瓜絡三錢　蝉衣二錢
前胡三錢　白前錢半　葶藶子三錢　赤苓二錢
茯苓皮三錢　枇杷叶二片

十一月廿九日加診

藏溪廬抄

陽明胃土虛弱，腎氣失納，肝失收斂，於是肝腎之氣上泛胃土，致胃氣不降，胸脘糟雜不寧，嘔吐痰瀉，飲食水谷，旋入旋吐，不能停留片刻，病延月餘，迄未奏更劇，此屬反胃之症，法用旋覆赭石湯，加入疏肝和胃之品，法以冀漸漸效也。

旋覆花包　吳萸八分拌炒川連三分　肉桂心四分
代赭石　片姜黃五分　煨白豆蔻八分　沉香麯
姜半夏錢半　公丁香八分　煨刀豆子大粒　砂仁
炙甘草　廣皮錢半

藏溪盧抄　十二月初八日　加減

歲

仍以前法加減爲治

旋覆花一錢　公丁香六分　赤陳皮錢半　柿蒂七个

代赭石一錢　肉桂心五分　淡姜　黄連三分　高良姜五分

煨刀豆子七粒　吳茱萸八分拌炒生冬术八分　生姜半夏錢半

裝小杵作　煨白豆蔻一錢

盧藏溪　十二月初六日診

傷寒症，起經六朝，咳嗽氣逆，脅痛。此

邪入肺絡，肺失清肅，痰氣壅結，而

陽明之腑亦受熱邪熏蒸，故口舌苔白

膩，痰稠，而舌質乾燥少津。此津液被

熱，病情甚重，殊屬危險，謹防內閉外脫之虞。

實炙麻黃八分　炙甘草八分　生白芍錢半

苦杏仁（去皮尖）三錢　象貝母三錢　衣姜衣三錢

生石羔三錢　炒知母三錢　姜半夏錢半

生薏仁三錢　玉蘇子錢半　葦莖錢半

絲瓜絡三錢　炙二抽萇錢半

程藏干　十二月初七日診

花甲之年，體元漸衰，近以咳嗽痰多，

氣喘不平，脈息芤弦，苔白而淡，此爲

肺腎兩虧，當以黄芪建中湯加減主之

蜜炙麻黄四分　細辛三分　玉蘇子三錢

干姜四分　打切五味六分　炙甘草　姜半夏錢

炙二陳　黄芪三錢　炒白芍錢　廣橘紅錢

枳殼一錢　旋覆花三錢

田沖叶　十二月初七日診方　葉

寒邪侵入，肝胃不和，少腹疼痛，嘔吐清

濁，蜷縮苔白，此為寒邪未散，甚至引起肝

陽上升，而發頭痛，法當溫散可也。

廣陳皮錢五分　煨白豆蔻八分　肉桂心五分　青皮二錢

廣藿梗八分　砂仁八分拌炒吳萸一分　煨姜一片
廣木香五分　煨枳實一錢　姜半夏一錢　製小朴一錢

葉本村

十二月初捌日診

形寒發燒，脈細數，苔白尖紅，此屬寒溫邪入太陽、少陽、陽明三經，內有熱之證之象，法當表裡雙解。

水炙麻黃一分　薄荷葉一錢　蘇梗一錢　連翹殼一錢
苦杏仁三錢　牛蒡子三錢　姜炒川連二分
生石膏三錢　炒知母三錢　焦山梔一錢
西茵蔯一錢五分　車前子三錢　辰染茯神三錢

叶奉村 抄

十二月初九日加減

冬溫之邪，入血室之象，故形寒內熱、此表之未清，譬之以熱。昨用麻杏石羔湯，已見小效，今以小柴胡湯加減主治可也。

薄荷、紫胡、荊芥、當歸、山梔、生姜一片

蘇葉、牛蒡子、甘草、

黄芩、姜汁炒川連、連召

生石羔、西菖蒲、辰朱茯神

程藏千 二方

十二月十一日診

高年咳嗽氣喘。痰飲甚多。此爲肺腎

兩虧。脾土不足。前用黄芪建中法。已見小効。惟脉息仍帶空弦。舌苔色淡。顯係陽氣已衰。兹仍以前法主治。

蜜炙麻黄八下　干姜分拌炒五味子錢　炒白芍錢　砂仁八分

蜜炙桂枝六下　炒白术二錢　姜半夏錢　玉蘇子二錢

蜜炙黄芪二錢　廣陳皮二錢　炙甘草錢　苦杏仁二錢

鹿角霜錢

葉本村　見　妙

十二月十二日覆診

温邪襲入肉，左手肺、肢肺失宣達，而發咳嗽、胸悶、身熱形寒，前用表裡双解

法、已乃見效、惟肺氣尚未盡宣、營分之熱、尚未盡解、茲仍仿前法出入為治、

清炙柴胡八分　玉蘇子錢半　瓜蔞皮三錢

牛蒡子錢半　光杏仁三錢　姜汁炒川連八分

薄荷尖錢半　象貝母三錢　西菖蒲八分

米仁三錢　車前子三錢　連翹錢半　炒條芩三錢

右　程右

十二月十三日

弦脈而發寒冷、少腹疼痛、牽引睾丸、以及腸部、俱為疼痛、此為濁氣大虧、肝氣下墜、熱方去下、後當能應效、

羌獨二活各錢半　炒川楝子二錢　小茴香五分拌炒當歸一錢
五加皮二錢　吳萸八分　小青皮一錢
延胡索一錢　土木香八分　台烏藥二錢
橘核三錢　破故紙三錢　胡蘆巴一錢

木村　唐　初　十二月十八日診

冬溫之邪，侵入肺胃之經，致肺失宣達
而發咳，形寒，胃失通降，形為發燒，但之
挾邪，有內犯營分之勢，所以舌苔黃光
紅，脈息弦數。此溫邪未解，法以辛開宣降。
前胡錢半　淅貝母錢半　薑汁炒川連八分

元胡索一錢　粉丹皮一錢　焦山梔一錢
生香附一錢五　遠志心一錢　西菖蒲八分
辰染茯神一錢五　花粉一錢五　知母一錢五　車前子一錢五

汪　黃坑寺　十二月念壹日診
姙娠三月，起居飲食一切如常，惟小便短澀而少，淋
澀不絕，甚至而有刺痛，與濕濁下注，腎氣不
固，膀胱不利，脈氣不和，法當從與下部著想，
羌獨二活一錢　樗根白皮一錢五　炒車前子一錢五　炒槐角一錢
五加皮二錢　川楝子二錢　炒黃柏八分　台烏藥一錢
升麻八分　金櫻子二錢　炒地榆一錢

謝藏濱翁　十二月念五診

花甲有二之年，向有咳嗽痰飲之疾，以致體質虛弱，金水兩虧，近日更加咽喉疼痛，且起紅點，茶水難嚥，此為喉痺之症，勢屬甚重，法當肝以降虛炎。

小生地三錢　甜杏仁去皮尖三錢　蜜炙紫菀錢半　秋石三錢

黑元參二錢　苦桔梗錢半　蜜炙桑白皮錢半　茯苓皮錢半

炒知母二錢　川貝母錢半　鹽水炒丹皮錢半　胖大海二錢

汪黃坑寺翁　十二月念六日加減

懷孕三月，肝腎之氣下墜，胎氣則為不和，於是小便淋漓，甚至刺痛，前用甚濟對症法也，所見效，但胎氣

仍有下墜之勢，再以前法加減治之
羌獨二活各一錢 升麻三分 炒川楝子一錢五 縮砂仁八分 生楂子一錢
吳萸八分拌炒川連一分 益智仁一錢五 樗根白皮一錢
豆蔻皮一錢 台烏藥一錢 小青皮一錢五 烏梅炭八分 小茴香六分

郎藏溪 十一月念八日診
肝氣鬱逆，胃失沖和，致發為肝胃氣痛，嘔吐酸濁，不能納食，甚至兩目發黃，喉嗽脇痛，兼挾濕邪上逆，誠恐不發谷疸，痛甚難治，當先以疏肝和胃進治。
吳萸八分拌炒川連一分 刺蒺藜一錢 片姜黃八分

姜半夏錢半　青木香八分　酒炒延胡索二錢　茜草根二錢
小青皮二錢　煨枳實錢半　川楝子錢半　綿茵陳三錢
煨白豆蔻仁八分　縮砂仁八分

新正初十診

春溫之邪，侵犯肝胃，消耗津液，以致懊憹不適，咳嗽不爽，聲傷，脈細，舌白少津，此是溫邪傷津，法當甘寒潤之。

苦杏仁去皮尖三錢　炒知母八分　青蒿三錢　石決明三錢
川貝母三錢　丹皮錢半　銀柴胡八分　生白芍三錢
瓜蔞衣三錢　根三錢　蜜水炒桑白皮錢半　炒黃柏八分　枇杷葉兩片

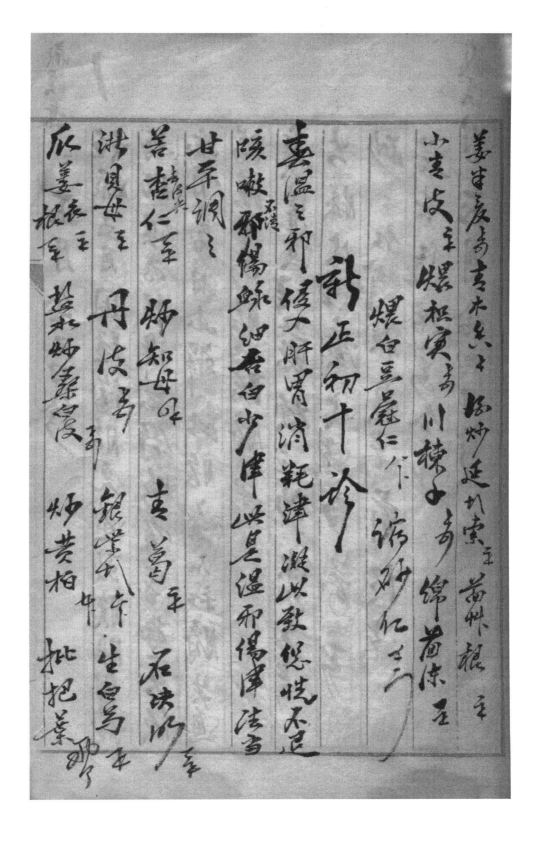

藏溪（葉） 1

一 正月念二日診

妊娠五月，因躓傷胎元，遂致腹脹胸悶，兩脇俱爲板滿不舒，時有寒熱，大便亦有多日未解，此胎氣不和，腑失通暢，法當安胎，以疏腑氣。

廣藿梗一錢 蘇梗二錢 炒條芩一錢

大腹皮二錢 廣皮一錢 白芍二錢

砂仁八分 枳殼一錢 前胡一錢

苦杏仁三錢 栝蔞全二錢

藏溪叶二 正月念四日診

2

情懷不適、因受刺激、致肝氣逆散、脾氣不和、於是胸悶脘痛、腹脹嘔吐、甚至兩脇吻黃、俱為脹痛、其為肝氣旺盛、頭暈可知、當以平肝氣時刺脘元自安、

吳萸八分拌炒川連三分　廣陳皮錢半　大腹皮

藿香梗錢半　香橼皮　砂仁八分

紫蘇梗五分　炒白芍錢半　枳殼錢半

製香附錢半　煨草蔻八分

叶榆村

正月廿四日擬

補腎健筋骨

大熟地（砂仁末拌炒）二　白茯苓三　酒炒白芍二　山萸花胡桃二

鹿角膠二　炒白术二　酒炒當歸二　紫氣分黑

上肉桂三　沙苑蒺藜二　酒炒懷牛膝二　紫淡苓三

炙黄芪三　酒炒杜仲二　宣木瓜二　炙黄龜板二

淡干姜三　酒炒續斷二　補骨脂二

共研細末煉蜜為丸

田冲　二月初二日診

溫熱犯肺，液傷津耗，以致燒不清，肝陽上冒

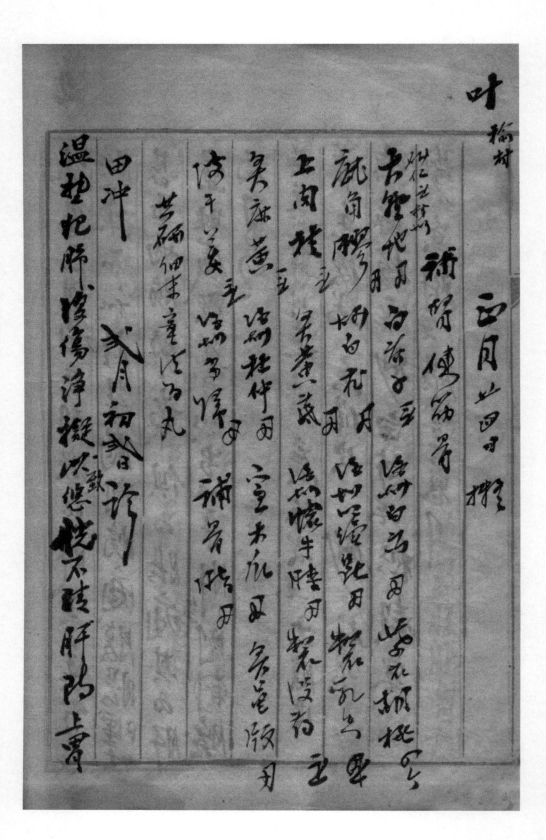

去冬先利濕，口苦寒甚，爲陰分耗損，用法
宜養胃生津法，痛雖減，惟飲食仍未
見進，仍照前法加減可也
小生地三錢　麥冬錢半　甜杏仁三錢　木蝴蝶八分
炒知母三錢　生甘草一錢　桑葉　炒浙貝母錢半　丹皮錢半
黑元參三錢　石決明八錢　杭甘菊錢半　赤芍一錢
紫絲貝齒三錢　冬瓜子三錢
泰璋程　二月初六診
感受風寒，肌表皆疏，內應肺胃，發形寒
發熱，咳嗽嘔吐，以致風寒未解，法當疏

藏溪

解宣肺為治。

荊芥錢半　苦杏仁三錢　蘇叶七子錢半　前胡錢半

蔓荊子錢半　象貝母三錢　廣皮八分　蜜水炒桑白皮錢半

西秦艽錢半　白茯苓三錢　砂仁錢半　蜜炒丹皮二錢

姜汁炒川連三分

貳月初八日診

素濕咳嗽，痰氣板滯，脉細數，

苔白微膩，此屬痰氣不宣，肺

氣不降，當以辛開苦降。

苦杏仁三錢　前胡二錢五　炒蘇子二錢

象貝母二錢 白芍一錢 刺蒺藜二錢
苦桔梗一錢 絲瓜絡二錢
干葦莖三錢 廣皮一錢 瓜蔞衣二錢

二月初八日診

疏風明目散血
粉丹皮一錢
薄荷一錢 冬桑葉一錢 赤芍一錢
荊芥一錢 木賊草一錢 歸尾一錢
杭甘菊一錢五 川紅花一錢 車前子一錢
夏枯草一錢 密蒙花一錢 谷精草一錢

林

右 二月初八日方

婦人經後腹脹嘔噁，苔膩而灰，甚爲脾陽失運，濕邪蘊蒸

于脘胃，而犯清陽，所以頭眩咳嗽，肺氣因爲不宣，治當以和中

宣肺爲法。

廣藿梗 錢半　西秦艽 錢　廣皮 錢

焦佩蘭 錢　炒竹茹 錢　花檳榔 錢

玉蘇子 錢半　銀柴胡 六分　枳實 錢

苦杏仁 三錢　象貝母 三錢

姜半夏 錢五

二月初拾四日診

表溫咳嗽，即復寒之類也，病起旬日，燒熱不退，咳嗽痰氣上逆，胸脅皆痛，甚至言語不清，呃逆上沖，脈數，苔黃，舌絳口渴，此溫熱化痰，更犯心營，症屬甚重，治當以清痰滌肺，清心營，並降胃熱，

杏仁三錢　干葦莖三錢　姜汁炒川連下

象貝母三錢　西菖蒲八分　姜汁炒竹茹錢

辰麥冬三錢　辰砂茯神三錢　姜汁炒條芩錢

炙蘇子錢　絲瓜絡三錢　米仁三錢　枇杷葉露

二月拾四日診

小孩因感受春温之邪，致咳嗽身
熱悠燒之煩躁不靜，此肺失氣
失宣，痰氣交阻，法當宣肺利
氣清痰可也。

舊荷心

苦杏仁錢　前胡上　辰茯皮錢
象貝母錢　蟬衣八分　丹皮半
苦桔梗八分　西菖蒲八分　酒炒車前子錢
批杷叶七分　玉蘇子六分　米仁錢

二月拾四日診

徐（黄口）咳嗽輟攀，潮熱往來，形容消瘦，面

色蒼白，起自去年，今春更劇，兩手
脈息俱見細數（眼目）無神，病爲虛損已成
癆怯，宜[illegible]秦艽
銀柴胡錢半　地骨皮三錢　苦杏仁三錢
秦艽錢半　鹽水炒鼠粘子錢半　蜜炙桑白皮錢半
炙鱉甲三錢　甜桔梗錢半　鹽水炒象貝母三錢
生白芍錢半　炙甘草八分　黑元參三錢
細生地三錢　枇杷葉[illegible]

藏溪汪　二月十四日方

兩項之間起成結核，共有十餘枚，已潰多處，膿水清稀，未能收斂。此為肝鬱不舒，痰氣凝結而成，名為頸癧，一時殊不易全癒。治宜疏肝解鬱，而消結核。

酒炒柴胡八分　杭白芍錢半　小生地三錢
杭甘菊錢半　炙鱉甲三錢　黑元參三錢
夏枯草二錢　煅牡蠣四錢　炒象貝母三錢
炒歸身錢半　瓜蔞子錢半　苦桔梗錢半　蜂房八分

右 二月十四方

踈氣消痰

廣皮一錢 小青皮五分 土木香五分

枳殼一錢 刺蒺藜五分 製香附一錢

白蘇子五分 大腹皮五分 烏藥一錢

砂仁六分 吳茱萸六分

徐 隆年

二月拾六日方

肛

葉　左　二月十八日方

濕熱偏陰，津液被劫，但是營衛不和，皆咳咳身痛潮熱，脈細數，舌苔光剝，此陰虛已偏，虛陽上冒，治當以調營衛，而清熱養津為法。

銀柴胡八分　生白芍錢　粉丹皮錢

鹽水炒西紫菀錢　青蒿梗錢　炒知母三錢

小生地三錢　黑元參三錢　炒麥冬錢（黃柏川斛）

大花粉三錢　地骨皮三錢

章衛臣 又診

二月十八方

素體偏肺，肺失清肅，致咳嗽發熱，前用宣肺消痰法，已見小效，再照前法加減主治可也

苦杏仁（去皮尖）三錢　苦桔梗八分　炒知母一錢五

川貝母三錢　蛤殼衣三錢　焦山梔衣八分

瓜蔞皮三錢　石菖蒲一錢　丹皮一錢五

鹽水炒桑白皮八分　干葦莖一錢五

枇杷葉三片

天花粉一錢五

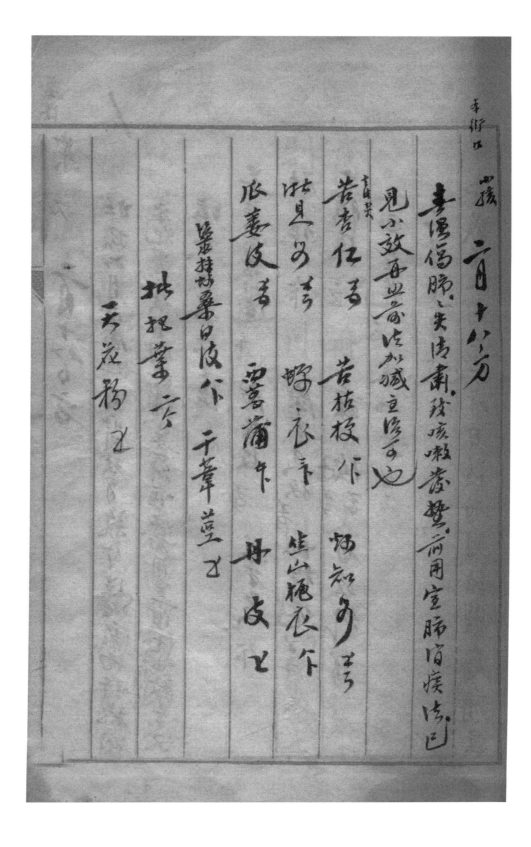

藏溪

葉　右　百十八方

妊娠六月，正屬脾胃所司，致胃氣宜溫煖，而肝氣則乘犯胃土，致胃胸痞痛，痛甚則嘔吐，前用辛溫法正效，今又泛發，當照前法主治。

吳萸六分拌炒川連　三分　廣陳皮　錢　姜半夏　八分

砂仁　八分　廣藿梗　錢　炒枳殼　一錢半

大腹皮　二錢　蘇梗子　一錢半　荷頭蒂　錢

西秦艽　一錢半　蠔炒茱　一錢半

二月廿日方

風熱感受，內應于目，致兩目紅腫疼痛，且

有燒熱此風熱未解法以清泄少陽而
涼血退熱為治

柴胡 蟬衣 歸尾 製大黄
薄荷 丹皮 赤芍 焦山梔
荊芥 川紅花 川連 車前子
木賊草

叶藏濱

又 二月廿七日方加減

懷孕之體因發肝胃氣痛嘔吐酸溜苦
用辛溫疏散和中之法已見功效仍照前
法加減主治

許

吳萸八分拌炒川連六分　蘇子叶各錢　廣藿梗錢
製小朴八分　焦白朮錢半　廣皮錢　煨草菓五分
薑半夏錢半　砂仁八分　大腹皮三錢　炒枳殼錢
　苦杏仁三錢　旋覆花三錢

藏平　二月苗日方
體素孱弱，肺之外衛不固，清肅失權，於
是咳嗽身熱，痰氣汚穢，脉數苔白，此肺
部為病，治當甘平清肺消痰為治，
苦杏仁三錢　炒知母錢半　雲茯苓三錢
象貝母三錢　薏苡仁三錢　甜桔梗一錢

呈田

瓜蔞根二錢 干葦莖一兩 生甘草八分
蜜炙桑白皮三錢 地骨皮三錢 鮮枇杷叶刷

二月廿五日方

風熱襲入少陽之絡，阻于耳竅，致令右耳之側，漫腫痠痛，寒熱往來，甚至嘔吐，脉息弦數，舌苔薄白，尖紅，此屬風熱未解，法以表裏雙解，清泄少陽為治。

清炙柴胡 粉丹皮錢半 連翹錢半
薄荷八分 杭甘菊錢半 鉤藤錢半
牛蒡子錢半 苦丁茶錢半 冬桑叶錢半

石決明錢 蔓荊子錢半 象貝母錢

姜汁拌炒川黄連二分 車前子錢半

二月廿六日方

童年素有食積成疳，以致消化不良，

肌肉削瘦，面黄神疲，眈重為肝脾

二經為病，由來已久，病形更劇，潮熱

往來，不能飲食，此為甘積成癆，病情甚

重，治當以清疳湯法主之

銀柴胡八分 醋炒蓬莪术錢半 檳榔錢半 使君子錢半

炒胡黄連六分 京三稜錢半 枳實錢半 青皮錢半

煨芦荟五分　炒白芍三钱　預知子三钱　大腹皮三钱

許　二方

二月花日

咳嗽不清，乃肺失清肅，當用清肺化痰，甘草蘆薈，胃已見驗，効實熱已退，咳嗽亦驗，前仍照前法加減主治

甜苦杏仁各三钱　蜜炙桑白皮三钱　生甘草八分

象貝母三钱　蜜炙款冬花三钱　地骨皮三钱

甜桔梗三钱　蜜炙枇杷花三钱　西蘆花三钱

炒蘇子　知母三钱　蜜炙橘紅三钱　鮮枇杷叶四片

三月初一日方

小孩身熱咳嗽兩項結成痰核起經日久

而燒熱不退痰氣不清治當以消痰利

氣爲治

苦杏仁三錢　蟬衣一錢　清炙桑皮一錢

浙貝母三錢　粉丹皮一錢　炒赤芍一錢

苦桔梗一錢　鼠粘子一錢　杭甘菊一錢

地骨皮三錢　炙桔朴三錢　石決明一錢

三月初五日方

體素陰虛嗽咳已久近來因感受溫熱

程

之邪內客于肺，致咳嗽更劇，遍身瘡痛潮撥微紅，此屬舊恙並挾新邪，未得流達。治用辛涼合甘平法。

苦杏仁二錢　牛蒡子二錢　鹽水炒桑白皮各

象貝母二錢　絲瓜絡二錢　鹽水炒丹皮各

茯苓皮二錢　根二錢　炒知母二錢　鹽水炒枸杞二錢

枇杷葉兩片　小生地二錢　地骨皮一錢

三月初六日

肝臟不舒，氣機鬱結，乘犯胃土，胃失沖和，逆成

肝胃氣痛之恙，由來已久，近年以來頻發更劇

是為厥陰之氣，鬱結不散，木失疏達。肝之陰液則不足，而肝剛強則有餘；胃之陽氣則不足，胃之陰濁則有餘，逆成反側，故患斯症矣。考古法須以剛柔並進，庶乃安獲冲和之機，俾可奏全。

吴萸八分 拌炒川連五分 青陳皮一錢 宣木瓜一錢五分

片姜黄五分 姜半夏一錢五分 佛手柑五分 酸棗仁二錢

高良姜五分 製小朴一錢 炒白芍二錢 烏梅炭一錢

廣木香八分 煨枳實二錢 酒炒延胡索二錢

三月初七日

風寒侵肺，咳嗽身熱，甚至嘔吐，苔白口渴，此風邪未解，治以辛散苦降為治

苦杏仁三錢 廣皮一錢 炒萊菔子一錢 牛蒡子錢半
浙貝母三錢 苦桔梗一錢 焦神曲三錢 生谷芽五錢
玉蘇子八分 枳殼一錢 荊芥八分 車前子錢半

三月初九日

小孩咳嗽身熱，忽燒兩頃，更起結核甚多，此為痰癧子，而病情甚怯，要法當以甘淡消痰養陰為治

小生地三錢 黑元參五錢 地骨皮三錢 西秦艽五錢 鼠黏

浙貝母三錢 生牡蠣四錢 石決明四錢 杭甘菊一錢 二麥芽

蟬衣二分 銀柴胡一錢 苦杏仁錢五 浮小麥

初 三月十一日

小孩咳嗽身熱總燒腹膨此疳積化熱日久識恐免

為童子癆、重症、治當以清疳湯加減、

銀柴胡一錢 象貝母一錢 預知子三錢 炙桑白皮一錢

地骨皮三錢 雷丸一錢 五谷虫三錢 生谷芽一錢

甜杏仁一錢 使君子一錢 青蒿節三錢 浮小麥一錢

穭豆衣三錢 茯神一錢 炒知母八分

三月十三日

高溫之邪感受肺胃蒸鬱化熱咳嗽壯燒起經一週之病熱邪非但不退而反深入陽明之裏致咳嗽反劇舌質焦黃共的口渴嘔噁脈細數此為陽明之裏症惟右手脈來虛弱其脈之症似覺不合故病情甚重法

三月十三日

風邪襲肺始起咳嗽怨燒之病過一週風邪非但不解而熱邪反深入陽明以致燒熱更重咳嗽增劇舌苔焦黃共的口渴嘔噁之症情甚重勉擬承氣湯冀其見鬆為吉

姜汁炒川連一分　姜汁炒竹茹一錢五分　天花粉一錢
製綿紋軍一錢　辰砂灯心一錢　茯神一錢　焦山梔一錢五分
炒黃芩一錢五分　西茵蔯一錢　車前子一錢
茯苓皮三錢　淅貝母一錢五分　瓜蔞皮一錢五分

三月十三日診

脾陽虛弱，消化不良，寒濕凝滯，氣機不宣，於是腹中不舒，隱隱疼痛，或有膨脹，或而噯吐，此係陽虛中焦失運，法當溫通和中健脾。

炒吳萸八分　片姜黃八分　蓽撥一錢　煨枳實一錢五分
煨木香五分　姜半夏一錢五分　製川朴一錢　春陳皮二錢

香元皮三 烏梅炭下 縮砂殼錢半 大腹皮三 焦神曲三

櫞

儲氏女 三月十五日

病後餘熱未清，上升於牙齦，致令喉嚨、舌邊、牙齦、常發為白點、舌苔尖紅。此熱邪未除，法當甘平清解法。

小生地三 天花粉三 板藍根三 丹皮二

黑元參三 生石羔三 煨山豆衣三 焦山梔衣錢半

炒知母三 炒黄栢下 銀花三 淅貝母錢半

新鮮竹葉心二十根

牙喉科　　三月十九日

牙齦腫痛，牙關緊急，痰熱往來，此風熱襲入陽明，阻于牙齦，咯不暢，舌心紅，切清當疏解。

薄荷六分　淅貝二錢　小生地三錢　天花粉三錢
牛蒡子二錢　苦桔梗一錢　元參三錢　生石羔一兩
荊芥八分　蟬衣八分　炒知母一錢　竹叶心卅根

三月廿二日方

溫熱之邪，犯入肺胃，咳嗽燒熱，漸成陽明裏症，以致舌苔焦黃苔降，前用清心丸合承氣湯，今服熱已退，大便亦通，惟

舌苔光剥　此热伤津　症情已有转机仍
在危险当以清热养津为法
小生地钱半　天花粉钱半　生西葛蒲八分
黑元参钱半　川贝母钱半　银花三钱
炒知母钱半　辰染茯神三钱　丁心二分　炒川连三分
丹皮钱半　辰蔓夜钱半　竹叶心廿根　鲜芦根廿根

本坑口　三月廿三日方

小孩因感受风寒内应手肺致咳嗽烧
热甚白共外此风寒未解有化热之象
法当辛凉

苦杏仁三錢　辰拌茯衣三錢　西茵蔯一錢　塊滑石三錢

象貝母三錢　炒條芩　[illegible]　[illegible]炒川連三分　米仁三錢

玉蘇子錢半　辰拌茯神三錢　車前子三錢　丹皮八分

牙痛　三月廿三日診

相火上升，引動胃熱，致令牙齦腫痛，已有旬日。

兩手脈息尺部見數，苔白尖紅，此虛炎未降，

法以甘涼養陰治之。

小生地四錢　天花粉三錢　鹽水炒懷牛夕三錢　淅貝母三錢

黑元參三錢　麥冬三錢　鹽水炒丹皮三錢　鮮竹叶心卅根

鹽炒知母三錢　生石羔三錢　鹽水炒桑白皮三錢　車前子三錢

牙痛　　三月廿五日二方

陽明之熱上升於牙齦致牙腮腫痛以及牙床前用
清解法今腫已消而疼痛亦減再以前方加減之

小生地三錢　丹皮錢半　懷牛膝錢半（鹽水炒）　杭甘菊錢半
黑元參三錢　鉤藤三錢　連翹三錢　石決明三錢
炒知母錢半　蟬衣八分　冬桑叶錢半　夏枯草錢半

程贊夫先生　三月廿八日擬（丸藥方）

肝強胃弱厥陽之上衝逆犯陽明致
憲意肝胃絡痛由來已久前因剛柔
藥草氣燥之性并時過已夜病機內傳

肝以散為補，陽以通為開，當守張依言小

應變，小憂除之也。

吳萸四分拌炒川連五分　乾薑黃四分　厚朴錢半

桂枝泡水拌炒白芍一錢　高良薑三錢　炒川楝子一錢

砂仁四分　炒當歸一錢　川桂枝三分　薑半夏一錢　烏梅肉七枚

青陳皮二錢　紫小朴一錢　陳木瓜五分　宣木瓜一錢

煨白豆蔻仁四分　煨枳殼一錢　佛手柑一錢　酸棗仁一錢

右藥共研細末水泛為丸

四月初六日方

溫熱之邪，犯入肺胃，致咳嗽，壯熱，甚至神識

不清、咽喉痠痛、胃白痦、脉细數、苔黄尖降

病情甚重，當以清裏退熱為治。

姜汁炒川古勇三分　鮮生地三錢　天花粉三錢

炒條芩錢半　鮮石斛三錢　苦杏仁三錢

焦山梔衣錢半　炒知母三錢　川貝母三錢

丹皮錢半　西菖蒲八分　辰染茯神三錢　姜汁炒竹茹三錢

又　四月初六日方

病在肝胃，痛在胸脘，法用剛柔，當用苦溫，則病可見愈。

吳萸八分拌炒川連三分　青陳皮各半三錢　炒白芍錢半

片姜黄八分　姜半夏钱　煨枳实钱
高良姜八分　制小朴钱　煨青木香五分
煨白荳蔻五分　砂仁八分　香橼皮五
萬右　上冲　胃初旨诊
妇人血虚生风，风入筋骨，走四肢关节，流
注不散，遂成历节风也。骨节漫肿，痛或
肿或消，肤色如常。起于产后，去冬至今
未瘥，其痛甚剧，恐[illegible]不能变致也
羌独二活钱　五加皮钱　酒炒当归钱　炒三角胡麻钱
明天麻五　宣木瓜二钱　酒炒怀牛膝钱　豨莶草钱

西秦艽钱 炒白芍钱 桑寄生三钱 又桑枝三钱

青蒿梗三钱 汉防己钱

四月初七日

風湿襲入肌表内应肺经皮肤发为風丹

面腫咳嗽恣烧大便挟血此風热未解治以

辛開苦降

薄荷尖五分 前胡钱 茯苓衣钱 炒银花钱

苦杏仁三钱 连翘钱 炒丹皮钱 炒地榆钱

浙贝母钱 瓜络钱 炒槐角钱 赤茯苓钱

車前子钱 枇杷叶三片

葛藏溪　1　又

右初　四月初八日診

溫熱之邪犯入肺胃，與內蘊之濕邪互相為伍，薰蒸化熱

淤佈於胸膛，致身熱發燒，小便短赤，咳嗽不爽，肋脇

一帶抽痛，脈右弦數，舌苔白膩黃黑，少津。病

情甚重，法以辛會甘平為方

苦杏仁去皮尖三　杆華蔓三　薄荷巳錢　桑白皮錢

象貝母三　生薏仁三　赤茯苓三　車前子三

瓜蔞根衣三　炒知母三　塊滑石三　炒黃柏六分

絲瓜絡半　薑汁炒竹茹錢

初　四月初九日診

3

温熱之邪薰蒸於肺胃之間身熱發燒大便秘結
咳嗽苔黃舌絳此熱結在陽明内犯心包前用
清裏退熱法以府病機當再以承氣法治之
生錦紋軍三錢　焦山梔皮錢　桑白皮三錢
姜汁炒川連五分　西菖蒲五分　辰麥冬朱拌三錢
炒條芩錢　辰拌茯神三錢　炒知母三錢
生地三錢　苦杏仁三錢　姜汁炒竹茹錢
鮮石斛三錢　川貝母錢　鮮車前草二錢

葛藏溪　四月十一日診

濕温之病邪犯肺胃鬱蒸化熱咳嗽脇痛胸悶

陳

身熱溺赤苔膩宜用辛涼甘平淡滲法合之病象
已顯訣證俱減当仍照舊法出入調治
南杏仁二錢 米仁三錢 干葦莖三錢 赤苓三錢
淅貝母二錢 天花粉三錢 桑白皮錢半 防己一錢
全瓜蒌四錢 炒知母二錢 車前子三錢 青蒿二錢
六一散三錢 通草一錢 絲瓜絡三錢
綿茵陳三錢

振沖 仰 四月十二日

清肺達痰
苦杏仁三錢 天花粉三錢 赤苓三錢 通草三錢

浙貝母三 炒知母錢半 銀花二 六一散三錢
瓜蔞衣錢半 東瓜子四 連翹二 米仁三

本坑口
四月十二日診

據述大便仍然未通嘔噁未平此乃胃火不降
腑氣不宣當照前方加減

製大黃二 薑汁炒竹茹錢半 小生地三
薑汁炒川連八分 焦山梔錢半 黑元參三
薑汁炒條芩錢半 西菖蒲一 天花粉二
南杏仁二 桑白皮錢半 瓜蔞衣二 通草八分
枇杷葉三片 車前子二

葛 上泮　四月拾四日診

血虛筋脉失於營養風邪則乘虛深潛走入四
肢流注骨節發爲厲節風地漫腫酸痛下
午微燒甚至頭眩耳鳴病起數月愈發愈劇
姑擬以養血驅風爲法

小生地三錢　當歸身二錢　西秦艽一錢五分　酒炒懷牛膝二錢
金石斛三錢　雙鉤藤三錢　宣木瓜三錢　桑寄生三錢
桂枝水拌炒杭白芍一錢五分　青蒿節二錢　酒炒川續斷二錢　製首烏三錢
石決明三錢　川萆薢二錢　酒炒丹皮一錢五分

本宅徐氏七斤　四月十五日

腹痛便溏此食滯所傷宜清導

廣皮錢半　炒檳榔錢半　焦神曲三錢　製香附三錢

川連三分拌炒　廣木香八分　砂仁八分　廣藿香錢半

焦山查三錢　炒只實錢半　煨白豆蔻仁卅

佛手柑三錢

四月拾六日診

體質陰虛或操勞過越或過感受辛涼則必

然咳嗽形寒倦燒致痛須然在肺仍因屬

體質虛虧所至甚也以甘苹清肺為治

左

西蓁光一钱 炒白芍一钱 炙紫菀一钱 炙甘草八分

銀柴胡八分 地骨皮三钱 蜜炙蘇子一钱 苦杏仁三钱

青蒿節三钱 甜桔梗一钱 蜜炙款冬花一钱 甜杏仁三钱

象貝母三钱 枇杷叶两片

又上程 四月十六日診

病為温熱日久傷津，陰液已虧，陽上冒耳鳴，

目朵下午則潮熱盜汗，夜熱退則自汗，大

便秘結，咳嗽不爽，脈細數，苔白少津。此熱傷

津液，病延肝腎，已匝月，勢屬甚重。法以甘平彷生脈散。

大生地三钱 炙甘草八分 甜杏仁三钱 甜桔梗一钱

米炒麥冬一錢　生二柏芪三錢　川貝母一錢　酸棗仁三錢
蛤粉炒阿膠三錢　生白芍一錢　地骨皮三錢　青龍齒尽
炒瓜蔞皮一錢　天花粉三錢　浮小麥

葛藏溪　右　四月十七日　三方
濕邪化解而胃氣不開脾陽不振膀胱亦失
輸化小便熱赤此上焦已解中焦未和下焦所負素
弱而冬年三人陽陽又虛所以自汗今錄自忽而
年俱濇舌苔白二病情殊處此殊為甚重菲當扶
正和中為法

5

廣皮一錢 砂仁八分 炙二柚芪三錢 玉蘇子二錢

姜半夏一錢 省頭草三錢 生白朮一錢 枳殼一錢

製小朴一錢 藿香一錢 生熟米仁各半三錢 防己一錢

絲瓜絡三錢 浮小麥三錢 赤苓皮三錢

初 四月廿七日診

昨用生脈散合定風法，今劇迷痛情仍

然，如是自汗未霽，此為肝風有內閉外

脫之虞，猶是痛逆日久，邪入肝胃，勢屬

可危，再酌藥方，如減輕，以冀見轉為吉

大生地三錢 生二芪皮三錢 煅牡蠣先 川貝母去心二錢

麥冬三錢　生白芍三錢　煆龍齒二錢　炙甘草八分
阿膠珠三錢　酸棗仁三錢　甜杏仁（去皮尖）三錢　遠志二錢
新鮮雞子黃一个　浮小麥四錢　癟桃干兩个

叶左　四月廿日診

嗆血數口，色帶紫，兼眩，胸向洪，為血絡所傷。
肝火太旺，承逆絡息，得見弦數，法當平肝書
肝而衝血結

鹽水炒鮮生地三錢　鹽水炒銀花三錢　天花粉三錢
鹽水炒丹皮錢半　川紅花八分　甜杏仁三錢
鹽水炒川牛膝一錢　地骨皮三錢　鹽水炒象貝母

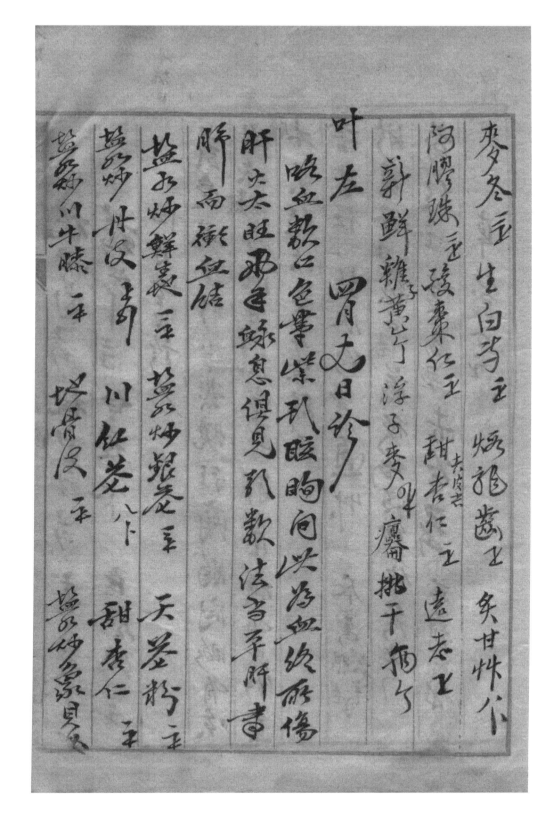

本坑口

杭甘菊錢半　杭白芍錢半　青荷節一二

藕節一錢　白茯苓八分　丹皮絲一錢

四月廿日診

感受風寒形寒發燒頭痛胸悶脘有咳

嗽喉嗽痰白此屬風寒未解且挾有痰壅

肺本失疏治當辛涼解達

苦杏仁一錢　絲瓜絡一錢　通草八分　辰茯神根苓各錢

浙貝母一錢　蘇子錢　蘇梗錢　酒炒條芩錢

前胡一錢　青蒿一錢　赤茯苓　蔓荊子一錢

車前子一錢

畢叶　　四月廿三日診

素有咳血與咳嗆，然受傷血逆上溢，近日又見復發，雖不甚多，但未能止，茲當以止血鎮壓為治。

鹽水炒鮮生地三錢　鹽水炒川牛膝錢半　旋覆花三錢

鹽水炒丹皮錢半　鹽水炒蘇子錢半　代赭石三錢

青鹽炒陳皮錢半　炒白芍錢半　炒川貝母三錢

鹽水炒茜草根三錢　枇杷叶

藕節

岔口　程寧讀　四月廿三日診

食還作嘔，腹疼燒熱，當以黄芩湯加減為治

廣木香六分 拌炒川連二分 焦梹榔錢五 炒丹皮一錢
陽條参二錢 焦山查三錢 赤猪苓 炒白芍一錢 炒銀花錢五
焦神曲一錢 炒枳實錢五 大小薊錢五
白蒺藜錢五

四月廿日診

腹中疼痛，痛甚則嘔吐水，大便溏薄，脉細苔白，此寒氣聚於胃囊，氣機凝結，法當温中逐寒，疏氣為治。

吴萸八分 拌炒土木香一錢 片姜黄八分 製香附二錢
煨梹榔錢五 煨白豆蔻仁八分 製小朴錢五 佛手柑二錢

程义

煨枳实钱半 砂仁末钱半 青陈二皮各钱 焦山查钱

沉香曲钱半

五月初六日方

牙龈浮肿疼痛以及牙根出血牵引耳窍俱抽痛脉数苔白此属相火上升由来已久治当滋阴降火为法滋肾之品合病机

大生地钱 生石膏钱 天花粉一钱 川贝母钱

黑元参钱 怀牛膝钱 盐水炒丹皮钱半 粉甘草五分

炒知母钱 麦冬二钱 盐水炒黄柏八分

五月初七日方

榆村程

風邪入肺肺失清肅發咳嗽不已脉數苔白身熱煩燒此咳嗽日久肺氣不降法以清利肺氣為方

杏仁三錢　苦桔梗八分　白前一錢　炒知母三錢

淅貝母三錢　玉蘇子八分　丹皮一錢　車前子三錢

茯苓衣三錢　葶藶三分　桑白皮一錢　枇杷葉三錢

五月初捌日診

咳嗽煩燒脉數苔白此屬風邪犯肺二失清肅法以辛涼宣肺退熱為法　枇杷葉一錢

苦杏仁三錢　薄荷葉一錢　前胡三錢　桑白皮一錢

淅貝母三錢　茯苓衣三錢　青蒿三錢　粉丹皮一錢五

炒知母錢 天花粉錢 通草八分 荷叶包益元散錢

田仲葉 五月初九日方

温熱之邪犯入肺胃，蒸薰於募原，致肺氣不降，咳嗽脇痛，胸悶，頭眩，身熱，胸項之間且發白痦綠數日，白病情甚重，治宜清暑退燒，清肺降胃為治。

南杏仁三錢 桑白皮錢 絲瓜絡三錢 車前子三錢
象貝母三錢 炒知母三錢 青蒿三錢 薏苡三錢
橘葉衣三錢 姜竹茹錢 通草八分 枇杷叶四片
鮮荷叶包六一散三錢

又仁程

己卯年四月廿七日方

肝經抑鬱未克條達厥陰之經逆犯陽明

二腑傳胃不食嗳氣一晝夜不止藥水

服入嘔即嘔吐余以旋覆赭石湯加減投

治一服而嗳嗳即平

代赭石四　降香三　吴茱萸中　炒白芍二錢　佛手花

旋覆花三　蘇子三　炒姜一片　半夏　丹皮

小川黄連半分米炒　厚朴一錢　茯皮　陳皮一錢　炒枳殼一錢

四月廿八日方

小孩腹脹面黃飢瘦不思飲食此爲疳積如法

當磨積和中為治

焦山查三錢　小青皮五分　使君子三錢　煨蘆薈六分

焦神麴三錢　大腹皮三錢　顆知子三錢　茯苓皮三錢

煨枳實八分　焙五穀蟲三錢　炒胡黃連二分

[illegible]

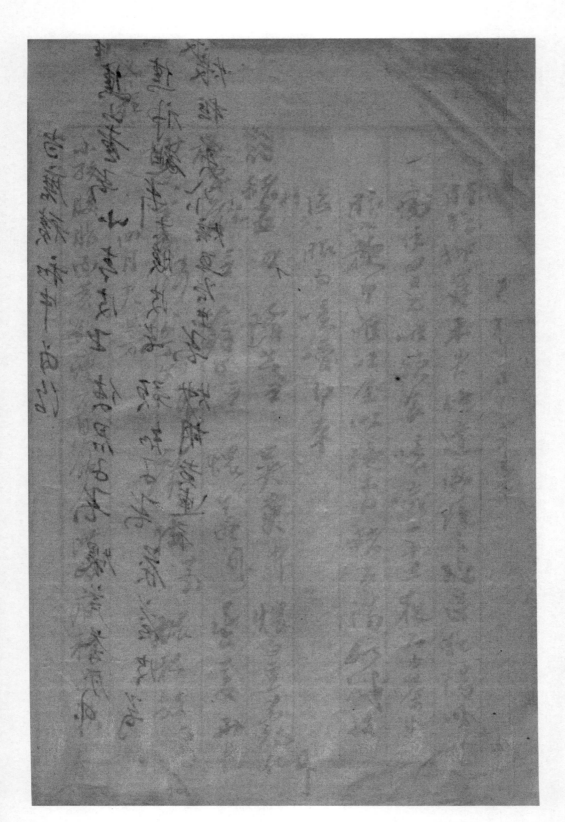

程

程氏衲醫案

第貳冊

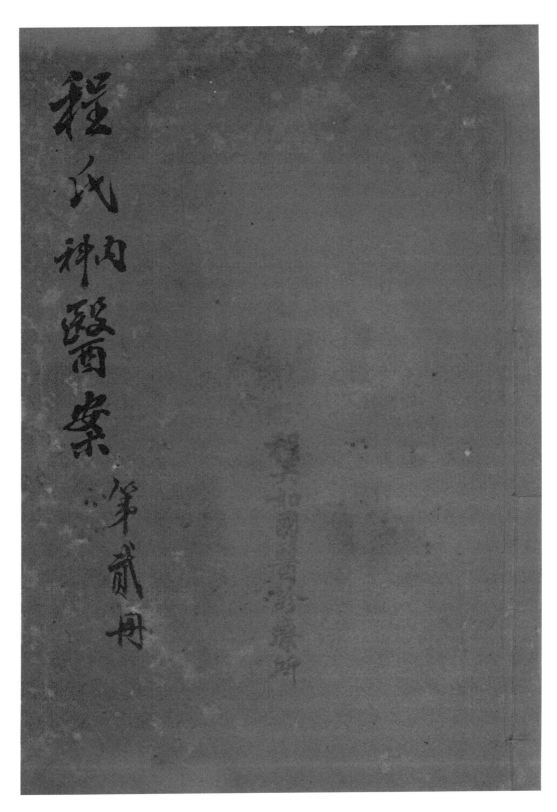

定生先生爲汪公林一先生之裔孫也汪公
善擅岐黄尤精傷寒女科外醫數十年痳
所以濟世之懷爲一方濟人甚衆至今鄉
里咸爲稱頌今定生先生爲繼承乃祖
之遺志幼年好學從北平徐君趙鏡湾
新知遂成爲現代之師醫今懸壺鄉里以濟
人羣而利病家故叢述數言特紀事時
以學識經驗俱有心得
藉以表揚先賢之高德而頌醫學之成功

暖雨晴風初破凍，
柳眼梅腮，已覺春心動。
酒意詩情誰與共。

丹露書醫案

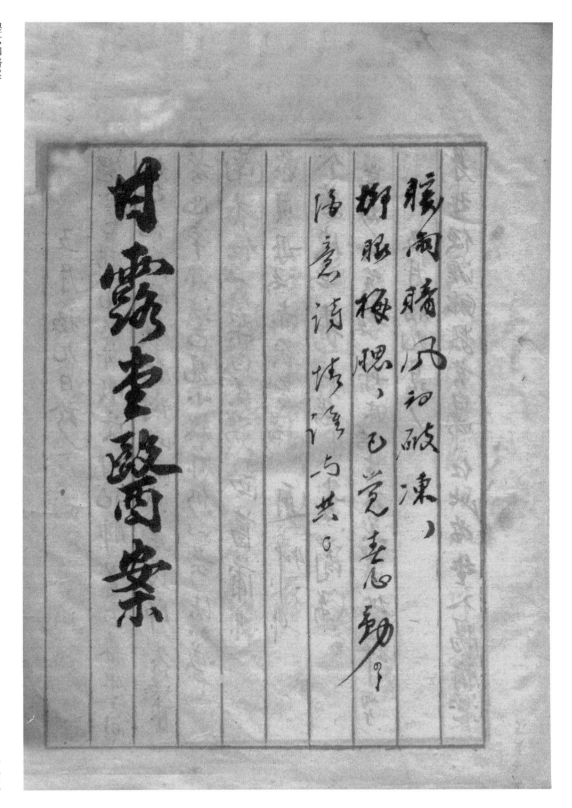

左

幼蕪蘅王

五月初九日診

溫熱之邪由口鼻吸受，内犯肺胃與募原之間，化熱化瘧，咳嗽胸悶，此溫熱未傳肺失清肅，前進辛涼法已見小效，茲仍以前法加減之。

南杏仁三錢　桑白皮錢半　西菖蒲木
象貝母三錢　赤茯苓三錢　通草八分
瓜蔞皮三錢　米仁三錢　青蒿尖
薑汁炒竹茹三錢　丹皮錢半　生石膏五　枇杷叶兩片

五月初九日診

身熱便溏，脈數苔白帶紅，此暑熱入腸腑濕

火下注所以兩足浮腫痠痛治當以清理肺胃
淡滲利濕為治

苦杏仁三　青蒿梗錢　荷叶包六一散三
川貝母二　通草八分　漢防己三
炒姜皮三　荷叶蒂四个　川萆薢三
炒銀花三　赤苓皮三　炒黃柏炭八分　米仁三

大塢程　五月初十日診

濕熱之邪内犯肺胃咳嗽身熱悠燒口渴脉右
弦苔白此濕熱蒸肺法當以辛涼透達

杏仁三　象貝母三　瓜蔞皮三　前胡錢半

桑白皮錢半 米仁三錢 玉蘇子錢五 干葦莖一兩
絲瓜絡八分 牛蒡子錢半 連翹二錢 通草八分
荷葉包六一散三錢 生石羔錢半

本坑口
葉 五月十弍日診
濕與熱合薰蒸於肺胃 酸身熱發燒胸悶口渴苦
黃脈數 此濕溫病也 法以苦寒合滲泄法
炒條芩錢半 米仁三錢 青蒿二錢 苦杏仁三錢
煨大豆卷三錢 飛滑石三錢 淡豆豉三錢 佩蘭葉錢半
赤苓三錢 車前子錢半 西茵陳錢半 焦山梔錢半

左
順和司 五月十二日加減
以辛瀉肺營而熱泄滲利濕

苦杏仁三錢　秋花二錢半　川萆薢三錢　枇杷叶两片
象貝母三錢　漢防己三錢　綿茵陳二錢
茯苓衣三錢　生米仁三錢　赤蒿梗三錢
炒黄柏八分　塊滑石三錢　不葦莖三錢

榆村　五月十五日診

婦人月事來時感受濕熱二入血室於是腹脹身
熱發燒咳嗽頭眩胸悶脉數苔白先降此屬濕熱之
邪深入營分所以大便秘結治當以清營宣肺為治
蔞汁炒川連八分　生石羔三錢　炒知母二錢　川貝母錢
丹皮錢　茯染茯神三錢　茯苓根三錢　車前子三錢
西蔻衣八分　鮮石斛三錢　苦杏仁三錢　通草八分
鮮枇杷叶两片

左冲上

五月拾九日診

温熱之邪由口鼻吸受內應呼肺薰蒸胃身熱

發燒咳嗽胸脇痛半月漫熱未解更內犯心包復

傷津液脈弦數苔白前半紅少津症情甚重治以

甘平養胃為法

小生地三錢　生石膏三錢　西菖蒲八分　象貝母三錢

黑元參三錢　天花粉三錢　石決　茯神三錢　灯心八个　鮮石斛三錢

炒知母三錢　括蔞皮三錢　苦杏仁三錢　通草八分

枇杷叶兩片　焦山梔錢半　鮮茅草根一兩

五月十九日擬方

左
榆村叙

腹脹膨大此由氣機滯結濕之邪互聚於
膜募原之内積聚成脹久延有成膨脹之
患前擬二方稍多服數劑諒有效力
酒炒當歸錢　酒炒蓬莪朮錢　青陳二皮各半
酒炒白芍錢五　廣木香八分　炒枳實八分
酒炒京三稜錢　焦檳榔錢　酒炒延胡索錢
大腹皮錢五分　橘皮錢　茯苓皮錢
五月廿日前方加減
濕入太陰挾鬱熱化至下午微燒腹悶脈數者
自此太陽之表亦失疏達前用以前方加減

西秦艽錢 川蜀漆錢 廣藿梗錢
煨草果錢 淡豆豉三錢 佩蘭錢
炒知母錢 青蒿三錢 煨大豆卷三錢
炒枳實錢 炒桔柳錢 大腹皮錢 炒條芩錢

閔
口趙 五月二十日診
肝臟肥大氣機澀結逆犯陽明陽明為胃之所
司於是消化不良飲食水穀積聚濁飲致起
為肝胃氣痛痛症不時舉發上腹及胃脘一帶俱
為不舒似有逆氣上沖甚至嘔吐痰濁背脹神
憊肢倦脉弦苔白病在肝胃藥用剛柔仿仲師
烏梅安胃丸為治

吴萸(五分)拌炒川連(八分) 煨枳實(錢半) 炒檳榔(錢半) 酒炒元胡索(一錢)
青陳二皮(各八分) 焦木香(錢半) 砂仁(錢半) 煨白荳蔻仁(八分)
炮姜黃(八分) 高良姜(八分) 姜半夏(錢半) 煨金鈴子(一錢)
炒白芍(錢半) 烏梅炭(八分)

冲上叶

左 五月廿二日方

温熱之邪犯肺犯胃傷津傷液藥用清熱養胃生津法燒熱已減咳嗽已輕惟津傷未復咽喉乾痛舌苔少津且起白腐此津液被耗太深勢屬甚重爾以藥法加減為治以冀再幾一步方可無虞

鮮小生地(各三錢) 鮮石斛(三錢) 甜杏仁(三錢) 辰染茯神(三錢)
黑元參(一錢) 生石羔(三錢) 浙貝母(錢半) 西菖蒲(八分)

螺螄坑吳

女科 榆村徐

炒知母半 天花粉三 瓜蔞皮錢半 炒川古勇三下

銀花三 西瓜翠衣三

五月廿二日方

經期三月不至，兩手脉息弦滑，此屬懷孕之象，惟胸脘不舒，喉嚨作梗，此乃肝胃逆氣上沖，大便不通，為腑氣不宣，法當調和肝胃，而疏腑氣，

吳萸五分拌炒川古勇三下 炒枳實錢半 烏橼皮三

片姜黃一錢 廣皮錢半 焦檳榔錢半 廣木香一錢

製小朴八分 小青皮錢半 砂仁八分 煨白荳蔻仁一錢

右 五月二十三日方

村榆

風邪襲入陽明致令牙齦腫硬疼痛以牙腮俱為漫
腫牙關緊急此牙槽癰也起經多日寒熱往來是以釀
之勢法當疏散

羌獨二活各八分　苦桔梗一錢　薄荷尖一錢　炒浙貝母二錢
荊芥一錢　蟬衣八分　牛蒡子一錢　杭甘菊一錢
辛荑八分　明天麻八分　冬桑叶一錢　細辛三分
炒知母一錢

右　五月廿四日方

肝氣拂鬱厥陰之氣逆犯陽明陽明為胃之所司
致消化不良氣機滯結遂發肝胃氣痛之

冲上叶

病已發多次今次举似覺更劇此病情深入
法宜辛開苦降酸斂
吴萸八分拌炒川連三分 青陳皮各一錢 川楝子錢半
片姜黄八分 廣木香五分 煨枳實一錢 炒白芍錢半
姜半夏錢半 砂仁八分 延胡索一錢 烏梅炭五分
陳橘皮一錢 製香附錢半

左 五月廿五日 三方
温熱病兩次用清養胃止嗽生津假使壯熱已
退餘熱未清津液未復 此藥雖有應病但
病勢已重故見懸轉緩但病情如此不可

田畔叶

徬惶宜仍以前法進退為法以冀漸漸減除
小生地三錢 苦杏仁三錢 象貝母三錢 辰染茯神三錢 鮮竹心三分
北沙參三錢 桑白皮蜜炒錢半 炒知母三錢 西菖蒲八分
天花粉三錢 衣蔓皮三錢 生石決三錢 粉丹皮錢半
焦山梔衣錢半 枇杷叶兩片
古五月廿五日兑
濕熱化痢赤白相雜腹痛且脹歸濇黄白
法宜和中導滯為法
川古黄吳萸拌炒 廣木香八分 煨大豆卷三錢
赤白糖拌炒焦山查三錢 藿香梗錢半 荷叶蒂兩个

炒枳實八分　焦楂柳一錢　白芍一錢　荊芥炭五分
條芩炭八分　桑皮一錢　砂仁八分

本坑口程幼 小孩
五月廿五日方
小孩身熱咳嗽形容削瘦此子童癆
之重病也療治殊為不易
小生地一錢　丹皮八分　銀柴胡八分　炒黃連三分
炒知母一錢　鹽水炒桑白皮一錢　鹽水炒浙貝母八分
黑元參八分　甜杏仁八分　地骨皮五分　荷葉蒂一個

榆村詹 小孩
五月廿五日方
小孩咳嗽痰嚴發用開痰利氣法

咳嗽已減厥未除此痰氣未清也
苦杏仁三錢 白前錢五 姜半 製南星八分
浙貝母二錢 明天麻錢半 製天虫一錢
苦桔梗八分 蟬衣三錢 玉蘇子錢半
牛蒡子三錢 薄荷青八分 姜半夏一錢

螺螄坑吴

右 五月廿六日方
陽明之熱上逆致令牙齦腫破腐爛咽
喉紅腫此乃牙疳也已經內潰而外腮
腫硬未消此胃熱未清治宜清解
小生地三錢 天花粉三錢 麥冬錢半 丹皮錢半

黑元参三 生石羔三 鹽水炒懷牛膝半
竹叶心十片 炒知母三 胖大海三 鮮荷梗寸 米仁三

趙 閔〻 左 五月廿六日覆方丸

脾陽虛弱 肝氣凝結 致胃痛嘔吐濁
飲 胃脘一帶不舒 膈部隱〻痛痺 大便膚
濁 此爲厥陰之氣逆犯陽明 胃中積聚濁飲
脾土則失運化之機 症情如是 壹遵前法加減
吴萸五分拌炒土木瓜一錢半 高良姜三 煨白豆蔻仁半
青陳二皮各母 片姜黄半 炒仁米半 煨枳實母
肉桂心半 製川朴半 炒白朮母 炒檳榔母 沉香麴八分

香橼皮一钱 淡附片八分 佛手柑一钱 炒白芍一钱 蒺藜三钱附□

田冲叶

五月廿八日

痢已减除，中宫寒湿板滞不均，运肝气逆郁，胸脘不舒，呕吐酸涎，脉息左手弦数，右手较小，苔白，此乃寒湿所结，法当辛温和中，缓寒。

吴萸三分拌炒土术一钱半 广藿香一钱五分 制小朴一钱

炮姜黄芩 砂仁五分 煨枳实一钱五分 青陈二皮各一钱

姜半夏一钱五分 煨白豆蔻仁八分后下 鸟佩兰一钱五分 焦槟榔一钱五分

香橼皮二钱

大田 横瀾

五月廿八日診

腹大膨脹兩手足腫肌肉削瘦此為水氣交阻已成臌脹之病起經數月迩來更加燒熱脉來細數舌苔已剛是津液已傷之症情為是已難療治

小生地三錢　瓜蔞衣三錢 根三錢　苦杏仁三錢　赤小豆三錢

黑元參錢半　丹皮錢半　米仁三錢　野百合三錢

炒知母錢半　豬茯二苓錢半　車前草四錢　冬瓜皮五錢

方田涵

五月二十八日診

督帶二經均受損傷胸肋之骨突出背折不直肋背一帶俱為疼痛連及腰府此為大虛之症名為龜胸鱉背殊難療治祗以強機關利筋骨

補腎滋肝之法治之

大生地四錢　炒白芍三錢　炒川續斷二錢　阿膠珠三錢
鹿角霜二錢　炒當歸二錢　鹽懷牛膝三錢　酸棗仁錢半
炙龜版四錢　杜仲二錢　炙鱉甲四錢　茯苓二錢

汪坑　五月廿九日診方
食濕化瘧瘧已得止而餘邪未清中焦不和法當芳
香和中為治
廣皮錢半　煨草果錢半　煨枳實錢半　焦山查三錢
藿梗錢半　姜半夏錢半　常山錢半　製小朴一錢
省頭草錢半　炒檳榔錢半　蘇梗三錢　荊芥錢半
砂仁八分

元上葉氏　五月三十日加減

温熱之病爐煙已息灰中有火所以餘熱未清咳嗽亦未盡除譫語亦未盡清揔屬餘熱未得盡滅法當前意加減療治可也

甜杏仁三錢　茯苓衣三錢根三錢　西菖蒲錢半　丹皮錢半

川貝母錢半　炒知母三錢　辰砂染茯神三錢灯心卅寸　炒川連三分

蜜炙桑白皮錢二　生石羔三錢　連翹心錢半　車前子錢半

枇杷葉兩片　鮮竹葉心廿根

榆村邵　五月廿日

婦人之病其隱微曲屈雖然不同但不在奇經八脉

之間經信氣血之逆前以柴胡四物湯加味之法

炙柴胡八分　大生地（砂仁拌炒）三錢　製香附二錢　廣皮一錢

炒當歸二錢　川續斷（酒炒）三錢　廣木香八分　酸棗仁三錢

炒白芍二錢　懷牛膝二錢　炙桂枝八分　阿膠珠

田中葉　陸月初壹日

寒濕凝滯於中焦胃脘一帶不舒嘔吐清濁此寒

飲爲仍以前方加減可也

製小朴一錢　吳萸三分拌炒土木瓜一錢　煨白豆蔻仁八分　藿香一錢五分

煨枳實一錢　炮姜黃八分　泥半夏一錢五分　佛手柑二錢　蘇梗二錢

姜半夏一錢　砂仁一錢　煨姜八分　青陳二皮二錢

充上

陸月初二日加減

温熱之病犯肺犯胃傷津傷液疊用白虎湯加入清肺養胃生津法壯燒已退神昏讝語亦覺清爽惟餘熱未清此病已脫出險境當仍以前方主治幸勿另生枝節便可虞也

小生地三錢　生石羔三錢　青龍齒四錢　川石斛三錢

炒知母三錢　西菖蒲錢半　川鬱金錢半　苦杏仁三錢

天花粉三錢　丹皮錢半　辰染茯神三錢　象貝母錢半

瓜蔞皮三錢　枇杷葉去毛兩片　人中黃八分

歙藏溪　六月初二日診

濕熱淹伴於脾胃發為瘅瘧每日往晚則形寒燒
熱至天明熱退微有咳嗽不思飲食此為濕熱未除法
辛溫淡除濕
廣藿香錢　煨草菓錢　玉蘇子三　淡吳萸八分
姜半夏錢　大腹皮三　苦杏仁三　焦檳榔錢
製小朴三　鮮佩蘭錢　廣陳皮錢　赤茯苓三
浮小麥三
六月初二日
榆村
小孩咳嗽不爽痰中挾血此肺熱所致
宜清肺止咳退熱主治

苦杏仁二錢 苦桔梗一錢 炒知母一錢半 米仁三錢

象貝母一錢半 前胡一錢 薄荷八分 銀花二錢

生姜衣一錢半 丹皮一錢半 車前子二錢 桑白皮八分

枇杷葉兩片

鄧 六月初弍日

小孩身熱發燒有汗瘧〻疾〻象牙齦腐爛鮮數

苔白津宜以双解

清炙柴胡一錢 蜀漆一錢半 青蒿二錢 炒黃芩一錢

煨草菓八分 丹皮一錢半 益元散三錢 焦山梔八分

炒知母二錢 白芍五 赤苓二錢 車前子三錢

煨山豆根五

榆村　六月初四日

咳嗽發燒腹痛板滯此為肝氣不食（宣）濕挟滯

法當宣肺導滯

苦杏仁三錢　前胡一錢　枳實一錢

象貝母一錢　苦桔梗八分　姜半夏一錢五分

玉蘇子一錢　廣陳皮一錢　焦檳榔一錢五分

焦神麯三錢　大腹皮一錢　藿香梗一錢

鄧　六月初四日

小孩連發瘧疾數次遂致牙齦腐爛前用

和解已效仍以前法加減爲妙

鱉血拌川柴梗卞 綿茵陳钱半 炒黃柏卞 檳榔五
常山苗钱 煨草果钱半 青蒿梗钱 生鱉甲钱
甜茶卞 炒知母钱 白芍三 六一散钱
赤苓钱

榆村 六月初四日診
濕熱下注肝腎膀胱，為之不利，遂發為淋濁，小
便刺痛，脈濇，苔白，治宜辛散与酸斂並進
羌独二活五 椿白皮五 酸棗仁钱 海桐皮五
五茄皮钱 豨薟草五 地榆钱 酒炒車前子三
川楝子五 金櫻子三 小青皮钱 芡实钱
淫羊藿葉 酒炒黃柏卞

陸月初四日診

小孩身熱燃燒牙齦腐爛面目浮腫氣色晦黃咳嗽痰聲不出症屬甚重恐防變為童子勞殊為可慮法當以清肺退熱方

銀柴胡一錢　地骨皮錢半　茵陳蒿錢半　茯苓錢半
炒知母錢半　胡黃連三分　甜杏仁錢半　炒黃柏一錢
桑白皮錢半　青蒿梗錢半　浙貝母錢半　大腹皮錢半
生姜皮一錢　玉蘇子八分

楊梅世　陸月初四日診

風熱之邪由外感受引動肺胃之熱上干咽喉致今咽喉左邊紅腫疼痛微有寒熱此喉蛾為法

生濟解

薄荷尖一錢　苦杏仁三錢　生石羔五錢　丹皮一錢半

牛蒡子一錢半　象貝母三錢　炒知母三錢　黑元参三錢

苦桔梗一錢　蝉衣八分　鮮生地三錢　車前子三錢

鮮竹葉心廿根　鮮大青錢二兩佐

方田汪　六月初五日加減

胸肋、帶疼、痛連及背部背脉斷折实出痛

甚則腹氣收縮脇骨实出病屬虛症、非撥

湿中健脾而補益中氣以强筋骨

大生地三錢　酒炒當歸三錢　炙黃芪三錢　片姜黃八分

淡附片一錢　酒炒白芍三錢　吴萸炒一錢　砂仁八分

炒白朮錢半　酒炒元胡索錢半　廣木香八分　煨枳實八分

青陳二皮一錢　佛手柑錢半

五月初六日覆方

榆村　唐

濕熱化為淋，前用辛散酸斂法，已得應效，茲仍以前方加減

羌獨二活八分　椿根白皮錢半　金櫻子一錢

五茄皮錢半　豨薟炒錢半　益智仁錢半

川楝子一錢　炒枳殼錢半　酸棗仁錢半

地榆炭　白鮮皮錢半　酒炒車前子一錢

酒炒黃柏一錢

王　藏溪

五月初六日覆方

濕邪流佈中焦脾陽不運胃氣不開病綿一月形容削瘦悠燒咳嗽不思納谷前用芳香辛温和胃健脾法燒熱已退茲仍以前法主治

廣陳皮錢半 砂仁五分 大腹皮二錢 片薑黄八分
薑半夏錢半 煨白豆蔻八分 炒玉蘇子三錢
炒枳殼錢半 漂茅术八分 旋覆花三錢
製小朴八分 藿梗錢半 炙甘草八分 范志麯二錢 生熟谷芽各四錢

五月初六日方

濕熱化痢每日數次略有燒熱小便短赤

榆村 葉

赤白痢如法以黄芪葛根湯加減
川連三分拌炒廣木香五分 煨大豆卷三錢
炒黄芩炭一錢 煨枳殼一錢 煨葛根八分
赤白糖拌炒焦山查三錢 廣藿梗一錢 炒枳實八分
炒白芍八分 赤茯苓三錢 炒車前子三錢

右 臨月初七日方

風熱化毒上升於少陽經絡致頸癰以及耳
竅眼目俱爲疼痛此屬肝膽之中有風
熱閉（伏）遏日久發痔瘡下墜（作痛）此腸熱風
毒走入大腸治當兼顧

生地炭四錢 炒槐角三錢 炒丹皮錢半
菊花炭三錢 炒地榆三錢 豨薟草二錢
銀花炭三錢 荊芥炭錢半 天麻炭八分
双鈎藤三錢 夜枯草四錢 苦丁茶四錢
石決明五錢 蟬衣八分 冬桑葉錢半

榆村 唐 六月十一日

殺菌解毒
羌獨活各錢半 金鈴子三錢 樗白皮三錢
炒升麻八分 金櫻子三錢 豨薟草三錢
五茄皮三錢 小青皮錢半 海螵蛸三錢
煅龍骨一兩 煅牡蠣三錢 車前子三錢

芡實〻三　旱蓮草〻三　女貞子〻三

六月十一日診方

温熱之邪薰蒸於肺胃蘊蒸之而身熱發燒

胃閟頭眩不思納谷大便為滯此熱邪未淨

治當以清達募原之法

鮮石斛三錢　炒知母三錢　丹皮錢半

青蒿梗三錢　生石膏三錢　浙貝母三錢

通草八分　小生地三錢　瓜蔞根三錢 錢半

益元散三錢　生谷芽三錢

炒銀花三錢　荷叶邊一圈 蒂二个

長干塝　陸月拾叁日覆方

暑濕化瘧身熱發燒病起半月而燒熱總未減除前用辛涼法而今日身熱仍尽退此感熱伏募原非一時可以尽達前再以前法加減

煨葛根錢半　粉丹皮錢半　生石羔三錢　天花粉三錢
連喬三錢　通草八分　炒知母三錢　車前子三錢
黑山梔皮錢半　香薷梗三錢　辰茯神三錢 灯心三扎　赤茯苓三錢
綿茵陳三錢　炒黃柏一錢

榆村　唐　陸月十三日

淋濁已止惟二便俱熱再以分清法

豬苓三錢　甘草梢八分　萆薢錢半　黃柏一錢

生米仁三 淡竹叶十片 巨麦三钱 天花粉三
福泻钱 车前草一束 块滑石三 括蒌皮三
炒知母钱 根生地三

六月十六日三方

湿热之病两次用清里透达法烧热已减
胸闷亦舒惟精神稍软此邪退正虚之象但
暮原内伏之热尚未尽透恐仍再发为出入

姜汁炒条芩钱半 生石羔一两 绵茵陈三
姜汁炒竹茹钱半 炒知母三 天花粉二钱
焦山栀钱半 车前子三 鲜芦根三
煨大豆卷三 赤茯苓三 生薏仁三 淮麦三
姜半夏钱半 陈仓米包煨 广皮 米仁三

汪 呈田 六月十七日診

食濕挾滯兼吸濁穢之氣致腹痛便痢不爽
苔白口渴嘔噁而吐此沙穢之症法以道芳香和
中導滯法為治

川連四分拌炒廣木香五分 焦檳榔三錢 炒煨白荳蔻仁八分
廣藿梗一錢 砂仁八分 小青皮一錢 丹皮一錢
焦佩蘭五分 炒枳實一錢 焦山查五分 焦神麯五分
杭慶餘堂避瘟丹一塊 研末分吞

湖架徐 六月十七日方

體質素來蘊濕恒多其為肺氣已失清肅
近日因感受風邪致咳嗽痰氣多阻膈

脇疼痛咳出痰頗甚多或兩帶紅此肺逆
不降治千金葦莖湯合苡仁湯加減主治
苦杏仁三錢 薑汁炒桑白皮錢半 鹽水炒丹皮錢半
象貝母三錢 千葦莖三錢 絲瓜絡三錢 赤苓三錢
瓜蔞殼三錢根三錢 生薏仁四錢 玉蘇子錢半 苦桔梗一錢
炒條芩八分 鮮枇杷叶兩片

潘 橫瀾 陸月十八日方
咳嗽日久痰濁甚多近來更加腹痛嘔吐此
屬肺氣不宣痰氣不降苔白膩法宜辛溫化
痰利氣為治
苦杏仁三錢 薑半夏錢半 砂仁八分 煨艸菓五

象貝母 廣橘紅 煨白荳蔻 廣藿梗

玉蘇子 枳殼 大腹皮 焦山查

湖架徐 六月十九日

咳嗽脇痛痰多臊濁氣腥污穢蒸開作坐葦

並方脇痛已止咳嗽亦鬆惟痰濁尚未盡清此

肺氣已虛仍照前法加減為治

南杏仁 白前 生石羔 知母

象貝母 蘇子 飛滑石 桑白皮

瓜蔞皮 葦莖 米仁 赤苓

車前子 鮮枇杷叶 茅外根

汪星田　六月十九日

又診　痧穢之症腹痛嘔吐便溏前用芳香法已見小效腹痛已止嘔吐亦平茲照前方加減

川連三分拌炒廣木香八分　焦檳榔五分　大腹皮三錢
藿香梗五分　廣皮五分　砂仁八分　焦神曲三錢
省頭艸二錢　枳實五分　小青皮五分
酒川條芩炭二錢

六月二十日診

風濕浮於皮膚營衛失和致令遍身發為疹濕隱沒無常搔癢無休以下部為甚脈濡苔白而膩其為濕邪為患毫無疑義治當

利濕殺菌以消血液之毒俾可根治杜絕而愈
後患
浚萆薢八分 漢防己錢 飛滑石錢 蒼耳草八分
炒黃柏錢半 川萆薢錢 稀薟草錢 粉丹皮錢半
赤苓皮錢 生米仁錢 炒槐角錢 苦參錢半
根生地錢

長湖頭程 六月二十日診
咳嗽氣逆由來已經多年近來又因感冒遂致
肺發此為痰飲之恙法當辛開苦降為治
苦杏仁錢 蜜炙麻黃八分 蜜炙款冬花錢半 廣橘紅錢半
象貝母錢 姜半夏錢半 白前錢半 枇杷叶兩片

寗 榆村

玉蘇子三錢 蜜炙紫菀三錢 炙甘草八分

六月廿日方

咳嗽兼急痰涎甚多病起月餘近來咽喉更加疼痛作癢肢肉削瘦此屬勞之㾐調治非易雖宜靜養為要

蜜炙西蒙花一錢 甜桔梗一錢 蜜炙黃芪一錢 象貝母二錢

蜜炙鼠粘子二錢 小生地三錢 炙甘草八分 炒瓜蔞皮二錢

蜜炙紫菀一錢 黑元參三錢 甜杏仁二錢 蜜炙橘紅一錢

枇杷叶三片

坊 榆村

六月廿一日

風寒暑熱之氣終歸肺致肺失清肅咳嗽身熱

潘 橫商

發燒口渴此風溼是熱未除法當宣解清熱
為治可也
苦杏仁三錢 炒知母三錢 小生地三錢 西茵蔯一錢
象貝母三錢 生石羔三錢 車前子三錢 枇杷葉兩片
瓜蔞皮三錢 根三錢 丹皮錢半 通草一錢 麥冬節錢半
荷葉包 益元散三錢

六月廿二日加減
咳嗽嘔吐痰渴此系暑氣鬱蒸于肺胃當用辛涼
化痰利氣法今嘔吐已除咳嗽亦鬆是爲
正應之病當照原方出入主治
煨草果錢半 姜半夏錢半 枳實錢半 苦杏仁錢半

施

廣藿梗錢五　蘇子錢　大腹皮錢五　象貝母三錢

烏佩蘭三錢　廣橘紅錢　焦神麯三錢　白菊三錢

旋覆花三錢

六月廿二日方

食積化痢　晝夜二十餘次　腹痛後重急

白似膿　紫痢疾也　法當利濕清導積滯

川連吳拌炒七分　木香五分　焦檳榔三錢　保和炭三錢

青糖拌炒焦山查三錢　煨大黃炭錢　塊滑石三錢

焦神麯三錢　煨枳實錢五（廣藿梗入）　楂[illegible]錢

烏佩蘭三錢　丹皮炭錢五

六月廿四日方

程　湖墅

濕熱之邪侵入肺胃致咳嗽遍身瘙痛此

肺氣不宣治當芳香合淡滲為法

西秦艽錢 蘇子錢 大腹皮錢 苦杏仁錢

廣藿香錢 煨草果錢 姜半夏錢 川貝母錢

香佩蘭錢 茯苓錢 廣皮錢 赤苓錢

福瀉錢 青蒿梗錢

施

六月廿九日加減

腹痛下痢色白似膿日夜多次此為食濕化

痢前用導滯利濕法之見減輕仍照前方

治之可也

煨土木香錢 省頭草錢 煨葛根錢 焦神曲錢

焦山查三钱　藿　香一钱　砂仁八分　白豆蔻钱半

焦槟榔钱半　煨枳实钱半　青陈二皮三钱　大小薊三钱

秦皮钱半　荷叶蒂两个　炒黑升麻八分

葉

六月廿四日方

病後發為小腸氣此氣不舒腎氣下墜當仿

煖肝和温散法治之

川連三分拌炒吴萸八分　延胡索钱半　砂仁八分　冬

小茴香三分拌炒歸尾钱半　川楝子钱半　台烏藥一钱　瓜

小青皮一钱　橘核钱半　荔枝核钱半　五茄皮一钱　皮钱半

葉田冲

六月廿四日方

[illegible]澡小兒咳嗽倏燒由來已久此津液已耗此

葉田冲

肺失清肅法当甘平清肺退热主治
苦杏仁三钱　桑白皮八分　粉丹皮二钱　銀花二钱
川貝母二钱　炒知母[illegible]　小生地二钱　黄柏炭八分
瓜蔞衣二钱根二钱　青蒿梗一钱　冬瓜皮二钱　枇杷叶二片

陸月廿四日

小孩始發下痢疾身热怨燒今下痢雖止而陰分已
傷故形容削瘦怨燒不能法当以生津養胃退
燒為治
炒生地黄一钱　炒知母一钱　青蒿梗一钱　生牡蠣一钱
炒銀花一钱　天花粉一钱　生白芍二钱　扁豆衣三钱
丹皮二钱　地骨皮一钱　黑元參一钱　冬瓜皮一钱

甯 榆村

炒黄栢炭八分 荷叶蒂

陸月二十五日 加減二方

金水兩虧咳嗽氣急咽喉疼痛此為虚勞喉痺之症前用清肺滋水法已稍得見效但病根已成肺金已損須宜長期調治庶可冀效恭照前法出入為方

細生地三錢 甜杏仁三錢 西秦艽錢半 生綿芪錢半

黑元參三錢 甜桔梗五分（蜜水炒） 鼠粘子三錢（葉水拌炒） 生白芍錢半

炒知母三錢 象貝母三錢 地骨皮三錢 炒麥冬錢半

蜜炙紫菀錢半 蜜炙款冬花錢半 枇杷叶四片

六月廿六日診

程 本坑口

汪 大鳴山嶺程

嬰兒身熱發燒，此乃感受暑熱，以致手背漫腫疼痛，法宜清散

藿香六分　青蒿一錢　通草八分　赤苓一錢

衣蔞根衣一錢　丹皮一錢　六一散（荷葉包）三錢　米仁一錢

苦杏仁一錢五分　炒知母一錢五分　車前子一錢五分

六月廿六日方

病綿延月，寒熱往來，面黃浮腫，有似瘧疾之象，手兩脈俱見弦數，苔淡而帶黃，此為濕熱蘊蒸，治宜以清熱、分清、利濕為治

煨草果一錢　清炙柴胡八分　炒黃芩一錢五分　生薏仁三錢

炒知母二錢　川蜀漆一錢　炒黃柏八分　飛滑石三錢

程宅

青蒿梗三錢 綿茵陳三錢 赤苓皮 車前子三錢

六月廿六日方

陽明胃熱上升致令牙齦浮腫疼痛法

以甘平清之

生地黃三錢 懷牛膝二錢 苦杏仁三錢 薄荷葉

麥冬肉 生石膏三錢 淡豆豉 黑玄參二錢

炒知母二錢 天花粉三錢 蟬衣八分 鮮竹叶心

孫太太

六月二十八日診

吸受濁穢之邪流佈於中焦致發痧熱頭痛嘔噁

遍身作脹古名濁脹汚穢此乃痧穢之症也當以芳

香逐穢法治之

汪 大鳩山叅形

藿香一錢 砂仁一錢 廣皮一錢 枳實一錢 檳榔一錢

佩蘭一錢 煨白豆蔻八分 姜半夏一錢 蘇子一錢

煨大豆卷三錢 煨草果一錢 焦山查三錢 赤苓三錢

六月先日覆方

濕熱化瘧，面黃浮氣，病延月餘，寒熱未清，前用常

山飲合茵陳蒿湯法，已應，病勢熱已減，浮氣亦消，

惟大便昨日未行，夏秋暑何與暑交蒸

煨草果一錢 常山菌一錢 炒黄柏一錢 生地二錢

炒知母一錢 青蒿梗一錢 赤苓皮二錢 火麻仁二錢

綿茵陳一錢 天花粉二錢 米仁二錢 衣蔞仁二錢

炒條芩一錢 冬瓜皮二錢

趙 太塘 六月廿九日方

咳嗽痰多脉细苔腻法当宣肺
除痰為治
苦杏仁三錢 廣皮錢半 蔓荆子錢半
象貝母三錢 薑半夏錢半 赤茯苓三錢
玉蘇子三錢 荊芥錢半 大腹皮三錢
炒枳殼錢半 吳萸五分拌炒川連五分 乾薑黃五分

劉君 六月廿九日診

咳嗽氣逆痰多延綿 咳不爽出咽喉作癢
似覺氣管一帶殊為閉塞或而微有潮熱前
用秦艽鱉甲煎法潮熱已減而咳嗽仍然

汪勇坑

此為肺氣不降，故当以宣肺降氣而開痰為法

銀柴胡一 苦杏仁三 玉蘇子二 霍石斛三

西秦艽二 苦桔梗一 白前二 炒葶藶子二

鼠粘子三 象貝母三 桑白皮二 干葦莖三

炒瓜蔞皮三 炒薏仁三

六月二十九日診

瘧後餘熱未清，上逆牙齦，遂致滿口牙根俱

為浮腫，腫痛甚至腐爛，身熱不退，脈數，苔

白，法当清熱降火

小生地三 天花粉三 銀花三 板藍根三

黑元參三 生石羔三 丹皮二 麥冬二

葉 田冲

炒知母三钱 炒黄柏一钱 煨山豆根五钱 車前子一钱

鮮竹葉捲心卅片 塊滑石三钱

七月初壹日

小孩因疳積化熱，熱上熏蒸，燒赤潮以致肢體削瘦，神色疲倦，腹部膨脹，此為疳積化熱，且有咳嗽，有竭為童子勞之先兆，治當再以清疳湯治之

銀柴胡八分 青蒿節一钱 小生地五钱 炒蘋智子一钱

炒胡黄連一钱 炒知母一钱 炒白芍五钱 雷丸一钱

地骨皮三钱 炒桑白皮五钱 苦杏仁三钱 淅貝母三钱

大腹皮一钱 炒使君子三钱

七月初壹日

項 石门

項 石门

據述嘔噁已止痢亦減少惟內熱未清舌苔鮮黃

口邊色紅此屬腸腑之熱未得盡淨當照前法

加減

川連四分拌炒土木香五分 焦山查二錢 炒枳實一錢

炒條芩一錢 地榆一錢 焦梹榔一錢 銀花炭二錢

生地炭三錢 炒丹皮一錢 煨大豆卷三錢 米仁三錢

塊滑石三錢 白通草 大小薊

荷葉蒂一个 青蒿梗三錢 赤苓三錢

七月初三日

食滯挾濕腑氣不宣致濕邪凝結不化腹脹

劉君

臌大前用消氣導滯之法見鬆仍以前法

主治可也

酒炒蓬莪术一錢　青木香一錢　大腹皮三錢

酒炒京三稜一錢　枸橘梨三錢　砂仁八分

青陳二皮各一錢　炒枳實一錢　煨神麯一錢

絲楝柳一錢　焦神麯三錢　劉寄奴　香附一錢

七月初三日

咳嗽氣促痰綿色白此屬痰飲之症爲肺中

有痰脾土之衰之病起一載之久屢發屢平延

未常發後前交劉且常潮熱咳爲久病

汪 洽防

氣血兩虧，前用之方俱未見效驗，是藥不
能達到病所、兼將病情診療顯然為之發歛
之病、與肺勞同途而異、兼以麻黄、細辛湯合
黄芪建中湯之法。

蜜炙麻黄 八分　干姜 三分 拌炒 五味子 八分　生抽芪 錢半
北細辛 三分　姜半夏 錢半　廣橘紅 錢半　炙甘草 八分
苦杏仁 三錢 去皮尖　玉蘇子 三錢　枳殼 錢半　炒白芍 錢半
酸棗仁 三錢

七月初三日覆方

咳嗽痰氣上逆，促氣不平，咽喉紅腫腐爛，此為

彭舞

上冲

肺熱大減，千金葦莖合石羔杏仁法，痛已日見
減輕，氣促亦平，今再以前方出入
苦杏仁三錢　千葦莖三錢　苦桔梗一錢　生苡仁三錢
象貝母三錢　生石羔一兩　炒知母一錢　天花粉三錢
玉蘇子一錢　桑白皮三錢　西藏蒲丹　枇杷葉三錢

七月初四日

暑熱熏蒸於肺胃，苔厚，間身熱發燒
咳嗽胸悶，口渴舌白，胸背發白痦，此暑熱挾濕
化白痦外達，法宜清暑退痦為法
苦杏仁三錢　生石羔三錢　赤茯苓三錢　連喬錢

羅榆村

象貝母錢　炒知母錢半　通草五分　車前子錢半

鮮石斛三錢　辰茯根半 衣錢　粉丹皮錢　鮮荷葉包 益元散三錢

活水蘆根兩

七月初八日方

小溲病後餘熱未清上升致牙齦六底

牙齦上腭一帶俱發白瘡蔓延不止

身熱不退法當清化解毒

鮮小生地錢　炒知母錢　炒黃柏八分

黑元參錢　生石膏三錢　銀花錢

天花粉錢　丹皮半　[illegible]根錢

車前子錢　荸薺　桔梗錢　浙貝母錢

胡溪蘭

七月初五日二方

濕熱化為瘴瘧，熱重寒輕，前用小柴胡湯合黄芩湯法，已得見效，寒熱已止，惟餘未清，仍以前方加減主治。

藿香梗錢半　淡柴胡六分　炒條芩錢半　焦神曲二錢

真佩蘭一錢　蜀漆錢半　姜汁炒川連二分

煨大豆卷三錢　煨草果錢半　青蒿梗一錢

飛滑石三錢　大腹皮二錢　焦楂肉錢半　炒枳實八分

胡又

七月初三日方

濕邪化熱，有似瘧疾之象，此為疸瘧法也，用芳

程　岔口

香逐穢苦寒清熱淡滲利濕同時并進使其
一畝盡平
廣藿香五分　炒條芩五分　炒知母二錢　連前子三錢
省頭草二錢　姜汁炒川連四分　清炙柴胡八分　塊滑石三錢
煨大豆卷三錢　煨草果五分　蜀漆五分　赤苓三錢　黄栢一錢

七月初五日方
邇述因吸受濁穢之邪致中焦不和寒熱
交作嘔噁不舒治以芳香合淡滲為法
廣藿香五分　青蒿二錢　炒條芩五分　焦檳榔五分
香佩蘭二錢　柴胡八分　車前子二錢　塊滑石三錢
煨大豆卷三錢　赤苓三錢　炒枳實五分　焦神麯三錢

姜汁炒川連五分　煨竹果壹錢

洪　旃田

七月初五日方

小孩身熱咳嗽嘔吐，此屬感受風寒，治当以清熱除痰止咳和胃

苦杏仁三錢　青蒿節壹錢　地骨皮壹錢

淅貝母三錢　通草五分　炒知母壹錢

陳姜皮五分　玉蘇子八分　銀柴胡五分

姜汁炒川連五分　煨白豆蔻仁八分　枇杷叶兩片

吳　朱坑

七月初六日方

暑濕薰蒸於肺胃募原之間，壯燒口渴耳聾讝語不清，少疼痛咳嗽，胷悶，其膛一帶更發而白

劉君

瘖甚多脈數舌白帶黄共降此乃暑熱未解
内迫營分勢屬甚深當以清營透邪以化
白瘖而退積熱
鮮生地五錢 鮮石斛三錢 苦杏仁三錢 西菖蒲八分 活水芦根三錢 淨銀花三錢
姜汁炒川連一分 生石膏三錢 瓜蔞根三錢錢 車前子三錢
丹皮錢 炒知母三錢 辰砂拌茯神三錢 焦山梔錢

七月初六日方

脾為生痰之原肺為司痰之器病屬脾土不足咳嗽
痰甚多此乃痰飲之病越經一載之久腎氣已
失收納咳嗽頻發不止近來更甚加氣逆有似瘖
喘此乃腎氣上逆故咳嗽不能得除崇當先以

劉

鎮腎氣過後再除痰止咳症已有效

施覆花錢半　炙麻黄三分　北細辛三分　廣陳皮　桔梗一錢

代赭石三錢杵　干姜五分拌炒五味子一分　玉蘇子二錢杵　大腹皮二錢

慈石二錢杵　姜半夏錢半　廣皮錢半　煨白豆蔻仁一分

泥三麯二錢

七月初七日方

肺氣不降，清肅失權，腎氣不納，痰氣上升，致咳嗽不寧，氣急而喘，脉細苔白，当以鎮納腎氣以除痰止咳。

金匱腎氣丸錢半

旋覆花錢半　苦杏仁二錢　廣橘紅錢半　辰姜皮二錢

代赭石三錢　象貝母二錢　炒白芍錢半　米仁二錢

羅 榆村

蔗石斛玉蘇子米泥炙八个學苑前青鋁三

七月初七日方

小孩牙齦舌底紅腫而起白糜漫延不止此屬

病從脾胃之熱上冥再以清脾胃之火

鮮生地三錢川連三分　淮山藥二錢鮮桑葉一錢

黑元參一錢炒黄柏一錢天花粉一錢鮮蘆根一錢

炒知母一錢生石膏三錢連翹一錢子芩一錢鮮竹心卅支

棗白後半

七月初八日加減

暑熱化痞疹佈於胸膛頸項一帶大小不勻光

吳 朱坑

晦不一而壯燒不退此為暑熱薰蒸於募原

程　宕口　百慶

肺胃之间津液被耗前用清暑退热化痞法
壮烧已减白㾦陣陣發出是暑热已有外達
之機惜體質陰虚誠恐热迫肝陽致变痙
厥治此法主治之

小生地（鮮）三钱　鮮石斛三钱　生石羔三钱　鮮竹叶心廿根
黑元参三钱　天花粉三钱　麦冬二钱　苦杏仁三钱
炒知母三钱　人中黄三钱包　甘草六分　川貝母二钱
炒川連四分　西菖蒲八分

七月初六日方

暑热薰蒸於肺胃募原之间　壮烧自用闷

程　岔口百慶

口渴飲水，人事昏迷，病勢甚重，治當以白虎湯主之

鮮生地三錢　生石羔五錢　桑白皮錢半　青蒿五分

苦杏仁三錢　炒知母三錢　西茵蔯一錢　建山枝衣錢半

象貝母三錢　辰茯衣三錢　根三錢　粉丹皮錢半　炒條芩一錢

車前子三錢　鮮蘆根去節　通草八分

七月初八日　加減

暑熱內閉，壯燒不解，以致人事昏迷，前用白虎湯加入清暑退熱之法，今日人事已清，燒熱亦減，是暑熱已退，病已轉機，當照前方加減主治

鮮石斛三錢　生石羔三錢　青蒿二錢　車前子三錢

苦杏仁三 炒知母三 西菖蒲 焦山梔一錢
象貝母錢 天花粉三 連翹錢 通草四分
鮮芦根兩 辰染茯神三
炒條芩三 鮮竹叶心廿根

程岔口益祥

七月初九日
濕溫之症壯燒口渴有時人事昏沉甚爲
狂大便溏瀉脉細數苔黄尖紅之症勢甚重
前用清熱退燒法燒熱已減人事稍清當以
生脉散加減主治可也
小生地五 炒知母三 炒川連五分 西菖蒲八分
麥冬錢 天花粉三 阿膠珠錢（蛤粉炒） 辰染茯神三
黑元參三 炒條芩錢 煅牡蠣三 生白芍錢

劉君

生張齒 西洋參 六、 銀花

腎氣不納肺氣降咳嗽氣逆前用旋覆代赭
湯加減主治已見小效当再以前法主治

七月初九日

旋覆花（絹包） 姜半夏 大熟地（砂仁末拌炒） 生二抽芪（去皮）
代赭石（打） 製南星 八 地骨皮 沉香麴
玉蘇子（打） 廣橘紅 生白芍 炙甘草 八
煨白豆蔻仁 六 枳殼 金匱腎氣丸（包煎）
浮小麥

七月初十日

羅榆村

小孩口内舌上上腭牙齦一带发為白菌苞多腐爛疼痛蔓延妨休前用清炎退熱法熱勢已減腐爛亦止已屬見效仍以前法治之

鮮生地一兩 小生地三錢 天花粉三錢 爪蔞皮三錢 山豆根三錢

黑元參三錢 生石羔一兩 苦杏仁三錢 銀花三錢

炒知母三錢 炒黄柏八分 浙貝母二錢 丹皮八分

車前子三錢 川連三分 桑白皮八分

七月初十日加減

暑熱内閉用白虎湯熱已退人乃亦清惟腸腑之熱与燥垢膠結不解大便不甚通舌

程益祥

苔焦黑顯係陽明裏結宜以增液承氣湯
主之
小生地 生大黄 黑元參 西滿菖
天花粉 炒條芩 丹皮 雲茯神
炒知母 焦山梔 瓜蔞皮 銀花
車前子 川連

七月十一日
濕溫溫病壯燒已退人事亦清惟大便下痢似膿
腹中稍有疼痛此腸中宿邪為痢痢疾當從痢疾
門黄芩湯合白頭翁主治可也

炒條芩炭 川連吳萸拌炒 廣木香 炒銀花

徐

榆村

小生地四錢 白頭翁三錢 蛤粉炒阿膠珠二錢 焦山查三錢
炒丹皮錢半 大小薊錢半 煆牡蠣三錢 炒白芍錢半
焦檳榔錢半 穭豆衣五錢 荷葉蒂四個
炒地榆三錢 炒槐角三錢
七月十二日方
姙娠五月胎氣甚盛兩手脉息疾滑左手更
為流利屬應男之娠惟胸脘不舒噯噫氣逆
左耳閉氣頭暈目暈此乃肺氣上升法
宜疏肝和胃
廣皮錢半 藿香梗錢半 吳萸三分拌炒川連二分
砂仁八分 玉蘇子梗錢半 炙柴胡 荳蔻衣

程益祥

煨白豆蔻仁六分　西秦艽錢半　蔓荆子錢半　杭甘菊錢半
苦桔梗八分　冬桑葉錢半　夏枯草一錢

七月十三日

濕溫之病係邪化為痢疾，赤白相兼，腹中稍有
疼痛，此為腸中宿滯未清也，當照前法加
減主治

川連吴萸拌炒　土木香五分　焦檳榔錢半　樗白皮一錢
赤白糖拌炒焦山查一錢　煨枳實錢半　秦皮錢半
炒條芩炭一錢　炒黃柏一錢　炒地榆錢半炭
蛤粉炒阿膠一錢　白頭翁一錢　焦神麴一錢
煅牡蠣一錢　生地炭一錢

程 岔口

七月十三日方

暑熱化瘧已得透達壯燒已解大便亦得更衣
此條邪未清也葉氏云爐烟雖熄灰中有火
即此之謂也當仍已前法清之使餘熱不得
覆熾

小生地三錢 炒知母二錢 焦穀芽錢 丹皮錢 米仁三錢
黑元參三錢 鮮石斛三錢 青蒿梗一錢 車前子三錢 生甘艸
天花粉三錢 生石羔三錢 通草八分 赤茯苓三錢
苦杏仁三錢 鮮枇杷葉一片 去毛

洪 田冲

七月十三日方

感受暑濕將欲外達致頭痛胸悶形寒

劉

偏身作脹此暑濕未清宜以芳香合辛涼立法
荷葉邊 青蒿一錢 赤茯苓二錢 塊滑石三錢
荊芥穗一錢 廣藿梗一錢 福澤瀉二錢 車前子二錢
蔓荊子一錢 荷梗 枇杷葉二錢 光杏仁二錢 竹葉 佛手一錢

七月十三日方

脾陽不運則濕聚生痰肺氣不降則咳嗽氣逆腎失收納則逆氣上衝擬用旋覆赭石湯加以收納腎氣以健脾土而化痰之法雖略見小效但病根已深中陽之濕痰仍然留戀未淨所以咳嗽未除要除當從此法着想使脾土已復宜能

汪方田

可以漸獲痊瘳

旋覆花錢半 玉蘇子二錢 炙甘草五分 廣橘紅一錢

代赭石錢半 製南星八分 炙上綿芪二錢 大腹皮二錢

姜汁製半夏五分 炒白朮五分 真泥丸一錢 煨白豆蔻仁一錢

炒白芥子八分 砂仁一錢 金匱腎氣丸錢半

七月十四日方

始因小恙，繼中惡毒，邁挾風熱，致令右足紅腫起塊，由足膕經及大腿，遊走不定，以致紅熱色紅腫痛，惡寒發燒，甚至人事昏沉，脈數苔白。此則足傷寒而為風熱惡毒未能，症屬甚重，治宜以普濟消毒飲加減主治

汪　順和司　本村

清炙柴胡半　連翹三　焦山梔衣二　防己三

薄荷六分　粉丹皮二　赤芩三　川萆薢一半

姜汁炒川連三分　板藍根二半　塊滑石三　蒼耳艸一三

野菊花三　紫地丁三　炒黃柏八分

七月十四日

氣化失司水氣泛濫成為風水經一二三病起一經

載至久屢發屢年近月以來二病勢更劇

腹大面目浮腫手足上氣喉嗽氣急肋脇

疼痛二病情志重當宣肺行氣利水法

旋覆花米炒　伏姜皮三　寒水石三　大腹皮三

苦杏仁三　赤苓皮　桃仁　防己三

葦莖五　豬苓皮五　玉蘇子三　王瓜藤根莖

程寓右　七月十四日診　絲瓜絡三

暑濕化熱化痰今痰已盡邇來溲赤澀性

餘邪未淨胃氣未開也法當清解調之

省頭草三　荊子三　煨草果三　大腹仁三

杏仁　桔梗三　生薑皮三　砂仁殼三　赤苓三

廣藿梗三　銀柴胡八分　地骨皮三　六一散三

生谷芽三　廣皮一

七月拾六日

暑熱內迫犯入陽明傷陰燥矢津液已耗大

便旁漏不通身熱甚熾下午更劇溢進

吳　朱坑

劉

汪參卿

唇黄齒乾后病情甚重法當以增液承氣
湯加減
鮮生地錢 炒知母錢 焦山梔二錢 車前子錢
小黑元參錢 製綿皮畢二錢 銀花錢 辰朱茯神錢
天花粉錢 炒條芩半 鮮石斛錢 西菖蒲分
七月拾六日方
嬰兒身熱燒咳嗽此乃暑熱薰蒸於肺
胃募原之間法當清解透達 車前子二錢
藿香錢 桑白皮八分 西菖蒲一錢 廣荷梗八分
浙貝母二錢 丹皮錢 薄荷八分 枇杷叶二片
瓜蔞皮錢 天花粉錢 生石膏三錢 銀花二錢
一帖如此連下

太左　七月十六日診

風熱上升牙齒疼痛連及頸項身熱發燒此爲風熱留于陽明之經當竹叶石羔湯主之

小生地三錢　生石羔三錢　天花粉三錢　丹皮錢半

黑元參三錢　鮮竹叶捲心卅　薄荷錢半　青蒿二錢

麥冬錢　炒知母三錢　蟬衣廿　殭蠶　炒牛膝

劉君

七月十六日方

脾為生痰之源肺為輸痰之器咳嗽痰多為肺氣不降脾陽不運今咳嗽年餘咳嗆氣逆上衝痰涎甚多此症屬肺脾腎三經為病奈因疊進

汪順和 富溪

消痰利氣等法俱不能取其大效究係病根蒂
固氣血不足病情又如斯複雜所以圖治殊為
不易兹当專以清肺
南杏仁三錢 蜜炙欵冬花三錢 炙黃芪錢半 大熟地三錢（砂仁拌炒）
炒黑象貝母三錢 蜜炙橘紅一錢 炙甘草錢半 萸肉錢半
蜜炙紫菀三錢 蜜炙玉蘇子三錢 淮山葯三錢 紫衣胡桃兩枚
袋旋覆花三錢
七月十六日方
消氣除脹
旋覆花錢半 猪茯二苓各錢半 大腹皮三錢 香櫞皮三錢
苦杏仁錢半 川萆薢三錢 青陳二皮各一錢 宣木瓜錢半
防己三錢 生薏仁三錢 枳殼錢半 冬瓜皮錢半

余

桑白皮

七月十七日

濕溫之邪薰蒸於中焦上犯募原以致身熱發燒斑疹胸悶脈數苔黃帶膩兼作嘔惡此暑濕之邪未解治當芳香氣合苦辛淡滲泄主之

煨大豆卷三錢　青蒿二錢　赤苓三錢　澤瀉錢半
炒條芩錢半　鮮藿香錢半　飛滑石三錢　丹皮錢半
炒川連五分　香佩蘭五　車前子三錢　米仁三錢

吳 朱坑

七月十八日覆方

暑熱薰蒸於肺胃唇乾齒垢身熱口渴

舌苔焦黃此增液承氣法大便已通身熱亦

減惟津液已傷陽明之熱亦未盡淨當

仍以前方加減主治可也

鮮小生地各五錢　天花粉三錢　銀花二錢　川貝母一錢五

黑元參五錢　炒條芩一錢　焦山梔衣一錢　枇杷叶一錢

炒知母三錢　生石羔四錢　苦杏仁三錢

姜汁炒竹茹二錢　人中黃六分

汪岑脚

七月十八日加減

書記社嘗道之為古聖賢積業

今將古稀序一家世代流源

程氏神内醫案

第四册

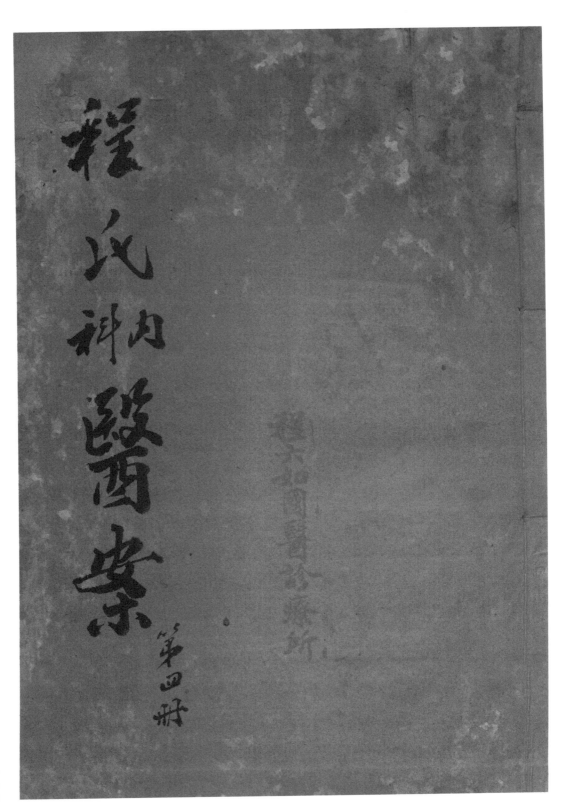

[illegible]春風[illegible]

[illegible]先生

再依[illegible]春宵一刻千金[illegible]

下[illegible]

程氏醫案

程氏醫案

程　榆村

夏　中门

左　十一月廿一日方

風寒侵入肌表內應乎肺未得疏解致肺氣失嗽咳不爽兼形寒眼臉法當辛涼開泄以宣肺氣

薄荷尖錢　蔓荊子錢　象貝錢半　玉蘇子錢

牛蒡子錢半　苦桔梗八分　絲瓜絡錢半　蟬衣八分

荊芥錢　苦杏仁錢半　瓜蔞皮錢半　連召錢半

左　十一月廿二日方

向有痞塊積聚腹膜由來已久去年以來遂致滿腹俱為脹大飲食則脹大便為瀉有挾纖濁脈濇苔白此屬脾陽失運濕積聚於腸募勢

呂 螺螄坑

内病為膨脹治當温通健脾行氣燥濕為法

青陳皮一錢 青木香一錢 酒炒花檳榔一錢 川樸目八分

酒炒蓬莪朮一錢 焦檳榔皮一錢 酒炒枳實一錢 砂仁殼一錢

酒炒京三稜一錢 枸橘梨一錢 大腹皮一錢 老姜皮八分

十一月廿二日方

小孩先天缺乏間發為痰痰疾迄今兩月依然潮熱未清咳嗽不寧脈細苔白少津此肺經痰熱未清法當

先瀉白散加減

銀柴胡八分 葶藶仁一錢 炙桑根一錢五 地骨皮一錢

小生地一錢 川貝母一錢 炒知母一錢五 青蒿節一錢

程牛坑

桑白皮二钱　煨洋芦荟一钱　預知子一钱五　枇杷叶两片

生白芍八分

右　十一月二十二日診方

產後烧熱，继以大腹臌脹，遂潟脹大，時作嗚响，肌肉削瘦，面色萎黄。此為水氣交阻，兼挾痰滞未淨，互聚於腹膜之內。之病原臌脹為脾阳失運，膀胱利。脈兩手緩息細弱，舌苔淡白。治当行氣利水，以利膀胱而運脾土。

青陳二皮各一钱　麸术一钱五　酒炒花槟榔一钱五　赤苓皮三钱

川楝目一钱　酒炒蓬莪术二钱　酒炒枳實一钱五　苦杏仁三钱

炙橼皮三錢　酒炒京三棱錢半　縮砂殼錢半　大腹皮三錢

浮小麥三錢　霜桃干兩个

章富濱　右

十二月初三日方

腹痛不已，適逢經期，此爲氣血交阻，法當

行血疏氣爲治

酒炒歸尾二錢　製香附二錢　川紅花五分　小青皮錢半

酒炒赤芍錢半　澤蘭葉錢半　炒丹皮二錢　炒實枳錢半

赤木香五分　肉桂片八分　炒丹參錢半　砂仁殼五分

洪錦堂の媳

十二月初四日方

據述婦人產後已有兩月，惡露尚未盡

净廿腹一带右脇脹痛且有硬塊此為氣
血交阻惡露不清当以行氣祛瘀調血為
治
酒炒歸尾二 澤蘭叶一 蘇木一 青木香五
酒炒赤芍一 川紅花一 小青皮一 大腹皮二
酒炒丹参二 製香附二 肉桂下 酒炒延胡索二

洪雲村 左 十二月初四日方 六
向有痞塊積聚於腹左是為濕氣凝結於腹
膜之内根蒂已固近因感受風濕以致滿
腹脹大有為抱甕之青筋外露肌肉削

項　坑口

瘦而足浮腫，此爲臌脹之底，已屬甚重，殊難圖治。法當以行氣疏泄導滯爲方，以冀見鬆則吉。

酒炒蓬莪朮一錢　豬茯苓二錢　苓皮錢半　酒炒枳實八分
酒炒京三稜一錢　川椒目八分　酒炒檳榔八分　香櫞皮三錢
青陳二皮各一錢　土木香八分　大腹皮二錢　旋覆花一錢
光杏仁三錢（去皮尖）　生薑皮八分　舟車丸一錢

十二月初六日加減

脾失隄防，水氣橫溢，致遍身浮氣，腹膨且大，此乃風水經之症。前法用行水逐水法，已有小效，當照前

項 坑口

法加減主治可也
豬苓二錢　苦杏仁泥二錢　旋覆花一錢　枳實
生米仁三錢　大腹皮三錢　紫姜皮八分　青木香五分
川萆薢三錢　防己三錢　五茄皮　青陳二皮三錢
䒷榔

補十弍月初弍日
風濕淫於肌膚，始則大腿疼痛，繼以遍身浮腫，
兩足俱發，浮氣面目俱腫，且有咳嗽，脉濡。
白苔，絡絲黄，此濕熱內着，風水腫之症。治
當行氣利水，以皮滲爲治。

陳 臨溪 右

猪茯苓皮二钱 川萆薢二钱 焦山梔衣钱半
瓜蔞皮二钱 苦杏仁二钱 炒黄柏八分 五加皮二钱
漢防己二钱 大腹皮二钱 冬瓜皮二钱 生元皮钱半
橘絡钱半 車前子二钱 块滑石二钱

拾弍月初六日診

婦人血虛不能養肝營衛不和於是四肢發燒腰痠
背脹腰脹不能安神此為虛血生熱至於胸脘不舒
嘔吐清涎此為氣機凝結肝胃不和法當並行

炙桂枝八分 銀柴胡一钱 吳萸八分 炒川連三分
炒歸身二钱 西秦艽钱半 姜半夏钱半 小青皮钱半

程 牛坑

炒白芍一錢 宣木瓜一錢 阿膠珠一錢 酸棗仁一錢
片姜黄八分 炒枳實一錢
十一月初三日診
病為氣水脹滿，腹大膨脹，起於產後，迄今兩
月之久，漸之見劇，此為脾氣之積，脾失健
運，脾腎又失輸化，遂致氣水横溢而成斯疾。
藥用行氣逐水法，雖小效，但病勢甚劇，
殊難速効，當照前法加减。
舟車丸三錢 川椒目八分 炒黑丑一錢 小青皮二錢
陳炒蓬莪朮一錢 青木香一錢 炒檳榔一錢 大腹皮二錢

程半塘

滑炒京三稜一錢　滑炒甘遂一錢　炒枳實一錢　赤苓皮三錢

旋覆花三錢包　橘皮一錢

十二月初六日診

脾為水之上竅，腎為水之下竅，脾為水之隄防，膀胱為水之輸化，今脾防不運，水氣泛濫，遂致腹大膨脹，有如抱甕，病起胎前，感於產後，內本已有兩月，形寒憔悴，飲食減廿，病情如斯，本不易圖，治前兩次用逐水行氣法，所幸已得見効，腹大已消，蓄水已由二便分洩，氣機亦得疏散，是藥已應病，病已轉機，識属佳兆奈因病至産後氣血俱虚精神不足且中氣已蘇正氣更覺疲倦此爲邪去正虚是病中必有之常態今診脉息兩手俱見和平舌苔薄白惟夜寐時有盗汗此表之不固之故也前立以疏氣利水爲建脾土爲法若不再反覆即可無虞

青陳二皮各八分　青木香六分　炒當歸錢　炒玉蘇子錢

大腹皮錢　炙橘皮錢　炒白芍錢　刺蒺藜錢

旋覆花錢　炒枳實八分　宣木瓜錢　酸棗仁錢

浮小麥錢　癟桃干兩个

吴

十二月初六日

風挾侵肺，肺失宣達，致咳嗽微燒頗數兼旬，表以法當宣肺邪理之為妙。

苦杏仁三錢　苦桔梗一錢　炒牛蒡子三錢

象貝母三錢　[illegible]三錢　蘆根去節　鮮枇杷叶兩

前胡三錢　桑白皮三錢　陳皮一錢

洪　雲村

十二月初九日

氣機凝結，濕濁逗遛，積於腹募，瘕成膨脹之兆，腹大如鼓，青筋外露，肌肉枯瘦，飲食減少，病情甚重，前用行氣逐水法，已得見效，當照前法治

續水腫

又以冀遂消見輕方可無虞

舟車丸三（另吞） 汤炒甘遂五分 青木香五分 炒枳实五分

汤炒逢莪朮三 汤炒黑丑五分 川楝肉一 小青皮三

汤炒京山棱五分 大腹皮三 炒槟榔五分 茯苓皮三

旋覆花三（袋） 半麦芽三

十一月初九日診

感冒風邪表失疏解有内犯肺之象

症見形寒發燒咳嗽口渴脈數苔白

此為風邪未解將至温之症法当疏解

荊芥钱 車前子三 前胡一钱 淅贝母二钱

江榆村

蔓荊子錢 藁本 桑叶錢 甘菊錢 絲瓜絡二錢 赤苓三錢
薄荷錢 防風錢 苦杏仁三錢 桃滑石三錢
秦艽錢

十二月初九日方

小孩始患瘡疥，未癒而頸項大腿腫硬疼痛，此係濕熱蘊挾瘀毒流注經絡之間，識恐釀成，日久而為潰膿，當用疏散法，雖得見鬆，但未全消，當再以疏散為治

赤苓錢 秦艽錢 丹皮錢 青蒿節錢 五加皮錢
防己錢 絲瓜絡錢 苦杏仁錢 米仁錢 浙貝母錢

川萆薢二錢　生薑皮二錢

鄧奉村　十一月拾壹日方

外感風寒內傷飲食兼挾濕熱於是形發

燒面黄苔白精神咳嗽此為風寒食濕未解

法當疏解和中

鹽水炒柴胡下　玉蘇子錢　帶山苗錢　赤苓二錢

煨草果錢　焦檳榔錢　苦杏仁三錢　炒廣陳一錢半

炒知母錢　炒枳實錢　象貝母二錢　福澤瀉錢

浮小麥三錢

程露清醫　十一月初六日診

程丈

向有咳嗽，逢寒必發，近來因感冒新寒，以致咳嗽更劇，甚至氣逆不接，咳嗽不爽，忽神下墜，此屬肺氣不宣，中氣不足，當以麻杏合建中法，主法一方面開達肺氣，一方面補益中氣。

蜜炙麻黄八分　玉蘇子三錢　炙黄芪二錢　橘紅錢半
南杏仁三錢　白前錢半　炙甘草八分　大腹皮三錢
象貝母三錢　千年健錢半　炒白芍錢半　枳殼錢半

又　十一月初九日

咳嗽氣急，痰涎綿綿不得爽出，此中氣不足，肺氣不宣，前用麻杏合建中法已得見效

程又

宜以方加減主治可也

蜜炙麻黄八分　干姜三分拌炒五味子八分　旋覆花二錢

南杏仁三錢　姜半夏錢半　炙二抽茛三錢　代赭石一錢

玉蘇子三錢　炙甘草一錢　炒白芍錢半　橘紅錢半　象貝母二錢

又　十月十五日方

咳嗽氣逆，此為肺氣不宣，腎氣失攝，前用建中法，咳嗽已鬆，逆氣亦平，惟中氣仍然不足，稍作舉動，則氣咳不寧，茲當再以前法主之。

蜜炙麻黄八分　干姜三分拌炒五味子八分　玉蘇子三錢

苦杏仁三錢　沉香曲錢半　炙二抽茛二錢　益智仁錢半　炒白芍錢半

程又

程又

炒生薏仁四錢　代赭石三錢　砂仁六分　旋覆花三錢　廣皮一錢　炙甘草五分

又　十二月廿二日診

咳嗽氣逆用麻杏建中法已得應信痛機請

蓋以餘見鬆惟數逆擾未除吾平此屬脾腎

兩虛肺氣虛寒宜降理當調以溫法主治

肉桂心四分　炙上棉芪　蜜炙麻黃八分

干姜五分　桂炒五味子八分　姜半夏一錢　炙蘇子三錢

炙甘草五分　炒白术一錢　砂仁煨白豆蔻仁六分

大腹皮一錢　沉香曲一錢　上橘皮一錢

又

十二月程虔日字

鄭 先生

南杏仁三錢 懷[illegible] 薏苡仁三錢 酸棗仁三錢

咳嗽氣喘是肺腎兩虛中氣不足用建中湯加味主治

蜜炙麻黄八分 干姜五分 拌炒五味子四分 玉蘇子錢半

炙黄芪錢半 炒白术錢半 米炒西洋參錢半

炙甘草八分 炒白芍錢半 肉桂五分 紫衣核桃肉十四个

姜半夏錢半 廣陳皮錢半 沉香曲錢半 大熟地四錢（春砂仁拌炒）

右藥五味照為道地藥料共研細末用飴糖二斤煅化烊為丸藥

每日服早午晚二次

十二月十五日診

病爲久喘即痰氣傷寒也起經旬日咳嗽氣

閉，痰濁偏膩，脉細苔白而偏，舌紅甚，至咳嗽，自汗。此為肺氣不降，而痰涎不清，且營分而發燒熱，症情甚重，宜以千金葦莖湯主治。

南杏仁四錢　干葦莖一兩　苦桔梗錢半　赤茯苓三錢

象貝母三錢　衣蔞皮三錢　絲瓜絡三錢　丹皮錢半

玉蘇子三錢　白前錢半　米仁三錢　桑白皮錢半

本坑口

葉　正月初二日方

咳嗽痰氣閉滯，是屬痰氣傷營，而痛，脉數，苔白，身熱發燒，症情甚重，治當以麻杏湯主治

孫州市

蜜炙麻黄[illegible]　炙甘草八分　蘇子一錢

杏仁三錢　苦桔梗一錢　桑葉一錢

象貝母一錢　瓜蔞皮一錢　前胡一錢

生米仁三錢　桑白皮一錢　絲瓜絡三錢

正月拾四日方

病由肺胃上升之氣機上衝，第用疏肅展陽

喉道之氣以平，惟神機不清，譫語不斷，

脈數苔白，背紅唇焦，此爲胆火乘犯神經，但

病起之時適逢經期，至今經水仍然未清，

是熱入血室，症情雖是，法宜以清厥陰之伏

擬仿以宣肺除痰為治
光杏三錢 前胡錢 石決明四錢 川紅花五分
象貝母錢 丹皮錢 煅[illegible]參八分 炒胡黃連五分
白前錢 冬桑皮錢 川斛三錢 青龍齒八分
天竺黃二錢 火麻仁三錢

章 里門

二月初七日方
小孩因感受風濕內傷飲食以致
身體發燒積有咳嗽嘔噁苦黃
此熱入肺胃治當解表清裏
老杏仁錢 桑白皮八分 丹皮八分 炒條芩八分

朱 石門

象貝母二錢 薄荷梗八分 連翹一錢五分
前胡一錢 桑葉一錢 麥冬一錢 甘草四分 竹葉一錢
佐以梅花作二下 姜汁拌炒川連一分

二月初七日方

素濕之病，邪入肺胃，肺失清肅，遂致
咳嗽燒熱，口渴思飲，脉細數，舌白而少
津，此熱傷津液，症情甚重，法宜清
肺養胃，生津為治

南杏仁三錢 炒知母二錢 黑元參二錢 石決明三錢
象貝母二錢 生石羔二錢 小生地一錢 鮮石斛二錢

吳王乘問

瓜蔞衣一錢 根三錢 桑白皮錢半 生甘草八分 枇杷叶兩片
人中黃一錢 丹皮錢半 姜汁炒竹茹一錢

二月初七日方

濕邪壅塞，逗遛於腹之內，以致臍氣不宣，大腹脹大，青筋外露，有如抱甕，此為臌脹之症，起經三月，漸之加劇，二便俱秘，小便更為不通，症情甚重，殊難療治，茲且以通利逐水為治

豬茯二苓各錢半 大腹皮三錢 酒炒甘遂錢半
青陳二皮一錢 商陸三錢 酒炒蓬莪朮三錢

另己一錢
舟車丸

應鏺西南溪

酒炒京三棱一錢　酒炒黑丑一錢　漢防己一錢
酒炒枳實一錢　赤檳榔一錢　酒炒東葶子[illegible]
焦蘿花子

二月十四日方

寒濕入絡，三陰遂為痞疾，起自去夏
不時舉發，以致左腹結成硬堅，
飲食則脹，此為痞以而其為寒濕
盤脹穀脹，蓋之因中陽不足，未能消
化，治當從痞疾門
鱉血炒柴胡一錢　炒檳榔一錢　炒柑茶八分

程 来村

川常山一錢 枳實（炒）三錢 烏梅炭八分 半夏麯二錢
煨草果八分 炒知母一錢 炙鱉甲三錢 炒白芍一錢
金匱鱉甲煎丸一錢 浮小麥三錢 焦山查三錢

二月十四日方

胃脘痛，痛甚則嘔吐濁飲，此為寒濕
聚於胃囊中，陽不振，消化不良，厥陰之
濁飲逆犯陽明，氣機滯結，是為胃痛。
治當以和中建胃，疏肝除痛為治。
吳萸八分拌炒川連三分 高良薑一錢 姜半夏一錢
乾姜八分 青陳皮各一錢 佛手花一錢 製川朴一錢

煨青木瓜一錢　煨白豆蔻仁八分　焦楂肉二錢　炒枳實二錢

西砂仁八分

吴　王東閣

二月十四日二方

腹大如鼓，青筋畢露，臍突流水，兩足浮腫，疼俱驗，前用行氣逐水法，上腹脹大已消，青筋已減，是之藥已應病，但水氣爲病在脾募原之内，根深已固，本不易圖治，茲照前所立方加減爲治

酒炒大戟米三錢　旋覆花三錢　老姜皮四分　福橘絡一錢

酒炒京三棱一錢　大腹皮一錢　酒炒甘遂一錢　焦楂肉二錢

煨下

川楝肉一錢 青木香八分 雲茯苓二錢 陳皮八分 小青皮一錢 乳香

再車丸三錢 苦杏仁三錢 漢防己三錢

二月十九

痰濕之邪犯入肺胃挾痰上逆除肺氣

宜降胃氣下降於是痰嗽亦促脇肋

疼痛脈象細數舌苔白少津面白顴黃此為

肺胃上逆之病情甚重現以葦莖湯加

減 葦莖三錢 杏仁三錢 蘇子三錢

苡米仁四錢 款冬花三錢 旋覆花一錢 前胡錢半 枇杷葉去毛

象貝母三錢 炒枳殼三錢 橘絡錢半 白前三錢

程 本坑口

程 本坑口

弍月廿日診

小孩痲後餘热不清致發熱口瘡且加喉

嗽此餘毒内浸清肺解毒

苦杏仁一钱 炒知母一钱 金銀花一钱 枇杷叶二片

象貝母一钱 生白芍八分 粉丹皮八分 甘草三分

衣姜衣一钱根半钱 炒條芩八分 黑元參一钱

二月廿二日方

小孩痲後餘热未清致口舌發瘡口痛牙

齦腐爛前用清解之湯見效兹擬

吳方加減主之

香藏濱

小生地三 括蔞衣根各三 粉丹皮八分 鮮竹叶心卅片
黑元參三 生石膏三 炒黃栢八分 鮮蘆根一尺
炒知母三 銀花三 炒黃芩八分 白馬蘭根三

二月二十三日方

小孩因種牛痘，痘後餘毒未清，致
熱胃熱上升，致牙舌上腭黃而白
爛，遍身皮膚亦又發為瘡瘍甚多，
重爲帶下紫疱積甚重，法當清解。

細生地三 天花粉三 煨山豈根三 人中黃八分
黑元參三 淨銀花三 甘草節八分 土茯苓三

姚 臨溪

炒知母一錢 丹皮八分 炒黄栢四分

二月二十四日方

濕毒發於皮膚，致令背部發爲小瘰甚多，起自去秋，或發或平，有若衣藤纏綿不絕，此爲濕毒未清，治宜清解。

根生地三錢 蒲公英三錢 蒼耳草三錢
粉丹皮錢半 紫地丁錢半 敗醬草三錢 漢防己二錢
淨銀花三錢 野菊花錢半 衣薏衣三錢 生米仁一兩
赤苓皮三錢 地骨皮三錢 苦杏仁

吳 五奎閣

二月二十八日方

潘

瘀濕互聚於腹膜之內脾土失於隄防水
氣橫溢致腹大膨脹肌肉削瘦兩足浮氣
青筋外露此為臌脹之重症前用運
水行氣法已得見效再照前方加減
青陳二皮各錢半 棖松實錢半 炒蓬莪朮錢半 玉米鬚三錢
赤猪茯二苓各三錢 炒檳榔三錢 炒京三稜二錢 縮砂殼錢半
大腹皮三錢 枸橘梨三錢 川椒目八分 制香附三錢
建麥曲錢半 益智子三錢

二月二十六日方

小孩陽氣不足麻後餘毒蘊釀成外瘍潰

程直坊

咳痰口渴深面色蒼白神疲煩勞用
八珍湯法已見效驗惟咳嗽不降蘇
仍照方加減
土炒白朮一錢 炙甘草六分 炒白芍一錢 大熟地一錢（阿膠蛤粉炒）
米炒黨參三錢 炒麥冬一錢 阿膠珠一錢 炙玉蘇子一錢
生黃芪一錢 炒歸身一錢 廣橘紅一錢 焦神曲一錢
弍月廿九日方
由孩感受風熱比疲起為痰疲衰 紅腫疼
痛此内必在瘰癧恐難消散法當疏
另方

析 順□

薄荷六分 苦桔梗八分 二發 栝樓一錢 丹皮八分
牛蒡子一錢 蟬衣六分 苦杏仁一錢 連翹一錢
象貝母錢半 絲瓜絡一錢 荊芥八分 甘菊一錢

弍月花日方

風疫痘於募原偪絡致令氣鬱漫
腫痛皮色如常此為氣痘之候恐
難消散法急疏解
羌獨二活各一錢 牛蒡子錢半 苦桔梗錢半 玉蘇子一錢
荊芥穗錢半 薄荷六分 苦杏仁二錢 香白芷一錢
蔓荊子錢半 象貝母一錢 絲瓜絡一錢 二發 栝樓一錢二分

章 湖墅

廣皮 錢

四月十六日方

肝胃失和，厥陰之氣逆犯陽明，致氣機滯結，胃脘一帶疼痛，痛甚則嘔吐，此為肝氣太盛，胃陽不足，脈息弦滑，苔白膩，大便六有餘日未解，法當辛溫疏氣和胃。

吳萸 分 拌炒川連 分 青陳二皮 各錢 香櫞皮 一錢

淡姜黃 八分 蓽撥 分 煨白豆蔻仁 八分 佛手花 一錢

高良姜 分 姜半夏 錢 砂仁殼 錢 焦楂 柳 錢

孫 富溪

煨枳實錢 製香附一錢

四月十六日方

身熱已退 咳嗽亦輕 惟餘熱尚未盡

淨 宜照前方加減

苦杏仁錢 炒知母錢 通草六分 藕節兩 銀花錢

象貝母錢 生石羔錢 丹皮錢 蘆高五丁

括蔞皮錢 天花粉錢 焦山梔錢 竹叶心十根

鮮枇杷叶一片 鮮白馬蘭根十根

汪 塘下

四月十七日方

病後肺失清肅 證是咳嗽 無痰脈數

叶

田沖

苔白黃仁重為壅塞肺家未清治當
清肅肺權
苦杏仁三錢　蒸百部一錢　炙紫菀錢半　通草八分
象貝母三錢　瓜蔞根錢衣三錢　炙冬花錢半　藕節廿
甜桔梗一錢　炒知母一錢　粉丹皮錢半　鮮枇杷叶一兩

四月十八日方

小孩麻後牙齦腐爛色黑氣濁身
熱發燒此走馬牙疳之重症起經多日
病情甚殊屬危險法當以清甘湯
合竹叶石羔之法以冀見影為吉

木塘下

銀柴胡六分　煨葛根一錢　天花粉一錢　炒黃柏一錢
胡黃連六分　生石羔一錢　鮮生地二錢　人中黃一錢
煨草蔻一錢　炒知母一錢　黑元參一錢　竹葉心廿根
鮮白馬蘭根廿根

四月十八日方

肝氣不舒，胃失沖和，是厥陰之氣逆犯陽明。陽明為胃之所司，清化不良，飲食水穀化濕飲，故起為肝胃氣痛之端。起經半月，脘痛嘔吐清水，面黃目黃，不思飲食，脉細苔白，法當辛溫舒氣和胃為治。

汪 小姑潭

吴萸八分拌炒川連八分 青陳二皮各一錢 炒枳實一錢
片薑黃一錢 製川朴一錢 砂仁殼一錢 焦檳榔一錢
姜半夏一錢 煨白豆蔻仁八分 川木瓜一錢
高良薑一錢 炒白芍一錢

四月十九日診

兒童食積化痢，下赤白，腹痛身熱，
燒苔白尖紅，治當消食除痢為法。
川連三分拌炒青木香八分 銀花炭一錢 焦神曲一錢
炒條芩炭一錢 地榆炭一錢 炒白芍一錢 焦查炭一錢
丹皮炭一錢 白頭翁一錢 焦檳榔一錢 炒枳實一錢
荷叶蒂兩个

汪 藏圩

四月十九日方

風寒濕邪侵入三陰之脈起於足膝下至足背俱為浸腫作脹皮色如常此為風濕之法宜溫散

羌獨二活各一錢 宣木瓜二錢 淡吳萸六分酒炒 桑枝三錢

西秦艽一錢 蒼朮一錢 酒炒防己一錢 赤苓皮二錢

五加皮二錢 桑寄生三錢 酒炒川萆薢一錢

朱 樟坑

四月二十日方

風邪襲入太陽之經脈致令頸項腫硬疼痛寒熱往來脈濇苔白此風邪未清宜疏散

羌獨二活各錢 西秦艽錢 象貝母二錢 杭甘菊錢
荊芥穗二錢 五茄皮錢 苦桔梗錢 [illegible]二錢
蔓荊子錢 牛蒡子錢半 蟬衣八分 絲瓜絡二錢

陳 藏溪

四月二十日診

咳嗽痰多 胸肋作痛 脈滑苔白 兩脈皆滑
痰氣鬱窒 主意法當消痰利氣為治
炙麻黃八分 苦杏仁三錢 葶藶三錢 象貝母三錢
淡干姜八分 姜半夏錢 橘紅一錢 白芥子研八分
玉蘇子三錢 炙甘草八分 枳殼錢 大腹皮三錢

叶 浮泮 田中

四月二十日診

戴 塘下

小孩痧後餘毒挾胃熱上攻致牙齦腐爛色黑牙腮腫硬此走馬牙疳之重症勢來甚劇 前用清府合竹叶石羔法雖見効驗但症仍十分危險兇險 一方以冀萬一

銀柴胡八分 生石羔三錢 衣姜衣錢 桔梗 苦杏仁錢
胡黃連六分 炒知母錢 炒黃柏八分 鮮山生地三錢
煨石羔八分 煨豆根錢 淅貝母錢 黑元參錢
丹皮錢 鮮竹叶心錢 鮮板蘭根十根

四月二十一日加減

汪小姑潭

肝胃失和氣機不舒逆致胃積寒飲肝氣不斂起為肝胃氣痛吐酸之病前用辛温法痛已減除嘔吐渴已輕飲食不進脘不舒胃當以剛柔並進為治以杜病根免致後慮

吳萸三分拌炒川連八分 片姜黄八分 炒歸身二錢
青陳二皮各一錢 姜半夏錢半 炒白芍錢半 雲茯苓二錢
烏欖皮二錢 酸棗仁二錢 大腹皮二錢 佛手柑二錢
砂仁八分 青木香八分

四月二十一日方

血量來從下痢毒白相離身體豈堪容

用滋陰之痢法已見效奈當何

照法加減

川連三分 楂炒 車前子一錢 槐花米一錢 條芩炭一錢半

生地炭三錢 地榆炭一錢 炒丹皮一錢 炒赤芍一錢

銀花炭三錢 炒黄柏一錢 焦檳榔一錢 焦查炭三錢

[illegible]

方 冨溪

四月二十二日方

禀素陰虛少陽之火上升於牙齦致令牙

齦疼痛不已牙腮略有浮腫前用益陰降

火法雖得應效但未獲除當照前方出入

陳藏漢

大生地三錢　淮山藥三錢　鹽水炒牛膝二錢　生白芍一錢五分
麥冬二錢　製首烏三錢　鹽水炒知母二錢　杭甘菊一錢五分
黑玄參二錢　地骨皮二錢　鹽水炒丹皮一錢五分　銀柴胡五分
鹽水炒黄柏八分

四月廿四日方

痰氣傷寒咳嗽氣逆痰飲甚多難
滑苔白膩痰多不宜用麻表法
已用疏散惟逆氣上衝當以肅肺
化痰理氣法治之必能漸之見愈
蜜炙麻黄八分　煨姜一錢　砂仁八分　旋覆花二錢

汪

汪統

茯苓 三錢　玉蝴蝶 廿支　廣皮 錢半　蘇子 一錢半
象貝母 二錢　姜半夏 錢半　枳殼 錢半　大腹皮 三錢
煨白蔻仁 八分

四月廿二日方

眼痛發脹，兩目起為內障，由來已久，此為肝腎兩虧，風熱上因，法當以清熄風熱而滋肝腎為方

炒川連 三分　荊芥 一錢　蔓荊子 錢半
銀柴胡 一錢　潼蒺藜 三錢　杭甘菊 錢半　決明子 三錢
石決明 四錢　丹皮 錢半　夏枯草 錢半　谷精珠 三錢
煅石蟹 三錢　雙鈎藤 錢半　冬桑葉 錢半　木賊草 三錢

陈藏溪

四月廿六日方

咳嗽痰多氣逆上衝此屬痰邪阻

肺氣失宣當照前方加減

蜜炙麻黄六分 淡干姜五分 廣陳皮一錢 茯苓三錢

南杏仁泥錢半 姜半夏一錢 炒枳殼一錢 炙甘草三錢

玉蘇子三錢 葦莖一錢 貝母三錢

炒瓜蔞皮三錢 炒甜葶藶子三錢

余藏溪

四月二十七日診

風邪襲入陽明致令牙腫硬痛，牙關緊

急此牙腮腫，爲風邪阻絡牙關未得疏散法

曹 大公口

當先以自我介疏解為治 丹皮錢

羌獨二活各錢 辛荑花 苦桔梗錢 絲瓜絡錢半

荊芥穗錢 牛蒡子錢 蟬衣八分 杭甘菊錢

明天麻八分 製天虫錢 象貝母錢半 蔓荊子錢

四月廿九日方

小孩麻後餘毒未清 肺熱不退 致身發燒 咳嗽氣逆 脉數闊紫 苔白而乾 口渴廿 津雖未解 而肺陰已傷 痰情甚重 法當清肺退解毒

苦杏仁錢 生石羔錢 丹皮錢 通草八分

李

梅村

象貝二錢 炒知母二錢 米仁三錢 赤苓一錢

衣薑衣半 根錢 東前子三錢 条芩八分 銀花三錢

鮮枇杷叶兩片 鮮竹叶心廿根

四月二十九日方

小孩疳後餘毒未清，致令遍身手足肌

膚發為白泡，破流黃水，身熱發燒，此為

黃水瘡之類，法當清解

細生地三錢 連翹二錢 炒黃柏一錢半 飛滑石二錢

丹皮一錢 廿草節八分 赤苓三錢 天花粉三錢

淨銀花三錢 括蔞衣一錢 米仁三錢 苦杏仁半

方 里門

四月三十日方

耳根红腫已清 去大半 晏風已解 惟咳嗽
不除 法當再以清肺為治
苦杏仁 苦桔梗 蘇子 桑白皮
浙貝母 蟬衣 前胡 鷄蘇散
辰茯神 丹皮 白前 通草 枇杷葉

朱 大塢

四月卅日方

小孩痧後 蘊風熱 阻於少陽之間
致令耳内流膿 耳腮之間漫腫 起核
證屬痰火阻 法當疏散

薄荷尖八分 杭甘菊一錢 苦桔梗一錢 蟬衣八分
牛蒡子八分 霜桑葉一錢 苦杏仁一錢 丹皮一錢
蔓荊子八分 連翹一錢 象貝母一錢 荊芥八分

錢 杭江 四月廿日方

肝氣不舒 胃失沖和 厥陰之氣逆犯陽
明 致發為肝胃氣之痛 起經數載 此次
舉發更劇 胸胃脘疼痛甚則嘔吐痰
涎 茶水投入即吐 氣逆上犯 此為肝胃合病
法當辛開苦降
吳萸一分拌炒川黃連八分 青陳二皮各一錢 香櫞皮二錢

胡 屯溪

炮姜炭八分 煨白蔻仁六分 煨青皮八分 製香附二錢

薏米麥芽 砂仁殼一錢 炒枳實八分 焦檳榔二錢

四月初一日診

偏脚腸癰內部飛在臍膀已難消散前用

托裏化毒雖略消高起但大便旁潰未止

飲食未進此脾陽不足胃氣不開當以前方出入

焦白朮二錢 酒炒白芍一錢 破故紙二錢 鹿角霜一錢

炒黃芪二錢 酒炒歸尾二錢 煨白蔻仁八分 煨木香八分

蛤粉拌炒阿膠珠二錢 煨肉果一錢 炙白芷英 炙甲片二錢

煨白扁豆衣 焦神曲一錢

林 双岑班

四月初二日方

湿濁下注於肝腎二經起為白濁之症今則曼經潰爛便膿起為橫痃已經化膿此下疳橫痃白濁一併而發治当内外並進以冀一鼓蕩平

萆薢二錢 去毛金櫻子三錢 旱蓮草三錢 芡實錢

五加皮三錢 金鈴子三錢 炒槐角錢 小青皮錢

椿白皮三錢 豨薟草三錢 白鮮皮三錢 土茯苓三錢

車前子三錢 炒黃柏錢

徐 藏溪

五月初六日方

汪[illegible]字田

脾陽失運，膀胱失於輸化，水氣之橫溢無滅，臌脹之腹大膨脹，肌肉削瘦，不能飲食，病起數月，無來更劇，此為水氣作脹，脈細苔白，病情甚劇，殊難療治，姑為溫化行氣逐水為法。

青陳二皮各錢半　大腹皮三錢　枸橘梨三錢　青木香一錢

川椒目八分　酒炒蓬莪朮三錢　香櫞皮三錢　縮砂殼八分

玉蘇子三錢　酒炒荊三稜八分　凌霄花三錢　炒枳實八分

酒炒檳榔錢半　肉桂三分　泡水炒陳[illegible]二蘆皮錢半

五月初六日方

叶 周沖

五歲小女周麻後餘毒挾肺胃之熱上升
致令牙齦腐爛色黑穢氣身熱牙齒已
落多枚唇腮腫爛此為走馬牙疳之
重症之證甚重殊難療治勉擬方以圖萬一
銀柴胡不卜 生石羔三錢 鮮生地五錢 天花粉錢
胡黃連三分 炒黑山梔錢 黑元參錢 炒蒲黃錢
炒黃柏不卜 丹皮錢 煨山茧根三分 鮮竹葉心廿根
鮮白馬蘭根十根 炒岸芦茶下卜

五月初六日方

小孩後麻似病此積滯不清法當宗之劇

柯湖梁

廣皮二錢

焦山查三錢炒　枳實一錢半炒　僵蠶一錢半　生麥芽三錢

焦神曲三錢　炒枳椇三錢　金銀花炭三錢　砂仁殼一錢半

川連二分猪炒　青木香一錢半　白扁豆三錢炒　煨白荳蔻仁一錢

五月初七日診

勞力過度，舊感風寒，兼是形寒神疲，肌倦，腹中不舒，脈濇，苔白，法當芳香和解。

防風一錢半　荊芥一錢半　藿香一錢半　焦枳椇一錢半　大腹皮三錢

蔓荊子一錢半　焦佩蘭三錢　炒枳實一錢半　縮砂殼一錢

程　汊口

玉蘇子錢半　蘇梗錢　西秦艽錢半　青蒿梗二錢

五月初七日診

據述因感受風寒未得宣達因大飲冷
酒以致寒熱不達突然內閉人事知今已
醒人事疲倦腹中作擾苔白濁舌絳治宜
辛涼合芳香為法　大麻仁錢
苦杏仁錢　白蔻錢　藿香梗錢半　枳殼錢半
淅貝母錢　青蒿梗錢　蘇子錢半 梗錢　佛手柑錢
蔻殼錢　鮮佩蘭錢　大腹皮二錢　荷葉梗寸

五月初八日方

徐藏溪

腹大膨脹是爲水氣交阻若用辛行
氣逐水法已得見效仍照前方加減
舟車丸三錢　炒枳實錢半　青皮錢半　川椒目八分
炒蓬莪朮錢半　炒檳榔錢半　大腹皮錢半　炒蘇子錢半
炒荊三稜錢半　炒川朴八分　香櫞皮錢半　霞花三錢
炒澤瀉錢半　炒川萆薢錢半　茯苓皮三錢

叶
田泮

五月初十日方

食滯於腸致腹中陣陣疼痛大便不暢又
時嘔吐脈數苔白黄似法當導滯下降
積爲方

川連吳萸拌炒 青木香八分 小青皮一錢 焦神曲二錢
焦山查二錢 炒枳實一錢 煨洋芳蒼朮 預智子一錢
焦檳榔一錢 火麻仁二錢 使君子一錢 半夏曲一錢

程魚潭

五月初十日方

體素虛弱，肝氣逆犯胃，胃失冲和，致肝胃
氣痛，痛之病胸脘痞痛，嘔吐酸水，久之肝血不足，
肝叶長於左，腹起成癥塊，更兼形寒潮熱，手足
作燒，[illegible]脈浮數，苔白唇淡，病起已有一載之久，根
源已深，以致病象殊為複雜，茲以剛柔兼進。
吳萸八分拌炒胡黃連六分 小青皮一錢 銀柴胡一錢 [illegible]一錢

汪

藏圻

炮姜黄八分（桂枝三分拌炒） 炒白芍一錢 烏梅炭二錢 西党參一錢

姜半夏一錢 宣木瓜 炒枳實一錢 炙鱉甲三錢

煨白豆蔻仁六分 砂仁八分

五月十二日方

温熱之邪犯入肺胃，致令壯熱咳嗽，痰中帶血，神識不爽。若用千金葦莖合白虎法，病已轉機，但燒熱未得盡解，此入募原餘熱，苔白口渴，病情甚重，當爲加減接治。

苦杏仁三錢 生石羔三錢 野赤苓二錢 生薏仁二錢

象貝母二錢 干葦莖二錢 玉蘇子一錢 飛滑石二錢

汪 汪坑

瓜蔞衣三錢 根三錢 姜半夏一錢五分 炒條芩一錢五分 車前子三錢

西茵蔯八分 丹皮一錢 絲瓜絡三錢

五月十二號

小孩因感風火致兩目腫脹繼而起為障翳此為火未解久延恐難全愈法當辛涼疏解

薄荷尖八分 密蒙花一錢 木賊草一錢 石決明三錢

荊芥八分 夏枯草一錢 決明子一錢 谷精珠一錢

杭甘菊八分 丹皮一錢 車前子一錢五分 桑白皮八分 蟬衣三分

五月十日方

汪 双岑程

小孩麻後肺部餘邪未致咳嗽不除燒熱

六退法當辛涼清解

苦杏仁三錢 苦桔梗一錢 前胡一錢五分 橘皮一錢

象貝母三錢 茯苓衣三錢 桑白皮三錢 米仁三錢

玉蘇子一錢 白前一錢 葶藶子一錢 枇杷叶一片

汪 若林 灣

五月十四日方

食濕化痢，痢下赤白，晝夜二十餘次，腹痛不舒，不思飲食，且挾咳嗽，身熱，卧右數日，此腸腑滯下，奔清肺氣兼感風寒，未得宣達，法當宣肺與隆痢二法兼佐

炒枳實一錢

苦杏仁三錢 玉蘇子一錢 以吴萸三分拌炒 麥芽炭一錢

象貝母三钱　炒蔞皮钱半　赤砂糖炒焦山查三钱

苦桔梗八分　炒荊芥炭一钱　炒條芩炭一钱

炒地榆炭钱半　炒丹皮钱半　銀花炭三钱　焦神曲三钱　焦楂炭钱半

程太塘

五月十四日方

產後廿朝，乳房起為硬核，紅腫疼痛，此為乳絡不通，名為乳吹之症，恐難消散，法宜疏解。

苦杏仁三钱　蜜炒瓜蔞衣三钱　通草八分　天花粉三钱

象貝母三钱　苦桔梗八分　白前三钱　橘紅一钱

前胡二钱　絲瓜絡三钱　丹皮钱半

陳　黃坑寺

五月十五日方

程 魚潭 [illegible][illegible]診方

孩童疳積尚未復元，即外感風寒，內傷食滯，於是面色不開，腹中或作疼痛，遍身不舒，顔清蒼白，脈略有浮緩，此風寒未解，滯氣不化，法宜和解為方

薄荷炭六分　廣藿梗一錢　硃砂茯苓六分　炒檳榔一錢
炒萊菔子一錢　炙佩蘭一錢　焦山查一錢　炒枳實一錢
荊芥六分　玉蘇子一錢　焦神曲一錢　大腹皮一錢

五月十六日方　加減

肝血不足，肝氣有餘，胃陽不足，胃陰有餘，於是氣機難化，營衛不和，消食不良，飲食減少，遂

成肝胃之病胸痞嘔吐嘈雜痞滿諸症俱作
由來已久前用剛柔並進法已應病機亦當
然照方加减為治
吳萸八分拌炒胡黃連三分 姜半夏錢半 山查皮錢半
桂枝三分泥水拌炒白芍一錢 片姜黃八分 炒枳實錢半
銀柴胡八分 炙鱉甲一錢 瓜蔞仁錢半 蝦白豆蔻仁八分
火麻仁錢半 西砂仁八分 焦神麴錢半 青木香八分
五月十九日方

謝託客
咳嗽痰逆不爽出肋脇作痛且有寒
挫卧痛苦狀此屬傷寒之症為肺氣之

失於降，痛延日久，法當辛開降痰利氣。

蜜炙麻黄 八分　玉蘇子 二錢　刺蒺藜　苦桔梗 錢半

苦杏仁 三錢　白茯苓 三錢　絲瓜絡 二錢　橘紅 錢

象貝母 三錢　干葦莖 五　生米仁 三錢　炙[illegible] 八分

浮小麥 三錢

五月廿日方

陳 小姑潭

小孩下痢赤白黄痰二十餘次，此好食，

濕挾滯，法當黄芩湯主之。

川連 吳萸拌炒　赤芍 六分　焦楂炭 三錢　丹皮炭 錢半

酒炒條芩 炭 錢半　炒枳實 錢半　炒銀花 錢半

謝武家

赤白精樸 炒焦山查三錢 焦神曲三錢 白頭翁一錢
炒黃柏八分 荷叶包六一散三錢 生地炭錢

五月关日方

咳嗽氣急 胸脇作痛 前用清疫利氣法
咳嗽已鬆 脇痛未得全除 腹中猶有作
脹 兩足略腫 浮氣 此為尚未全平 脾陽
亦失健運 茲当照前方加減主治
蜜炙麻黄六分 姜半夏[illegible] 大腹皮三錢 廣陳皮錢半
蜜炙蘇子三錢 炙甘草[illegible] 茯苓皮三錢 炒枳實錢半
淡干姜八分 苦杏仁三錢 澤瀉三錢 花檳榔錢半

叶 下冲

旋霞巷 錢甜等力子壽

五月廿六日方

三歲小孩素有痰厥已發多次近來因感受溫熱內應呼肺致咳嗽身熱發燒神昏發厥頸項於面更發白痦甚多目定鼻扇脈數苔白黃降口渴此為熱陷肺胃逆入厥陰病情甚重肺氣將絕肝風已動誠恐難以挽回勉擬一方以圖萬一並希莫候明政

羚羊角分 粉丹皮錢 連喬錢 辰染茯神錢

鮮扁斛錢 生石羔錢 雙鈎藤錢 西菖蒲分

程太鍾

邵太墉

天竺黄一錢 陳胆星八分 姜汁炒竹茹一錢 南杏仁一錢
川貝母一錢 牛黄八 至寶丹壹顆

五月廿七日方

睾挂腫大引少腹 此為疝症業亡疝宜用
子和章[illegible]法 稍乃見驗 量照前方加減
吴萸一錢 拌炒川連三分 鹽炒金鈴子一錢半 台烏藥一錢
小茴三分 拌炒歸尾一錢 鹽炒延胡索一錢 荔枝核二錢
羌獨二錢 另焗 五加皮三錢 橘紅一錢 製香附一錢
酒炒桑寄生三錢 小青皮一錢 炒白芍一錢

五月廿八日方

陳 小姑潭

食濕挾滯脾氣不宣兼挾氣血交阻於是腹痛不已口渴苔白帶黄脉右弦大便秘結此為宿滯未除氣血不通治當新藥破瘀導滯為方

吳萸六分拌炒川連四分　焦查肉一錢　酒炒延胡索一錢

青木香錢半　炒枳實一錢　砂仁八分　製香附一錢

小青皮一錢　炒檳榔一錢　酒炒條芩錢半

焦神曲一錢　澤蘭叶一錢半

五月廿八日方

食濕挾滯化為痢疾赤白相雜

起經多日此爲瀉積未清法當導滯除痢
以達嬰　挨炒青皮　赤猪苓　挨炒楂肉查　大小薊
地榆炭　丹皮炭　炒梔仁　炒枳實
銀花炭　酒炒條芩炭　生地炭

廣陳皮　炒黃柏炭　焦神麯　荷叶蒂

賴　魚澤

五月六日方

風寒襲入肌表失宣達於是頭痛形寒
身脹噁惡脉濇苔白帶膩脈此爲風
寒未解法當芳香合辛散爲方
廣藿香　黃防風　荊芥穗　蘇葉　大腹皮

砂仁八分

唐 桃梅

葉 下冲

冬佩蘭錢半 青蒿三錢 苦杏仁三錢 焦檳榔錢半

荊芥錢半 秦艽錢半 炙蘇子錢半 炒枳實錢半

五月廿九日方

向有痞塊，迩來因感受風寒濕熱未得

宣達，以致遍身作脹，腹膨且硬有痞塊，

苔濁黃白，此為脾氣不宣，法當行氣散滯除濕

青陳二皮各錢半 冬瓜皮二錢 桑皮錢半 尖檳榔一錢

炒蓬莪朮一錢 焦檳榔錢半 大腹皮二錢 豬茯二苓各二錢

炒京三稜錢半 炒枳實錢半 蘇梗二錢 苦杏仁二錢

五月廿九日方加減

小孩吸受温熱内犯肺胃復入心營以
致壯烧神昏發厥咳嗽同定此為熱入厥
陰症情甚重前用清營透達今日
病已轉機惟再以前法加減主治以冀
再覓鬆方可無虞

羚羊角一分　括蔞衣三錢　西菖蒲八分　粉丹皮八分
南杏仁三錢去皮尖　天花粉三錢　天竺黄錢半　連喬心三錢
川貝母三錢去心　陈胆星八分　通草一錢二分　双鈎籐三錢
鮮扁斛三錢　鮮枇杷叶　生石羔三錢杵　姜汁炒竹茹一錢

五月廿日方

程注審定

汪藏于

肝血不足肝氣有餘胃陰不足二者迭成反剋遂致肝胃不和消化不良而釀成肝胃氣痛之病由來已久致神色俱傷治當以用剛柔並進

吳萸半拌炒川連八分 青陳皮各錢 焦檳榔錢
乾姜黃[illegible] 青木香錢 炒枳實錢 香櫞皮錢半
姜半夏錢 煨白豆蔻仁八分 大腹皮錢半 炒棗仁錢

臘月初二日方

病頸結核甚多前用逍遙散合消瘰法已以消去之半惟近來適身發濕瘡

朱樂山

未得宣達，旋即隱沒，所以脹悶不舒，飲食減少，
此濕熱內閉也，當參以合淡滲法為治。
荊芥錢 佩蘭錢 廣陳皮錢 砂仁殼錢
蘇子梗錢 苦杏仁錢 大腹皮錢 炒梹榔錢
藿香錢 象貝錢 炒枳殼錢 煨草果錢

六月初二日方

風寒侵入肺部，肺氣失宣，以致咳嗽脇肋
疼痛，痰飲甚多，脉右弦，苔白，此為痰氣
交阻，為傷寒之類，法當以辛苦宣湯主之。
苦杏仁錢 炙蘇子錢 白前錢 生苡米仁錢

象貝母二錢　冬桑葉一錢五分　橘紅一錢　杏仁二錢

枳殼一錢　白茯苓二錢　苦桔梗一錢　生甘草八分

荊芥穗一錢

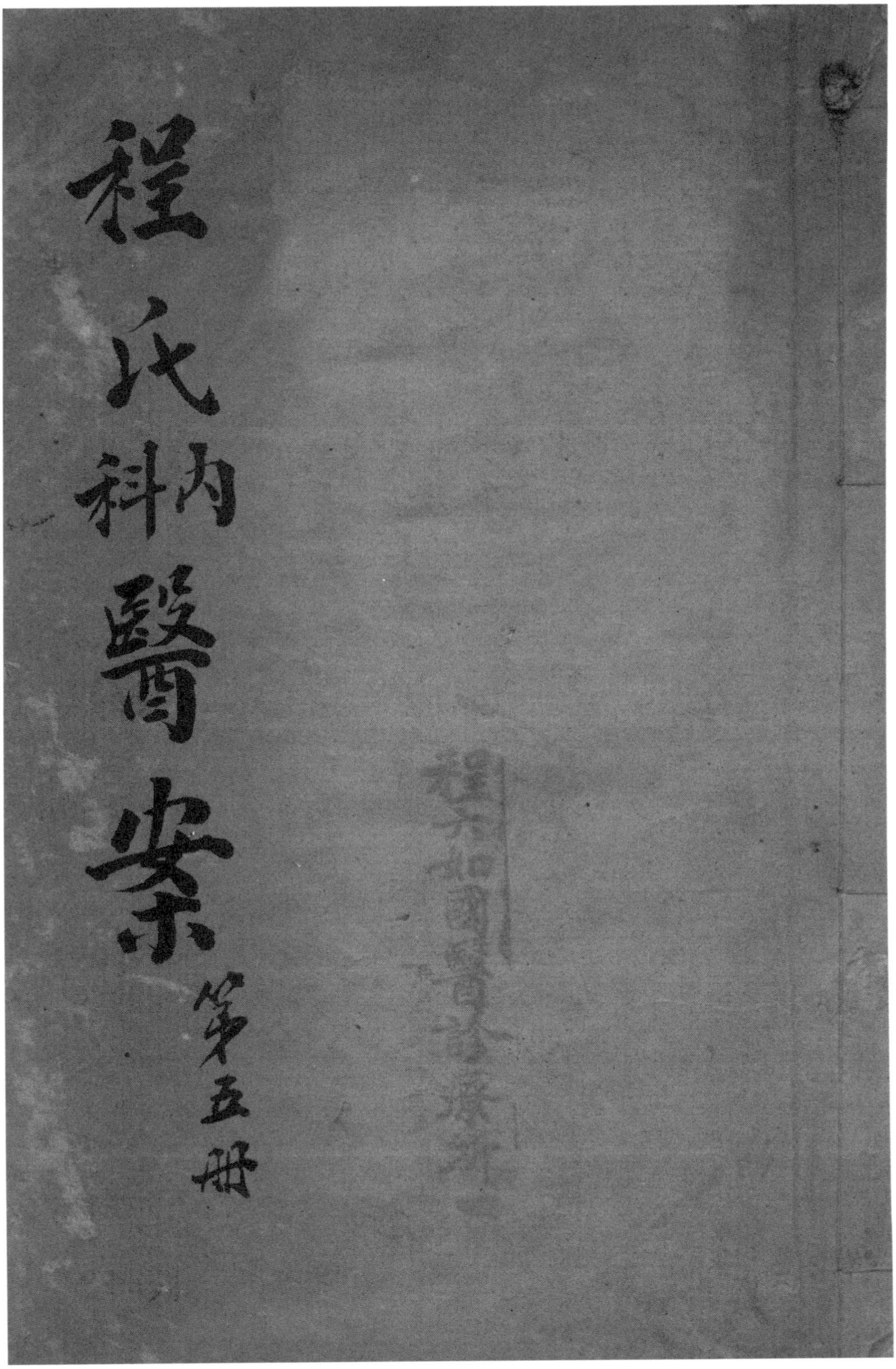

程氏內科醫案

第五冊

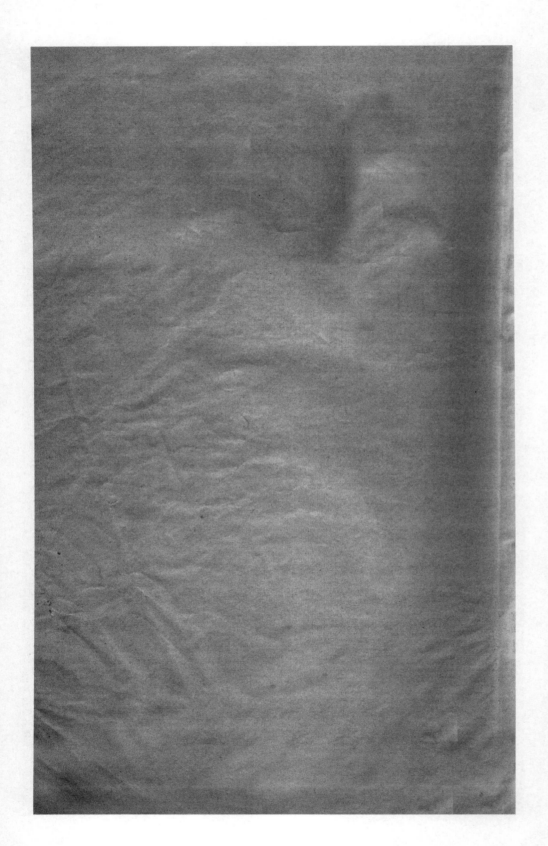

中醫月刊創刊紀念　　蕭德宗題

我們至少得承認能夠治好疾病的方法，便是優良的醫術。中醫之活人無數，是不可否認的事實，我們能武斷地說全都是偶然的奇蹟嗎？

要從祖先遺留下來的技能中，去鑽研，去振興，去發揚光大。只為中醫不很科學的外型，便盲目地去攻擊，摧毀，是不可原諒的過失。我們不要再讓它——像火藥印刷術一樣——毋待外國人加工改造以後，再去搬運，販賣，誇耀，落到人家底後頭。

叶 下沖

盧 藏溪

六月初二日方

小孩挫厥疫閱前用清營退熱除疫肅肺法

病已轉機壯熱已退厥亦得平亦已閑聲識屬

佳兆惟咳嗽未清此肺之清肅大失宜權意

再以清肺消疫爲治

南杏仁三錢　苦桔梗一錢　陳胆星一錢　生石羔三錢

川象貝母各三錢　白通草一錢　天竺黄八分　粉丹皮八分

括蔞衣三錢　西菖蒲一錢　藕節四個　枇杷叶一片

荷叶包益元散三錢

六月初二日方

程　上新屋

食濕挾滯化為痢疾赤白相雜晝夜十餘次積滯未清法宜黃芩加減治之

川連三分拌炒青木香八分　酒炒條芩炭錢　丹皮炭錢

赤白糖拌炒焦山查三錢　焦枳實錢半　白頭翁錢半

焦神曲錢半　焦檳榔錢半　白佩蘭錢　炒黃柏炭六分

荷叶包六一散錢半　小青皮錢

六月初二日方

六歲孩童入夏以來面容清瘦大便薄溏腹膨且脹此屬食濕挾滯消化不良為疳積之萌芽治宜消食導滯除氣利濕為治

謝 武寧

青陳二皮各一錢 焦檳榔一錢五 焦山查一錢 正廣木香八分
煨枳實一錢五 益智子一錢五 焦神麯一錢 炒胡黃連三分
大腹皮一錢 煨使君子一錢 赤苓皮一錢五 浮小麥一錢
炒銀柴胡八分

六月初二日方

咳嗽痰多氣逆脇痛，此為痰氣交滯，為肺失清肅之權，氣機失宣。當用宣肺降痰氣法，病已大減，諸恙平，惟體氣未復，再用前意加減主之。

蜜炙麻黃八分 淡干姜八分 大腹皮一錢 旋覆花一錢
蜜炙蘇子一錢 炙甘草八分 南杏仁泥一錢 焦神曲一錢

程太塘

姜製半夏錢半 廣陳皮錢半 鹽炒亭力子錢半 炒枳殼錢半

炒梹榔錢半 赤苓皮三錢 木防己三錢

六月初二日方

肝腎之氣下墜致令睪丸腫大延經數月近

來反劇此為疝氣之病用子和法已得應效

理再以前法加減主治

左金丸一錢 橘紅一錢 吳萸一分拌炒川連一分 獨活一錢

延胡索一錢 荔枝核三錢 青木香錢半 川紅花五分

金鈴子一錢 小青皮一錢 生香附三錢 酒炒桃仁一錢

公丁香五分 酒炒黃柏八分 小茴香八分

程本村

徐 上冲

六月初二日方

小孩痳後燒熱不清肌肉削瘦此肺熱未解津液已耗已成疳熱法當清解

銀柴胡八分 炒知母一錢 通草八分 粉丹皮一錢

胡黃連八分 甜杏仁一錢 天花粉一錢 生石膏一錢

地骨皮一錢 川貝母八分 衣蓮衣八分 枇杷叶三片 藕節兩

六月初三日方

二歲小女始發小瘄繼以咳嗽燒熱氣急痰聲甚大苔白尖紅此為濕熱入肺復入心營症情甚重治當清肺除痰退熱解毒

郤 太塘

苦杏仁（去皮尖）三钱 生石羔（杵）五钱 粉丹皮一钱五分 枇杷叶二片

川贝母（去心）三钱 西菖蒲八分 天竺黄一钱五分 姜汁炒竹茹三钱

瓜蒌衣三钱 辰茯神三钱 陈胆星八分 苦桔梗一钱五分

六月初三日方

食湿挟滞，脐气不宣，以致腹中阵阵疼痛，大便不通。此为气机不宣，大便火结不通，法当以五仁汤加减主之。

炒归身一钱五分 柏子仁一钱五分 枳实八分 煨洋芦荟七分

生白芍二钱 松子仁一钱五分 焦槟榔八分 炒胡黄连六分

火麻仁一钱五分 郁李仁一钱五分 小青皮八分 生香附八分

陳 小姑潭

延胡索錢 瓜蔞仁一錢

六月初三日方

小孩下痢赤白此爲食濕化痢起經半月

以致身熱發燒形容削瘦兩目無神疲倦

甚重法當再以清理除痢爲治

生地炭錢 地榆炭錢 川連姜拌炒蒼朮炭八分 厚朴 茯神

條芩炭錢 白頭翁錢 炒白芍錢 荷叶蒂兩個

丹皮炭錢 石蓮子錢 銀花炭錢 炒麥冬錢

阿膠珠錢

六月初四日方

程 竹角塢

向有肝胃氣痛之病，其為肝氣有餘，脾陽不足，消饑
不良，噯噫清水，近來因感挾食濕互阻，以致
大便下痢，腹痛且脹，脈濡苔膩，此為脾陽不宣，
治當温中導滯，行氣為方。砂仁八分
吳萸八分拌炒川連三分 焦楂柳三錢 大腹皮三錢 赤茯苓三錢
炮薑炭八分 製川朴一錢 炒枳實一錢 焦山查三錢
姜半夏一錢 青陳二皮各一錢 煨白荳蔻八分 焦神曲三錢

洪 武寧

六月初四日方
濕熱互聚，表失疏達，於是下午發燒，頭痛不
已，脈數苔厭，此為濕熱未解，蘊挾，經水不清

唐槐梅

白帶甚多治宜芳香和中運脾化濕爲方

香佩蘭二錢　炒荊芥錢半　砂仁八分　青蒿梗二錢

廣藿香錢半　煨草果錢半　大腹皮三錢　炒黃柏八分

蔓荊子二錢　鹽水炒條芩錢半　煨枳實錢半　炒知母錢半

赤苓三錢　荷叶包六一散三錢

六月初四日方　覆

寒濕互聚於腹膜之腑之氣不宣於是左腹

有形成塊由來已經多年近來溏瀉大脹

及腸脇當用行氣導滯法已得見效兹再

仍照前方加減治之

叶藏溪

舟車丸三錢（另包） 鹽炒延胡索錢半 大腹皮錢半 川椒目八分

酒炒莪朮錢半 小青皮錢半 鹽炒黑丑八分 炒枳實八分

鹽炒三稜一錢 鹽炒青皮一錢 尖檳榔一錢 香橼皮錢半

五加皮錢半 茯苓皮錢半

六月初四日方

少腹腹脹膨大青筋外露喜飲茶水此屬

脾積之症宜以消導除積

焦山查一錢 焦檳榔一錢 益智子一錢 煨豆蔻一錢

焦神曲一錢 大腹皮一錢 青木香八分 香橼皮錢半

炒枳實一錢 使君子一錢 小青皮錢半 煨洋蘆薈四分

汪 汪沅

汪 汪沅

六月初四日字

小孩麻後餘邪未清兼感風邪化痰致令兩項之間紅腫疼痛微有燒熱惟有咳嗽此當風痰未解法當疏散

薄荷尖八分 蔓荊子錢 苦桔梗八分 炙枇杷葉

牛蒡子錢 苦杏仁錢半 蟬衣二分 丹皮錢 連翹錢半

荊芥八分 象貝母錢半 杭甘菊錢 橘紅絡錢

六月初四日字

風邪挾濕熱上升致令兩目上下眼皮癢爛紅腫若黃葉紅此為風火濕熱未解法

程武宗

當清解金液滲為治

炒川連五分 焦山梔錢半 赤茯苓三錢 桑白皮錢半

炒條芩錢半 石決明三錢 滑石三錢 米仁三錢 衣蓋錢半

丹皮錢半 炒黃柏八分 車前子錢半 枳殼八分

六月初五日方

麻疹餘邪未清，咳嗽裝燒，胸脘不舒，甚至

嘔吐，大便祕結，脈數，苔灰黴膩，此為濁穢之

邪流佈中焦，法當芳香合淡滲退熱方法

吳萸三分拌炒川連五分 酒炒條芩錢半 南杏仁三錢

姜半夏錢半 佩蘭錢半 砂仁八分 枳實錢半 紫蘇子錢半

徐 上冲

廣藿香錢半 青蒿錢半 赤苓二錢 荷叶包六一散三錢

六月初五日加減

小孩咳嗽痰多，繼至痰厥，壯燒口渴，咽喉痰聲不絕。此爲痰肺中大綿不除，成恐變爲痰厥，發爲痙驚。病情甚重，當再以清熱除痰爲方

苦杏仁三錢 瓜蔞衣錢半 陳胆星八分 生石膏三錢

苦桔梗八分 西菖蒲八分 葶力子八分 姜汁炒竹茹錢半

象貝母錢半 天竺黃八分 干葦莖錢半 辰染茯神錢半 燈心三尺

萬氏牛黃清心丸壹粒 拌炒條芩錢半

程 藤子訶

六月初六日方

腹痛大便糞白身熱發燒飯紅後白此為痢
疾亦係為食濕挾滯法當以消食導滯
而理濕熱
川連吳拌炒青木八分 焦山查三錢 廣藿梗一錢五分
炒條芩錢半 焦梹榔錢半 佩蘭錢半 炒黃柏炭八分
炒枳實錢半 焦神麴三錢 赤苓三錢 炒荊芥炭錢半
鮮荷葉包六一散三錢

趙 野山渠

六月初六日方 小兒
八歲小孩始因痢下赤白今痢雖止而陰液已

江棠樹山

傷身熱不退大便瀉溏口渴嘔噁胸悶現紫白痦苔紅尖絳少津且有咳嗽病情甚重法宜清營退熱生津養胃

薑汁炒川連三分 黑元參錢半 天花粉錢半 炒稀地錢半
炒丹皮錢半 麥冬錢半 甜杏仁錢半 槐花米錢半
鮮生地錢半 西藕蒲錢 川貝母去心錢半 炒銀花錢半
小炒條芩炭八分 薑汁炒竹茹錢半

六月初六日方

風寒襲太陽經絡失於疏解以致營衛不和形寒發熱頭痛有似瘧疾之象此為瘴瘧

法当清解

鳖血拌炒柴胡八分 川常山一钱 姜半夏一钱五 秦艽一钱五

煨草果一钱 青蒿梗一钱 炒条芩一钱五 炒枳实一钱五

炒知母一钱 蔓荆子一钱 车前子一钱五 炒槟榔一钱五

赤苓三钱 荷叶一角 六一散三钱

程生角鸿

六月初晋方

肝胃不和脘痛嘔酸此属胃病近来益挟

食滞致腹痛作胀当用温中导滞法治

恙已减 当照前方加减

吴萸八分拌炒川连五分 西砂仁八分 煨白豆蔻仁五分

程 武穿

老蘇梗八分　製香附一錢　炒枳實一錢　大腹皮一錢
小青皮八分　姜半夏八分　炒檳榔八分　台烏藥八分
香櫞皮一錢　沉香麯八分

六月初七日方

吸受濁穢之氣直入肺胃致肺失宣達胃失冲和於是身熱發燒脘痛嘔嘿咳嗽前用芳香法已得見效大便已解惟濕濁未清當照前法加減主治

廣藿香八分　吳萸水拌炒川連分　煨草果八分
香佩蘭一錢　煨枳實八分　大腹皮一錢　淡茅朮八分

汪 汪坑

姜半夏錢半　玉蘇子錢　炒條芩錢半　砂仁七分　赤苓二錢
鮮荷叶包六一散三錢　浮小麥三錢

六月初七日方

風邪已解，惟腸腑濕熱蘊挾食積滯未清，有化痢之象，下痢溷穢，並賦中黄，當以導滯退清理腸腑為治

蓮房拌炒青木香各八分　煨大豆卷錢半　蔻仁錢　桔梗錢半
酒炒條芩炭錢半　炒枳實八分　赤苓錢半
焦山查三錢　焦檳榔錢半　青蒿錢　荷叶包六一散錢半

六月初八日方

坛 岩山

胡　黃坑寺

濕氣互聚始則腑氣不宣腹脹發眩繼則右
足腫硬麻木脈濇苔白此為濕氣未化法當辛散
羌活一錢　荊芥錢　焦檳榔錢　威靈仙錢
佩蘭錢　大腹皮二錢　赤苓錢　西秦艽錢
蔓荊子錢　炒枳實八分　五加皮二錢　漢防己二錢
赤苓皮三錢

六月初捌日方

咳嗽胸肋痛痰寒熱交作此為肺氣不宣營
衛不和法當辛散
苦杏仁三錢　玉蘇子錢　蔓荊子錢　前胡二錢

趙

兖山渠

象貝母一錢 絲瓜絡一錢 川紅花五分 丹皮錢半
苦桔梗錢半 牛蒡子錢半 白前錢半 瓜蔞衣錢半

六月初九日方 二次

小孩熱則傷津下痢赤白前用清營退熱法今身熱已減喉嚨亦平舌紅亦減是藥已應之病已見鬆當照前方加減調治

薑汁炒川連六分 麥冬錢半 條芩炭一錢 金扁斛三錢
鮮生地錢半 炒丹皮五分 銀花炭錢半 槐花米五分
小黑元參一錢 阿膠珠一錢 地榆炭五分 荷叶蒂兩个
甜杏仁錢半 川貝母一錢 炒黃柏炭卅

英 本村

六月初九日方

咳嗽身熱，發燒頗數，苔薄白，口渴，脇痛。此風熱襲入肺之，失宣達。治當辛涼透達。

薄荷葉半　象貝母三錢　牛蒡二錢　絲瓜絡三錢

苦杏仁三錢　茯苓衣三錢　通草八分　桑白皮錢半

蔞皮三錢　冬瓜子三錢　桔梗錢半　鮮枇杷葉兩

荷葉包益元散三錢　荊芥錢半

唐 槐梅

六月初九日方

寒濕聚於腹膜，氣機難伸，遂成膨脹之病。

前用通利氣法，已見效驗，兹當仍照

程

武審

前方加減

丹參　九製香附一錢　陳皮一錢半　台烏藥一錢　大腹皮一錢

炒蓬莪术一錢　青蒿八分　酒炒檀柳一錢　川椒目四分

炒京三稜一錢　製川附一錢　炒枳實一錢　瓜蔞皮一錢半

炒茯苓皮錢半

六月初十日三次方

濕溫之症身熱發燒咳嗽喉痛前用芳香之合苦寒滲泄法病已見鬆惟近日又轉瘧疾之大便解來則腹痛是爲脾氣不宣治法照仍用前方加減

方
富溪

鱉血拌炒柴胡八分　川常山一錢　焦檳榔一錢　火麻仁一錢
煨草果一錢　姜汁炒川連三分　炒枳實一錢　苦杏仁一錢
酒炒條芩一錢　姜汁炒竹茹一錢　炒知母一錢　伏姜衣一錢
西茵蔯八分　衣姜仁一錢　姜半夏一錢　煨大豆卷一錢

六月初十日方

謹素禀陰虛，近日又感暑邪，身熱發燒，以至益
爲甚，咳嗽痰色黃黃，脉細數，苔薄白膩，
係此暑邪未解，營衛失和，法當清解而宣肺氣爲
苦杏仁一錢　炒鬱金一錢　青蒿節一錢　伏姜衣一錢
象貝母一錢　粉丹皮一錢　小生地一錢　鮮枇杷叶一張

程　上新屋

桑白皮錢半　通草八分　天花粉一錢　鬱李仁八分
地骨皮錢半　焦麥芽錢半

六月十一日加減

小孩腹膨神疲飢倦，此屬疳積之象，前用消食除積法，今神色俱佳，腹膨雖未盡消，而潮熱已平，是藥已應病，再照方加減

青陳皮各錢半　炒廣木香八分　炒檳榔錢半　煨訶子錢半
炙雞肫皮錢半　炒蓬莪朮一錢　炒枳實錢半　旋覆花一錢
炒砂仁八分　焦山查一錢　大腹皮　煨使君子錢半
炒胡黃連二分　浮小麥三錢

吳本村

程藤崖閱

六月十一日加減方

咳嗽已鬆燒熱退此乃肺氣已宣惟痰濁搖未
盡除當照方加減主治可也

南杏仁三錢 蘇梗一錢半 茯苓三錢 薏苡仁三錢
象貝母三錢 玉蘇子三錢 陳皮一錢 炙甘草八分
白前二錢 干葉蓋二錢 苦桔梗一錢半 橘紅一錢 砂仁八分

六月[illegible]日診

小孩因吸受濁穢氣挾食滯以致燒熱
口渴大便下痢赤白相雜每痢則腹痛後重
脈細數苔白尖紅口渴而熱迫營分病情甚重治

宜以黄芩湯加減主之

川連吳萸拌炒 廣皮一錢 木香白糖拌炒 焦查肉一錢半 炒枳實一錢

炒條芩一錢 炒丹皮一錢 生地炭錢半 白扁豆一錢

炒銀花一錢 炒地榆一錢 炒槐角一錢 焦[illegible]一錢

鮮荷葉包益元散一錢

程藤紫閣

六月十二日方

小孩身熱發燒口渴大便下痢赤白此為暑濕化痢

前用黄芩湯加減燒熱已退痢亦減惟餘邪尚

未淨宜照前方加減療治

川連吳萸拌炒 廣木五分 生地炭錢半 炒車前子一錢

劉 巧坑

赤白糖拌炒焦山查三錢 酒炒黄柏炭一錢 白雞冠花二錢

焦神曲三錢 酒炒條芩錢半 炒丹皮錢半 炒銀花三錢

大小薊錢半 焦梔柳錢半 地榆炭錢半 荷叶包碧玉散三錢

六月十二日方

婦人經前腹痛下墜色淡帶有血塊此氣滯

血阻延自去年迄今未癒治當行氣破血以

調經期

酒炒歸尾二錢 酒炒丹參三錢 製香附二錢 小青皮三錢

酒炒赤芍三錢 澤蘭葉二錢 青木香三錢 炒枳實三錢

酒炒牛膝二錢 川紅花三錢 延胡索二錢 炒吳萸五分

叶 田冲

俞

大腹皮三錢 西砂仁八分

六月十三日方

小孩腹膨便溏口渴苔白此為暑濕挾滞中
焦失和法當和中導滯利濕退熱
青陳二皮各錢半 使君子三錢 花檳榔一錢 青蒿梗三錢
大腹皮三錢 枳殼八分 赤苓皮三錢 通草八分
預智子三錢 焦神麯三錢 青木香八分 炒車前子三錢
荷叶包六一散三錢 酒炒條芩八分

六月十三日方

吸受暑熱薰蒸於上焦募原之間咳燒熱

孫 中门

口渴胸悶脈數苔白此為暑熱内閉未得疏
解法宜辛涼透達
杏仁三錢 荷葉梗 青蒿一錢 米仁
淅貝母三錢 生石膏二錢 通艸八分 鮮荷葉包六一散三錢
茯苓三錢 炒知母二錢 赤苓三錢 玉蘇子 蔞
括蔞衣三錢 炒條芩八分

六月十三日方

大腹左边向痞塊起經數載至為寒濕凝結氣
機不舒逆來滿腹膨大食入則脹飫食
減少脈濡苔白偏身作脹此為臌脹之病

方

冨溪

治宜逐水疏氣治法

舟車丸三錢　青陳二皮各一錢　尖檳榔一錢　砂仁殼一錢

炒蓬莪朮一錢　大腹皮一錢　炒枳實一錢　麵炒甘遂一錢

炒荊三稜一錢　赤苓三錢　生橘皮三錢　漢防己一錢

豬苓二錢　生薑皮五分

六月十三日次方

咳嗽身熱四肢發燒脈細數苔白質紅微黃此暑

熱侵肺未清法照前方加減

苦杏仁三錢　炒知母三錢　薑汁炒川連一分　青蒿節三錢

川貝母一錢　鹽水炒桑白皮一錢　焦山梔衣一錢　通草八分

汪 本村

瓜蔞衣钱 天花粉二钱 粉丹皮钱半 淨銀花钱
車前子钱 鮮枇杷叶刷毛 鮮荷叶包 玉泉散三钱

六月十三日方

小女便溏腹膨苔黃口渴此為食滯化痢法

導滯和胃

炒枯黃連八分 焦山查钱 炒枳實钱半 西砂仁八分
煨木香八分 焦檳榔钱半 大腹皮钱半 廣藿香钱
炒條芩钱 焦神麯钱 煨使君子钱半 煨扁豆衣钱半

戴 本村

六月十五日方

咽喉紅腫兩边起為白点形像黄爛疼痛茶水

方　三十三都

咽下即痛此白喉之候也當風擾作燥而成法

宜清解

鮮生地五錢　生石羔三錢　薄荷葉一錢　粉丹皮錢半

黑元參三錢　天花粉三錢　苦杏仁錢半　竹叶卷心廿根

炒紅曲三錢　淨銀花三錢　浙貝母錢半　車前子三錢

鮮大青錠一片

七月十七日診

人之耳目爲清空之竅瞳人屬腎今兩目瞳

人俱爲散大黑珠色淡視物不清而畏陽光起

經三載之久時流鼻衄兩手脉息尺部浮大

方　三十三都

面白唇淡兼賦而白共紅此屬陽分不足血分又虛
腎氣則不能收歛瘀情於是以愚々見当以氣
血必補以滋腎水而制陽光附方希政
西路党参三钱　上肉桂八分　炒白术三钱　淮山药三钱
生二抽芪三钱　當帰身三钱　炒川連三分　大熟地五钱
炒五味子五分　益智仁三钱　炒白芍三钱　酸枣仁三钱

七月十七日方

壯腎水制陽光而收瞳人散大
西路党参三钱　炒白术三钱　遠志肉一钱　女貞子三钱
炒五味子一钱　炒白芍三钱　益智仁三钱　炙龜版三钱

程武案

淡附子八分 炒川連八分 酸棗仁三錢 淮山药二錢
大熟地四錢 當歸身三錢
上肉桂八分

六月十五日方
濕溫病有餘為瘧疾，陽日一發，始寒後熱，脉弦
苔黃，此為濕熱蘊伏少陽之經，兼以心煩胸滿，重之
鱉血拌炒柴胡八分 煨大豆卷三錢 炒枳實八分 生烏梅肉
炒川常山三錢 炒條黃芩 焦檳榔三錢 赤苓二錢
炒甜茶八分 煨草果五分 炒知母三錢 青蒿節二錢
荷叶包六一散三錢

吴 星门

唐 栖梅

六月十四日方

風寒襲肺，肺失宣達，致為咳嗽，有什么傷，傷不傷，真是反弄成拙，攻補亂投

蜜炙麻黄八分　炙甘草八分　薄荷葉一錢　枇杷叶去毛三片

苦杏仁三錢去皮尖　象贝母一錢　鼠粘子一錢

苦桔梗一錢　衣姜衣一錢　生香薷一錢

六月十四日加減

寒濕互聚，成脹致海腹膨大，已成膨脹

前用行氣逐水法，藥已應病，當仍照前方

加減主治

舟車丸三錢 酒炒蓬莪朮一錢半 大腹皮一錢 五茄皮一錢半

酒炒黑丑二錢 酒炒荊山棱二錢 青木香八分 香橼皮二錢

酒炒甘遂一錢 川椒目八分 大姜皮八分 梅橘梨一錢

花檳榔二錢 枳實一錢 砂仁殼一錢 紫蘇子二錢

程藤堂陶

六月十五日方

暑濕化痢，赤白相雜，腹痛後重，口渴，舌白帶

黃，此屬暑濕未清，當以黃芩湯加減主治

川連吳萸拌炒 廣木香八分 赤白糖拌炒焦山查二錢

炒條芩一錢 炒丹皮一錢 焦檳榔一錢 炒苦參一錢

生地炭二錢 銀花二錢 炒枳實一錢 地榆炭一錢

俞

白頭翁錢　炒黃柏炭八分

六月十五日次方

暑熱侵肺，肺失宣達，致咳嗽脇痛，胸悶口渴，壯熱。前用苦杏石羔法，咳嗽已鬆，未壯熱未退。此為暑濕未化，當照前方加減。

苦杏仁（去皮尖）錢　栝蔞衣三錢　生石羔（杵）兩　滑石三錢

象貝母三錢　天竺黃三錢　炒知母三錢　鮮石斛三錢

苦桔梗錢　絲瓜絡三錢　車前子三錢　桑白皮錢

生苡仁三錢　姜汁炒竹茹錢

何藤學問

六月十七日方

方 本村

暑濕挾滯化為痢疾，腹痛後重，赤白相雜，起
經旬日，痢下仍然未清，此暑濕未得宣化，濕滯尚
未得廓淨，法當以黃芩湯加減主治
川連吳萸拌炒 木香六分 白頭翁二錢 丹皮炭一錢
赤白糖拌炒焦山查三錢 炒條芩一錢 地榆炭一錢 甘草八分
焦檳榔一錢 炒枳實一錢 炒白芍一錢 銀花炭三錢
製錦文軍一錢 焦神曲三錢
六月十六日方
稟質素虧，因吸受暑熱，內乘募原，致咳嗽
發燒，前用清暑法，身熱已退，咳嗽未鬆，並

程 藥學閱

前方出入

苦杏仁三錢 括蔞皮錢半 根三錢 荷叶邊 玉泉散三錢 藕節二枚

川貝母二錢 炒知母三錢（黄柏二分同炒） 焦山梔衣錢半 通草八分

蜜炙桑白皮二錢 姜汁炒川連三分 丹皮錢半 車前子錢半

鮮枇杷叶兩片

六月十七日加減

暑濕化痢腹痛後重用黄芩湯法痢已向暢點

滴見減惟色紅未清身熱煩燒不退此為暑濕未

清當與前方加減主治

生地炭三錢 生石羔[illegible] 車前子錢半 大小薊二錢

汪

汪坑

條芩炭一錢 炒丹皮一錢五 炒銀花一錢 炒地榆炭一錢
製錦紋軍一錢 炒川連三分 拌炒廣木香八分 炒槐角炭一錢五
白芍一錢 荷叶蒂兩个

六月十八日方

三歲小兒因麻後餘毒未清兼挾積聚成疳於是腹膨便溏身熱熾燒肌肉削瘦不思飲食此為疳積化熱久延有成童子癆之途茲當以清疳湯加減主治

銀柴胡八分 炒丹皮一錢 焦山查一錢五 焙五谷虫一錢五
炒胡黃連三分 雷丸一錢 焦檳榔一錢 煨草果八分

陈 黄坑寺

使君子錢 預智子錢 大腹皮錢 炒知母錢
焦神麯錢

六月十八日方

暑濕化痢，腹中絞痛，赤白相雜，晝夜數十次，身热嘔噁作，脈前用黄芩湯法，略見小效，而昔仍照前方加減

烏連九分 生地炭錢 白頭翁錢 焦楂肉錢
酒炒條芩錢 酒炒苦參錢 炒槐角錢 蓮蓬拌炒黄芩八分
酒炒地榆錢 側柏炭錢 大小薊錢 壹錢拌炒焦山查四錢
丹皮炭錢

方

富溪

俞

六月十八日方

暑熱已解，血熱亦清，四肢燒熱已退，昨日突然手足浮腫疼痛，連及筋絡，此為虛火上升，宜以玉女煎為法

大生地八錢　生石羔四錢　鹽水炒丹皮二錢
麥冬二錢　炒知母二錢　鹽水炒黃柏八分　生白芍一錢
黑元參一錢　懷牛膝二錢　女竹茹　鮮竹卷心廿根

六月十九日三次

咳嗽脅痛，痰色帶黃，壯燒口渴，此暑熱挾痰，氣不宣，前用清肺退熱法，燒熱咳嗽俱減，雖肺氣然

彭

冲上

失宣，當以麻杏石甘湯主治

蜜炙麻黃八分　生石膏四錢　天竺黃一錢　苦桔梗一錢

苦杏仁三錢　茯苓皮三錢　陳胆星八分　香橼皮三錢

淅貝母二錢　甜葶藶一錢　桑白皮錢半　絲瓜絡三錢

米仁三錢　防己三錢　枇杷葉兩片

六月十九日方

咳嗽不爽，氣促不舒，微有寒熱，脈弦苔白

此風寒侵肺，肺失宣達，法當辛開苦降

蜜炙麻黃八分　象貝母二錢　括蔞皮二錢　前胡二錢

苦杏仁三錢　玉蘇子二錢　丹皮二錢　葶藶二錢

程 藤學閣子 六月十九日方

小女痢下赤白，身熱口渴，前因除痢退熱法，今痢下紅色已除，血熱亦退，仍有微燒口渴，或有自汗，不思飲食，此屬餘邪未清，當以調養胃氣兼降餘邪

炒條芩炭錢　炒麥冬錢　石蓮子錢五　酸棗仁八分　炒黄柏炭八分

炒白芍錢五　白[illegible]前錢　阿膠珠錢　陳倉米一撮

甘草分　北秦皮錢　生綿芪皮錢五　浮小麥三錢

苦桔梗錢五　絲瓜絡三錢　白前錢五　米仁三錢

鮮枇杷叶兩片

趙 太嫂

程 榆村

六月十九日方

暑濕薰蒸，致募原暨肺失宣，遂咳嗽胸悶，身熱發燒，此為暑熱未清，法當宣肺。

苡米仁三錢　白蔻錢　藿梗錢　雲茯苓錢

象貝母錢　玉蘇子錢　丹皮錢　前胡錢　蔓荊子錢

桔梗三錢　青蒿梗三錢　通草八分　絲瓜絡二錢

六月十九日方

形寒頭痛，身脹胸悶，咳嗽脈浮，苔白，此感受風寒，法當清解。

荊芥錢　蒼絲錢　大腹皮三錢　佛手柑錢

汪 中姑潭

蔓荊子一錢 荷梗卅寸 枳殼一錢 生姜皮[illegible]
粟殼花一錢 蘇子二錢 叶半 廣皮一錢 紅棗兩个

六月十九日方

食濕化痢，赤白相雜，晝夜數十次，歸濇苦白，此爲痢未清，陰陽法當以白頭翁湯主治。

川連吳萸炒 青黛八分 側柏炭一錢 白頭翁一錢
黃芩桂枝炒 焦查三錢 地榆炭一錢 秦皮一錢
焦檳榔一錢 炒枳實一錢 丹皮炭一錢 炒白芍一錢
條芩炭一錢 銀花炭三錢

孫 中門 二診

六月十九日方

方 留虞

寒濕積聚於腹膜致脾氣不宣氣機鬱結遂成
痞塊久久癥則成膨脹於是腹滿脹大蒙用行
氣逐法已得應効茲仍照前方加減

厚朴一錢　製香附一錢　宣木瓜二錢　青皮一錢
醋炒蓬莪术二錢　大腹皮二錢　川椒目八分　香橼皮一錢
醋炒京三棱一錢　青麥八分　縮砂殼八分　五加皮二錢
焦檳榔二錢　炒枳實一錢

六月廿壹日方

牙床骨齗肉部連及少陽經脈此為胃火上升
兼風熱侵入牙齗蒙用玉女煎法燒熱俱解

惟牙痛尚未全平　茲以前法加減
銀柴胡一錢　細辛四分　鹽炒黃柏一錢　麥冬三錢
明天麻八分　鹽炒荆芥穗一錢　鹽炒獨活一錢
辛夷一錢　蟬衣四分　懷牛膝三錢　大生地四錢
生白芍三錢　生石羔三錢

劉　凹上

六月廿一日方
小孩麻後餘熱未清　致本月以來突然壯熱不
退　肌肉削瘦　神色俱傷　兩目起為障翳　唇紅
舌紅　此熱入血分而傷津液　病情甚重　治當以
清營退熱

朱藏溪

小生地平　生石羔平　炒川連二卜　焦山梔衣八卜

黑元參青　炒知母平　連翹子青　銀花青

粉丹皮平　天花粉平　桑白皮八卜　石決明平

六月廿貳日方

孫孫小兒身熱發燒夜甚與上腭一帶更甚也

痛甚多　苔紅闊紫　紫為熱甚傳營　法當

清熱涼血

鮮生地青　天花粉青　丹皮八卜　鮮白馬蘭根　蘆根

黑元參青　炒川連二卜　焦山梔衣八卜　鮮竹葉心寸竹

炒知母青　生石羔青　炒黃柏八卜

彭 上坤

六月廿一日加減

咳嗽脇肋疼痛氣促不平此風邪入肺前用

麻杏法已得應效重以前方加減

蜜炙麻黄八分 桔梗 蔞衣一錢 桑白皮錢半 炒車前子一錢

苦杏仁三錢 干蔞皮三錢 赤茯苓三錢 生米仁三錢

象貝母二錢 苦桔梗錢半 玉蘇子錢半 前胡錢半

甜葶力子錢半

程 牛坑

六月廿二日

暑熱受吸薰蒸於募原之間致身熱燒悄頭

灑淅有似瘧疾之象此爲暑邪未解熱邑

王

馬亂

清暑除瘧為治

鱉血拌炒柴胡六分　杏仁三錢　青蒿節三錢

煨草果一錢　象貝母三錢　焦山梔　鹿角霜一錢　黄芩三錢

炒知母三錢　生石膏三錢　丹皮一錢　荷葉包碧玉散三錢

車前子三錢

六月廿三日方

濕熱內伏發為瘡疥之類　身熱發燒頸痛胸

悶口渴苔黄　此為濕熱未解　法當清理解毒

豬茯二苓皮各三錢　細生地三錢　銀花三錢　飛滑石三錢

米仁三錢　炒條芩一錢　苦參一錢　炒黄柏一錢

防己二钱　粉丹皮一钱　蒼耳炒钱五　炒槐角一钱

川萆薢二钱

六月廿三日方

身熱發燒咳嗽脇痛脈弦苔白而膩此

爲濕熱犯肺失宣胃失沖和治當辛開

合淡滲爲法

蜜炙麻黄六分　炙甘草六分　苦杏仁二钱　飛滑石三钱

姜半夏钱五　西砂仁八分　干葦莖二钱　炒黄柏八分

玉蘇子一钱　姜汁炒川連四分　煨白豆蔻仁六分

車前子二钱　赤苓二钱

方

六月廿四日方

齒為骨之餘，骨為腎之所司，今牙床骨齡痠痛，起於燒熱之後，牙痛，此為體素虛弱，風邪乘虛深入牙齡，前用玉女煎法合搜風法，已見效，燒熱已退，惟痠痛亦除，茲當仍照前方加減為治

鹽水炒羌獨二活各一錢　製天虫一錢　辛夷四分　菊花一錢

鹽水炒荊芥穗一錢　全蟲四分　蟬衣五分　大生地三錢

明天麻八分　細辛五分　苦桔梗一錢　炒懷牛膝三錢

鹽水炒黃柏一錢

程 藤峰周

六月廿五日方

清肺除痰上逆而退燒熱

苦杏仁三錢 干葦莖一尺 苦桔梗一錢 通草八分

淅貝母三錢 生石膏三錢 黄芩一錢 天花粉二錢

瓜蔞皮三錢 炒穀芽三錢 絲瓜絡三錢 枇杷叶四片

鮮荷叶包六一散三錢 丹皮錢半

六月廿六日方

吸受時疫之邪，起病痢疾，已經數日，未曾相離，腹痛後重，身熱發燒，此爲時疫未解，暑熱未清，當以清暑解毒，以除滯下

胡 尚山

川連三分拌炒 廣木香六分 焦檳榔一錢 秦皮八分
白頭翁一錢 銀花炭二錢 炒枳實一錢 荷叶包六麴一錢
丹皮炭一錢 生地炭二錢 炒黄柏炭一錢 車前子一錢
條芩炭一錢

六月廿四日方

風入肌表，表失疏達，內應乎肺，肺失宣降，於是
氣化失司，膀胱不利，跗黄，爲風水腫之症，致
臉面腫，目腫手腫足腫，遍身俱腫，小便短少，呼
吸氣覺不舒，此爲風水腫之病，非開鬼門潔
淨府則不能切合病機

李 石門

苦杏仁泥四錢　漢防己一錢　冬瓜皮三錢　車前子二錢
前胡一錢　川萆薢一錢　福澤瀉三錢　炒穀芽一錢
赤茯苓皮三錢　大腹皮八分　半夏一錢　旋覆花二錢

六月廿五日方

三歲小孩咳起下痢赤白今痢雖止而陰分已傷燒熱未退以致兩目無神舌苔帶黃苔尖光剝無津此津液危情甚重恐當甘平養胃生津退熱以冀見鬆為吉

小生地三錢　天花粉三錢　炒川連二分　原鐵霍斛三錢
黑元參三錢　炒穀芽三錢　條芩炭八分　川貝母一錢

絲瓜絡一錢

麥冬三錢　粉丹皮一錢五分　西藕蒲二分　甜杏仁三錢

六月廿五日方

風邪襲肺，肺失宣達，由來已久，其清肅失權，大失常度，於是咳嗽氣閉，前用麻杏石甘法，已得見效，茲擬照前方加減

南杏仁三錢（去皮尖）　炙甘草八分　鼠粘子二錢　千葦莖三錢

炙麻黃五分　苦桔梗二錢　蘇薄荷一錢　炒知母一錢

象貝母一錢　辰茯苓二錢　生石膏三錢　枇杷叶四片（去毛）

鄧　四上　六月廿五日加減

小孩病後餘熱未清，津液已傷，恐起障翳，此

唐 梅橋

熱入肝經前用清解法已得見效當照
前方加減　杭甘菊錢
小生地三錢　生石羔三錢　炒川連三分　川貝母錢半
黑元參錢　炒知母錢　石菖蒲八分　甜杏仁三錢
粉丹皮八分　赤茯苓三錢　辰拌茯神三錢　辰拌燈心三分

六月廿六日方

單腹脹爲寒濕互聚於募原致水氣受阻氣化
失司而成斯症疊進行氣逐水法病已除
去其十之七八大腹已消惟臍未淨六腑所
司尚未復職理宜仍以前法加減

程 半坑

青陳二皮各钱 旋覆花钱 川椒目分 苦杏仁泥钱 去皮尖
猪茯二苓各钱 大腹皮钱 尖梹榔钱 酒炒防己钱
五加皮钱 炙橘皮钱 炒枳實钱 醋炒莪术钱
六月廿八日加減
暑濕熏蒸，襲募原，復入少陽，發為寒熱，先冷
後燒，此為瘧疾之象，前已以小柴胡湯主治
鱉血拌炒柴胡八分 焦梹榔钱 焦神曲钱 青蒿钱
煨草果钱 炒知母钱 滑石钱 炒條芩炭钱
炒常山钱 青蒿節钱 炒枳實钱 生姜两片 紅棗两个

汪 岑脚

六月廿六日方

程

咳嗽咯血此咳傷血絡血溢上逆起自五月
已吐多次其為肺氣失於清肅胃熱上升是
屬血證法當清肺止血為治
苦杏仁（去皮尖）三錢 炒知母三錢 鹽水炒鮮生地三錢 川紅花八分
象貝母三錢 生石羔（杵）三錢 鹽水炒川牛膝三錢 藕節半
括蔞衣三錢 干葦莖三錢 鹽水炒丹皮三錢 枇杷葉（去毛）四片
鹽水炒車前子三錢 鹽水炒茜艸根三錢 鮮茅艸根廿根
六月廿五日方
病後已有數月而潮熱至今未退以神一匱
色蒼肉削骨瘦且兼浮氣腹中作脹

程

巧坑

脉左细右数舌红苔黄少津此营卫造偏已成虚劳之象治当以秦艽鳖煎法加减

西秦艽钱半 炒黄连八分 甜杏仁钱半 小生地三钱

生鳖甲三钱 地骨皮三钱 川贝母钱半 丹皮一钱

银柴胡八分 炒知母三钱 青蒿节三钱 生白芍钱半

炒黄柏一钱

六月廿七日方

小孩吸受暑热蒸为外疡今外疡已溃而腹痛下痢身热发烧此暑热化痢法以清热除痢

方

炒川連三分 銀花炭錢半 炒車前子三錢 生地炭錢半
條芩炭八分 炒丹皮錢半 荷叶蒂四只 地榆炭八分
黃柏炭八分 白歸身錢半 焦椿柳八分

六月廿七日方

牙齦痠痛已漸漸全癒 而四肢又有發燒攙
屬陰虛火旺 營衛失和 當調和營衛以
退潮熱

銀柴胡八分 西秦艽錢半 炒知母六分 杭甘菊錢半
桂枝水拌炒白芍錢半 懷牛膝三錢 黑元參三錢 麥冬三錢
鱉炒丹皮錢半 大生地四錢 鱉炒黃柏六分

楊

柯

屯溪（婦科）

九孔石决明 辛

六月廿七日方

孩童面黄神疲削瘦身热发烧此為疳積

化热法当以瀉肝湯加減

銀柴胡八分　雷丸一錢　炒黄柏五分　赤苓皮一錢

炒姜黄連八分　百部一錢　綿茵陳一錢　炒穀芽一錢

煨洋苦參八分　丹皮五分　使君子

六月廿八日方

咳嗽氣逆痰多逢寒必發起經多年此為痰

飲之病也惟肺氣失於清肅當以麻杏法主之

蜜炙麻黄四分　炒蘇子二錢　川桂枝八分　象貝母三錢
苦杏仁錢半　白前錢半　炙甘草八分　枇杷叶兩片
蜜炙鼠粘子二錢　干姜拌炒五味子八分

鄧　四上

六月廿日方

五歲小孩，病起兩月，骨瘦如柴，大肉已削，身熱不退，兩目起為障翳，已失光明，是病之疳盲，實難圖治，勉擬清熱法

小生地三錢　炒知母二錢　生石膏杵三錢　麥冬錢　甜杏仁三錢去皮尖
黑元參二錢　粉丹皮錢半　姜黃連　川貝母去心八分
天花粉二錢　炒黃柏八分　銀柴胡八分　辰砂拌茯神二錢　燈心三尺

盧藏溪

西蒐蒲井下

六月廿九日方

小孩因吸受暑濕身熱發燒徧身又發瘄

瘡癬甚多法當清解

根生地三錢 天花粉三錢 米仁三錢 炒黃柏一錢

粉丹皮一錢 苦杏仁去皮尖一錢 滑石三錢 蒼耳炒半

淨銀花三錢 赤苓三錢 焯竹節一錢 連翹子半

程在门

六月卅日方

據述年已四十坐牙齦流血不止盈碗而出

此為陰虛相火上升血隨上逆治當以

程中沖

滋陰降火而止血濇以冀血止為吉

大生地八錢（藥炒） 藥炒牛膝三錢 藥炒丹皮三錢 茅竹根十根

麥冬三錢 生石羔四錢 藥炒銀花三錢 藕節四錢

黑元參四錢 藥炒知母三錢 藥炒黃栢六分 藥炒花粉二錢

藥炒車前子二錢

六月三十日方

五歲小孩因熱在募原迫入心營以致熱深而厥

神昏目呆脉數舌白苔降壯燒口渴昨夜由厥

而痙四肢抽搐胸悶氣急不知言語此熱未退

病勢甚重治宜以竹叶石羔加入清氣丶丶流竅

柯湖樂

牛黄至寶丹一顆 粉丹皮錢 辰染茯神錢 灯心三分 車前子三錢
生石羔三錢 西茵蔯錢半 鮮生地三錢 天花粉三錢
炒知母錢 炒川連三分 雙鈎藤錢 鮮竹葉心廿根
川貝母錢 青龍齒錢半

六月廿日方

小孩病屬浮氣上壅身熱發燒腹膨且大此
為暑濕滲入肌膚當以清暑利濕為治
豬茯二苓皮各錢 生薏仁錢 米仁三錢 車前子錢
漢防己錢 衣蓑衣錢 塊滑石錢 枳實八分
川萆薢錢 大腹皮錢 廣辰皮錢

葛 上沖

程 上沖

六月廿日方

三歲小孩因吸受暑熱兼驚雜夢原宗間身熱

咳嗽大便溏薄此爲暑熱未解法宜清暑退熱

香薷（青蒿錢半）八分 天花粉錢半 粉丹皮錢半 炒川連二分

川貝母（去心）錢半 生（梓）茯苓三錢 西瓜翠衣一錢 車前子錢半

辰燈芯一丈 炒知母錢半 石斛錢半 枇杷葉（去毛）兩片

白通草八分 青蒿節一錢

七月初一日方

小孩因熱閉發痙四肢抽搐神昏目定壯燒

不退昨用白虎湯加入清熱開竅法已見小

鄧　本村

故但瘂疹未定燒熱未退是病尚未脫出險
境当照昨方加減為治
羚羊角另磨汁冲一錢　西茵蒲八分　青龍齒杵三錢　蟬衣一錢
生石羔杵三錢　辰染茯神三錢　川貝去心二錢　連喬二錢
粉丹皮二錢　天竺黄一錢五　雙鈎藤三錢　山梔八分
通草八分　鮮石斛三錢　辰染燈心二十　石決明杵四錢
鮮蘆根一尺

七月初一日方
小孩吸受暑熱薰蒸在募原身熱煩燒大便
薄溏前因清暑退熱已得見效當照昨方加減

炒川連三分 生石羔三錢 丹皮錢半 杏仁三錢
西羌活一錢 炒穀芽三錢 青蒿節一錢 車前子三錢
桑葉 茯神三錢 燈心三分 天花粉三錢 通草一錢 荷葉包益元散三錢
焦山梔衣一錢

吳 長下塘

七月初壹日

病屬風溫調治失宜 肝胃不和 厥陰之氣
衝犯陽明 致呃逆頻仍 連續不斷 脈數苔
白 法當以旋覆赭石湯加減
旋覆花一錢 炒川連三分拌炒吳萸一分 橘紅一錢 公丁香五分
代赭石三錢 煨白荳蔻仁一錢 柿蒂三個 佛手柑一錢

徐 社屋斋

砂仁末 煨刀豆子七粒 玉蘇子炒一錢 正廣木香六分

七月初壹日方

始因下痢痢止餘熱未清上升於牙齦致令牙床

浮腫疼痛身熱口燥脈弦苔白此為熱邪未除

法以竹叶石羔湯主治

生石羔四錢 細生地三錢 麥冬錢半 炒牛蒡子二錢

鮮竹叶心廿根 粳米三錢 炒牛膝二錢 粉丹皮錢半

中生地四錢 元參二錢 炒黃柏八分 薄荷葉八分

煨山豆根一錢

七月初壹日方

黃 本村

章上慈

年將花甲，下痢赤色，上似豆醬，噯吐，腹痛後重，脈細無力，苔白有汗，此肝土不足，素虧又患痢，積甚重，昨用和中除痢法，略見小效，查照昨方加減

生地炭三錢　炒黑火麻仁一錢　柚花皮二錢　側柏炭各一錢

當歸炭三錢　焙白豆蔻仁八分　炒黑五味子一錢　槐花米各一錢

炒白芍一錢　西砂仁末後煮　紅棗　地榆炭一錢

浮小麥四錢　煅牡蠣三錢

七月初壹日方

童女咳嗽潮熱，頸項起為結核，形色若有十歲

汪堯山

校起兩月之久 形寒削瘦 身發不退 飲食

減少 此為童子癆之病 前用秦艽鱉甲散遵

法 今潮熱已減 飲食亦增 是積已定病也

前方加減

西秦艽一錢 甜桂枝八分 大生地二錢 銀柴胡一錢

生鱉甲二錢 川貝母去心一錢 象貝母一錢 黑元參一錢 炒[illegible]知母一錢

鼠粘子一錢 甜杏仁去皮尖一錢 生牡蠣二錢 炒黃連花

地骨皮一錢 丹皮一錢

七月初壹日方

穩程山兒身熱發燒 滿口發為白霜 目紅 此為

胡 尚山

痳疹之初期，今已見點，發出甚多，惟時在
暑令，身值太歲，故先以清涼之法解，以暨其
痳毒居達而勿傷陰
苦杏仁半（去皮尖） 生石羔三錢（杵） 天花粉三錢 竹茹半
川貝母二（去心） 丹皮半 連翹半 鮮竹叶心七片
薄荷尖六分 茯苓錢八 中生地三錢 鮮枇杷叶二片（去毛）
金銀花半

七月初壹日方

肺為水之上竅，腎為水之下竅，脾為水隄防，三焦
為水之決瀆，膀胱為水之輸化，此為人水之機

程 忠溪

今分部所司失職水氣為之泛濫流溢皮膚遂成為風水腫之病頭腫面腫足腫是腫偏身俱腫前用門鬼淨潔腑法藥已應病浮腫已去十之七八惟肌膚之內流溢積之水尚未盡也清理宜仍照前方加減

豬茯二苓皮各三錢　南杏仁泥四錢　冬瓜皮三錢　生姜皮八分
五茄皮三錢　生薏苡仁三錢　懷牛膝鹽炒三錢　車前子三錢
大腹皮三錢　漢防己三錢　川萆薢二錢　宣木瓜錢半
福瀉錢半　鹽炒黃柏八分

七月初一日方

楊　李里

小孩身熱發燒下部作腫此系濕火下注法
當以導赤合八正為方
潼木通錢　炒黃柏錢　黑山梔錢　天花粉錢
赤苓錢　生米仁錢　扁蓄錢　淨銀花錢
根生地錢　塊滑石錢　炒知母錢　車前子錢
川萆薢錢　炒川連三分

七月初二日方
孩童府積化熱腹膨面黃肌瘦前用湯
肝湯已效今照前方加減
炒焦黃連錢　炒五谷蟲錢　雷丸錢　赤苓皮錢

程　又江

煨洋芦荟八分　使君子钱　百部钱　焦神曲钱

銀柴胡八分　預知子钱　大腹皮钱　綿茵陳钱

炒楂肉钱半

七月初二日方

骨瘦肉削，更有浮氣，面色蒼白，神乏潮熱，

咳嗽少津，此爲童子癆之病，起經數月，近來

更劇。前進似是，茲方加減調治

炒胡黃連八分　生地二钱　炒黃柏八分　鱉甲钱半

銀柴胡八分　元參二钱　甜桔梗八分　地骨皮二钱

鱉炒秦艽八分　炒知母二钱　甜杏仁钱　預知子三钱

章 里门

紫菀钱 桑白皮钱 鲜枇杷叶去毛两片

七月初三日方

婴儿因热甚起为白喉，咽喉上腭均起为白块，身热不退，乳水难咽，前用竹叶石膏法，白块略淡，身热稍退，但危候甚重，诚恐有蔓延之变，法宜清解。

鲜生地钱 炒川连分 炒黄柏钱 车前子钱半
黑元参钱半 黑山栀钱 天花粉钱半 山豆根钱半
生石膏钱 炒知母钱半 粉丹皮八分 竹叶心十个
鲜白马兰根十根

方　本村

七月初三日方

風熱已散，惟脘痞之候未清，仍遵以前法加減主治，以冀漸行消散。

苦桔梗一錢　藿荷梗八分　杭甘菊二錢　麩枳殼二錢
蟬衣三分　牛蒡子八分　丹皮二錢　車前子二錢
象貝母二錢（去心）　九孔石决明二錢（杵）　連翹二錢　生石膏二錢
焦山梔衣二錢

吳　長干灣

七月初三日覆方

肝胃不和，厥陰之氣逆犯陽明，陽明為胃之所司，致胃氣不降，起為呃逆，前用旋覆赭

鄧藏溪

石湯加減已得應效當照前方加減主之

旋覆花錢半（包）煨白豆蔻仁五分 川連三分拌炒吳茱萸八分

代赭石錢半（杵）煨姜四分 煨刀豆子（杵）七粒 公丁香四分

姜半夏錢半 沉香曲錢半 柿蒂十个 真降香八分

春砂仁（杵）八分 廣橘紅一錢

七月初三日方

小孩因受暑濕致身熱發舌白口渴便

溏此為暑濕未解法當清解

藿香梗錢半 赤茯苓錢半 炒條芩一錢 炒黃柏四分

陳皮錢半 通草三分 丹皮錢半 滑石錢半 米仁三錢

柯　湖架

茯苓皮八分　薏苡炒川連三分　麦冬钱　荷叶边一角

七月初四日加減

小孩因吸受暑湿炫發瘖顆續而身熱發燒兩足

浮腫此為暑濕竄入皮膚法宜清暑利濕

猪茯二苓皮各钱　川萆薢钱　丹皮一钱　黑山梔八分

生薏仁钱　漢防己钱　炒知母钱　玉泉散二钱荷叶包

冬瓜皮钱　車前子一钱　滑石钱　炒黄柏八分

宋　黄金元

七月初四日方

△暑濕眼入募原内應乎肺致肺失條達咳嗽身

熱發燒自汗頻數苔灰黄舌紅胸悶口

宋 鑒成

濁此屬濕未淨法當清利濕
苦杏仁二錢 通艸 括蔞衣錢 生苡米三錢
浙貝母二錢 綿茵陳二錢 天花粉二錢 炒知母二錢
赤芍二錢 姜汁炒川連[illegible] 車前子二錢 碧玉散二錢
浮小麥 炒黃柏八分 赤苓二錢

七月初四日方

小孩腹中起塊疼痛不舒此濕熱壅塞
腑氣不宣有釀成肚痕之慮法當利濕
行氣以冀消散
苦杏仁二錢 大腹皮錢 浙貝母錢 預知子二錢

吳漾洞

鹽炒米仁三錢 鹽炒茯苓皮二錢 赤苓二錢 枳實八分
鹽炒丹皮二錢 延胡索二錢 梅滑二錢 飛滑石三錢
小青皮八分

七月初四日方

四歲小孩痢下赤白，今赤已減少，而糞不正，黃白口渴喔噁。此為暑濕化痢，法當清暑理
川連四分拌炒廣木香八分 生地炭二錢 炒銀花二錢
炒枳實八分 炒白芍一錢 炒丹皮二錢 赤苓二錢
炒檳榔八分 白頭翁二錢 金偏解一錢 炒黃柏炭八分
鮮荷葉包益元散三錢 秦皮八分

王 坑口

七月初五日方

大腸濕熱濕積化為痢疾晝夜多次以赤色為腹痛後重起經十餘日痢仍未止而肛门之间又復起外癰毒红腫疼痛此亦為大腸之濕熱化毒阻於肛门治宜以除痢消腫解毒

炒地榆三錢 豨薟草三錢 丹皮炭二錢 酒炒條芩一錢

炒槐角三錢 炒黄柏八分 生地炭三錢 赤芍二錢

側柏炭一錢 銀花炭三錢 白頭翁三錢 飛滑石三錢

川連吳萸炒四分 廣木香八分

七月初五日方

楊 東里

程忠溪

孩童腹膨面黄，此爲府積也，當用清府除積
法，大見效驗，法當仍以前方加減
炒枳　黄連分　中生夜一錢　炒白茯苓二錢　焦神麴一錢
銀柴胡五分　焦檳榔五分　使君子一錢　廣香八分
大腹皮一錢　焦山查一錢　顆蟾子一錢　炒蓬莪朮八分
七月初六日方二次
小女濕火下注，身熱發燒，下部紅腫，當用
清解法，未見減腫，良由濕火未清，當再
以前法化裁
炒胡黄連一錢　炒檳角一錢　蒼术　炒川朴一錢　土茯苓一兩

唐 桃樹

煨洋芦薈一分 炒地榆三錢 醋炒荊芥 苦參三錢 豨薟草錢
炒黃柏一錢 銀花三錢 塊滑石三錢 冬瓜皮三錢

七月初六日方

腹膨痛用行氣逐水法痛已消除之六九但餘
邪未清宜善法治之

禹餘糧丸四錢 川椒目八分 鹽炒甜亭力子三錢 檳榔一錢
青陳二皮各一錢 炮薑皮八分 大腹皮三錢 絲通草錢
赤茯苓皮各三錢 鹽炒蓬莪朮三錢 陳葫蘆殼三錢 防己一錢
鹽炒京三稜

朱 大鴻

七月初六日方

汪究山

五抗口

七月初八日方

褪究痲已回齊惟餘熱未清津液被耗以致
滿口甚為白雪上腭喉嚨俱有白点身熱脉数
口渴晨燥晚有咳嗽此為痲後傷津急以甘寒
生津解毒為治

細生地二錢 炒知母二錢 光杏仁二錢 銀花二錢
黑元參二錢 炒黃柏八分 川貝母八分 金石斛二錢
天花粉二錢 煨蘆根二錢 丹皮八分 鮮白馬蘭根七根
鮮竹叶心七个

七月初九日加減

汪

汪先

大腸濕積蘊挾濕熱化痢，五下墜腐毒已
紅收膿醬，腹痛後重，肛門又起●癰毒，前用除
痢消炎解毒法，臟毒之紅腫已消，惟痢
下未淨，法當仍以前方加減
川連五分拌炒吳萸八分　白頭翁三錢　酒炒條芩炭一錢五分
赤白糖拌炒焦山查三錢　地榆炭三錢　鹽炒黃柏炭八分
炙檳榔錢　罌粟殼炭錢　煨石蓮肉錢八分
槐角炭錢　丹皮炭錢　大小薊錢　生地炭三錢
七月初十日方
小孩咳嗽夜間甚大，其爲肺氣不潤，風寒未

汪寬山

解而疫互聚　前用辛散未見大效　良由疫氣不平　查照前意加減

苦杏仁二钱　白前钱半　蜜炙麻黄下　沉香麯钱半

苦桔梗分　浙貝母钱　炙甘草下　旋覆花钱

玉蘇子钱　炒萊菔子钱　炙细辛三分

七月初十日方

嬰兒痳後餘未清　津液傷耗　渴口燥　鵝口雪　咳嗽不清　前用甘平養胃清肺解毒法　今燒熱已減　白雪亦少　兹查仍照前方出入

小生地　天花粉钱　車前子钱半　鮮大青錠兩分

黑元參三錢 甘草節八分 甜桂枝五分 鮮竹葉心七片
炒知母一錢五分 炒黃柏八分 川貝母一錢五分 白馬蘭根七根
粉丹皮一錢五分 苦杏仁二錢 括蔞衣一錢五分

章竟山

七月初十日方

食濕挾滯脾氣不宣於中焦失於調和肝強胃
弱致腹疼痛陣陣而作有時亦有鳴响嘈雜不能
舒暢左手脉弦數右手反弱舌白根膩法以辛通
疏散而通脾氣

肉桂丸五分 廣木香一錢五分 西砂仁一錢 製小朴一錢
廣陳皮一錢 焦檳榔一錢 台烏藥一錢 炒吳萸六分

戚 上冲

煨枳實一錢 煨白蔻仁八分 沉香曲一錢 廣藿香八分

七月初十日方

暑濕犯肺失宣，遂於是咳嗽脇痛，壯熱口渴，脈數苔白，此燥痰氣不宣，肺氣不降，暑濕不解，法當宣肺降痰利氣爲方。

南杏泥錢半 栝蔞衣二錢 生石羔三錢 絲瓜絡三錢

淅貝母二錢 玉蘇子二錢 飛滑石三錢 荊芥一錢

干葦莖二錢 白前一錢 苦桔梗一錢 生米仁三錢

刺蒺藜一錢 鮮枇杷叶兩片

程 忠溪

七月十一日方

少女濕毒下注致令下部紅腫疼痛陰戶內部
業已腐爛身熱發燒舌紅而起白點此熱有
又上攻之勢病情甚重法當再以清熱解
毒以冀見顯效則吉
炒川連八分　天花粉錢　甘草節八分　懷山藥根錢
炒黃柏八分　炒知母錢　丹皮錢　人中黃錢
根生地三錢　銀花三錢　呈元參錢　東兼子兩錢
鮮白馬蘭根十根
七月十一日擬
壯水制木益金補肺以降咳嗽骨蒸潮熱

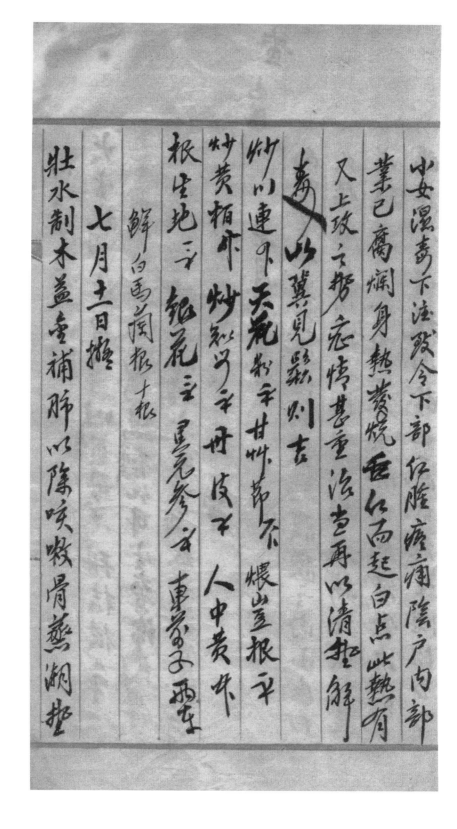

查 毛溪

而治雲痧之病
大生地四錢 生白芍三錢 川貝母二錢去心 甜桔梗一錢
麥冬三錢 五味子二錢 甜杏仁去皮尖一錢 生大有綿芪一錢
黑元參三錢 酸棗仁錢半 生鱉甲四錢 鱉血拌炒銀柴胡一錢
金扁斛三錢 炙甘草一錢

七月十三日方

向有痞塊其為寒濕凝結於腹膜之內由來已久根蒂已固近年已來漸膨脹按之板硬是成臌脹之症面色萎黃肌肉削瘦飲食則脹甚症已經頑固斷非一時可能全癒治當以

舟車丸合行氣逐水爲方

舟車丸二錢　小青皮一錢　炒枳實錢半　元皮一錢
鹽水炒蓬莪朮一錢　焦檳榔一錢　鹽水炒川楝子錢半　鹽水炒黑丑錢半
鹽水炒京三稜錢半　大腹皮一錢　砂仁殼錢半　赤苓皮一錢
川椒目七分　大薑皮八分　漢防己一錢

朱　藏溪

七月十三日方

小孩食濕化痢，赤白相雜，延經多日，痢未盡清，而身熱總燒，形寒削瘦，此挾有積之病也。症情甚重，法當以和中調治。

煨葛根八分　白頭翁錢半　川連三分拌炒廣木香八分

炒白芍半　炒丹皮一钱　焦山查一钱　焦神麴一钱
赤茯苓一钱　銀花炭一钱　焦檉柳八分　生地炭一钱
使君子半　浮小麦三钱

楊　昌溪

七月十三日
消食和中導滯以除下痢而止腹痛
廣藿香八分　焦神麴一钱　煨廣木香八分　焙五穀虫一钱
西砂仁八分　炒枳实一钱　丹皮炭八分　炒白芍八分
焦山查三钱　炒檉柳一钱　煨使君子一钱　炒吳萸三分
煨姜炭三分

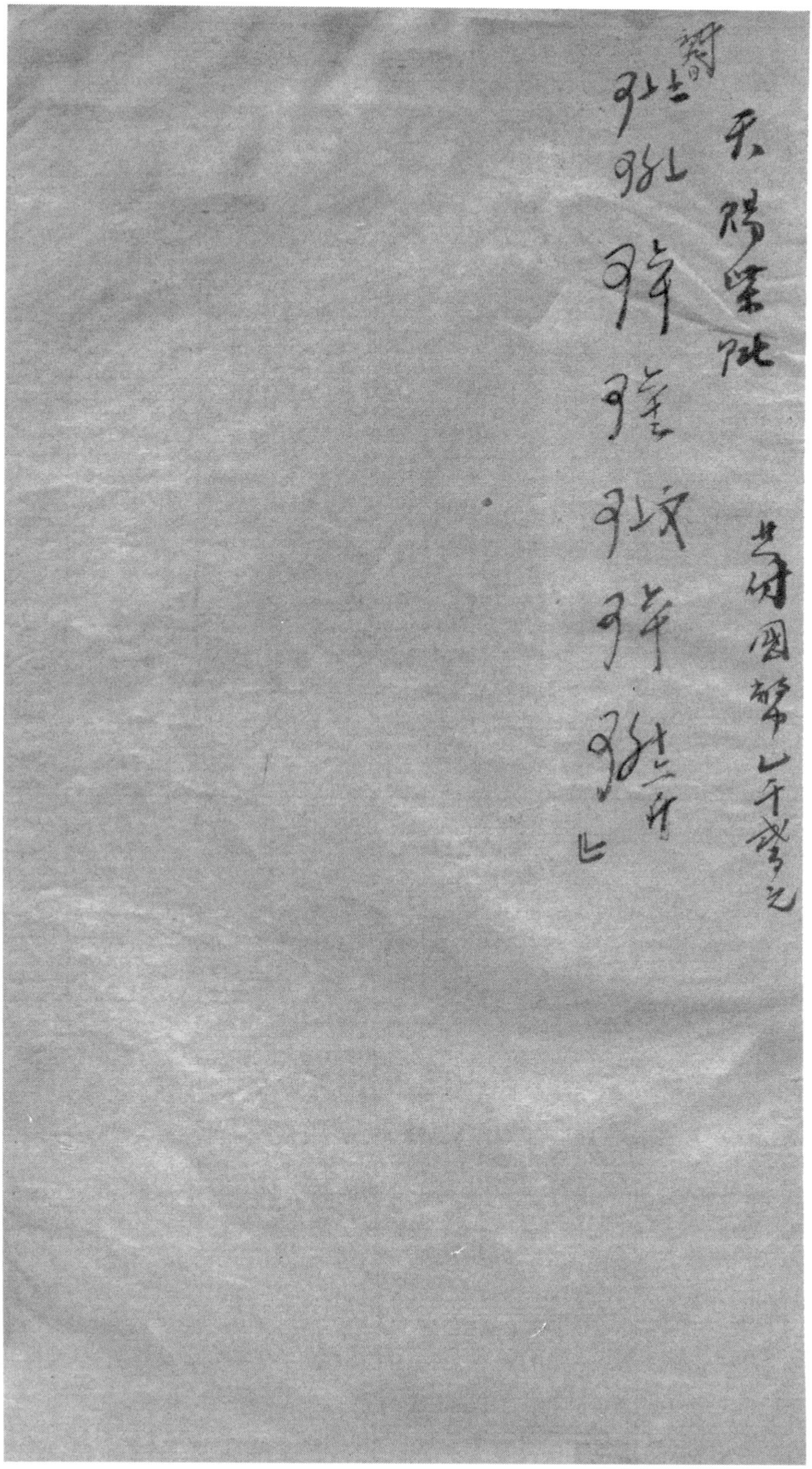

程氏內科醫案

第六冊

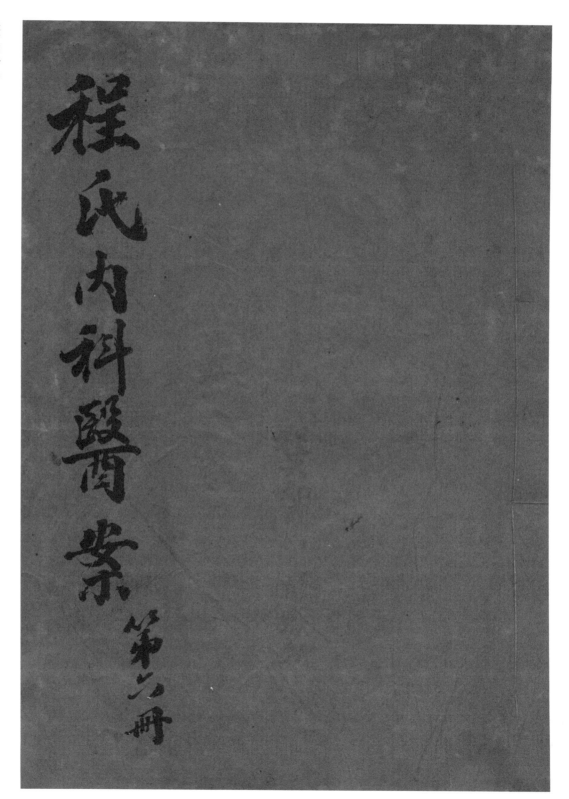

冷菴醫案

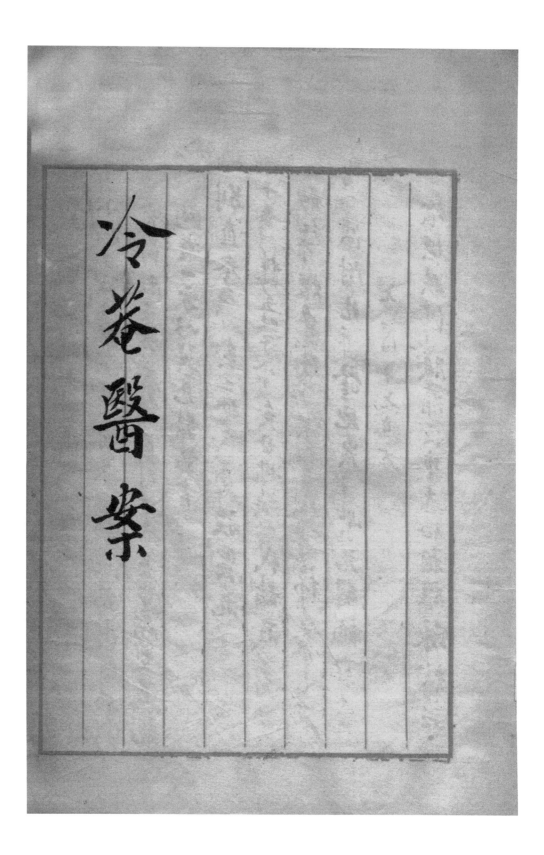

汪

汪坑

七月拾四日方

小孩病後寒熱氣喘目呆無神此為肺腎兩虧

有汗脫之勢病情已升十分甚重叨在至親

勉擬一方以冀見點為吉

别直參一錢 炙二抽芪錢 旋覆花錢 代

干姜三分 杵炒五味子八分 炙甘草一錢 代赭石錢 杵

砂仁八分 煨刀豆子七粒 煨白豆蔻一錢 柿蒂七个

炒白术一錢 法附片一錢 熟地炭錢 紫花胡桃一个 杵

徐

本村

七月十七日方

食濕挾滯腹痛後重赤白相雜脈數甚

楊

本村

白此為積滯未清治當除痢為法

川連姜拌炒　青木香一錢　白頭翁二錢　黃柏炭六分

赤白糖拌炒焦山查三錢　銀花炭三錢　砂仁八分

蜜炒焦檳榔一錢　蜜炙枳實二錢　焦神麴三錢

廣藿香二錢　姜半夏二錢　[illegible]炒陳苓炭二錢

煨白豆蔻仁六分

七月十七日方

童孩痢積未清又復痢疾痢下赤白身發

燒治當化痢除積為方

炒胡黃連八分　炒枳實一錢　煨使君子二錢

汪

双岑村

酒炒條芩炭一錢　焦梹榔一錢　生地炭二錢
焦山查錢半　大腹皮錢半　丹皮炭錢半
銀花炭錢半　正廣木香一錢

七月十七日方

濕熱內閉周肌表不周於是身體發燒頭痛
胸悶苔白而膩脈右弦左濡此為濕熱未
清法當芳香合淡滲為方
薏米仁錢半　藿香梗錢半　赤苓二錢　煨草果錢半
煨白豆蔻仁八分　鮮佩蘭二錢　滑石二錢　炒知母錢半
砂仁錢半　大腹皮二錢　澤瀉錢半　粉丹皮錢半

程石門

七月十七日方

肝液不足胃陽又虛肝失涵養則氣機凝結胃失消化則停飲積聚於是成為肝胃氣痛之病起經半年今次舉發之來較前更劇甚至嘔吐清水脉論苔白微有寒熱此乃痰挾濕聚為患法當剛柔並進

吳萸八分拌炒川連一分　桂枝五分泥水拌炒白芍一錢五分

法半夏一錢五分　陳皮八分　煨白豆蔻仁五分炒　枳實一錢五分

高良姜八分　製小朴一錢　砂仁八分　正廣木香八分

生姜兩片　紅棗兩枚　炙甘草五分

凌　下塢

徐　岑村

小青皮錢　殭蚕炒錢　佛手柑錢

七月十八日方

風熱侵及陽明引動肺胃之熱上升致令

咽喉紅腫疼痛茶水難嚥此為喉癰之症法

當清解

鮮生地錢　炒知母錢　生石羔錢　蟬衣八分

黑元參錢　炒黃柏八分　薄荷尖五分　淅貝母錢五分

天花粉錢　車前子錢　苦桔梗八分　麥冬錢五分

鮮竹叶捲心廿根

七月十九日

若從前事，一筆勾，從今後，夫妻和好，斜白話，說什麼怨仇，說什麼怨仇恨怕心事，以冰消

程藏溪

◎腹痛後重下痢赤白晝夜二十餘次此為濕
濕挾滯膩氣不宣前用消積除痢法已見
效當照前方加減
川連四分 拌炒土木香 煨白蔻仁八分 炒吳萸
赤白糖拌炒焦山查四錢 砂仁八分 丹皮炭
炙炒枳實 炙檳榔 煨葛根
炒白芍 生地炭 炒黑升麻 荊芥炭
七月念日方
小孩痢未全清而足背為浮氣以及腎囊俱
為浮腫稍有燒熱此為痢後傷陰形侍

章藏坪

甚重法當甘平合滲藥方

薏苡仁三錢炒 茯苓皮三錢 丹皮一錢 大腹皮錢

淅貝母三錢 冬瓜皮一錢 小生地三錢 天花粉三錢

赤苓皮三錢 漢防己三錢 白芍一錢 川萆薢三錢

七月念日方

風濕二邪侵入肌肉筋脈之間致令遍身

脹痛遊走不定脈濡苔白此為風濕未解

法當疏達

羌獨二活各五分 絲瓜絡一錢 福澤瀉錢 滑石一錢

西秦艽錢 赤苓皮一錢 杏仁一錢 荊芥錢

程長塢

余引坑

汶茅朮八分 炒黃柏錢 防己一錢 丹皮錢
蒼耳草錢

七月廿日方

據述身熱發燒口渴飲水此為暑濕化
熱法當清經透達
苦杏仁錢 青蒿錢 海滑石錢 紫蘇子錢
淅貝母錢 通草八分 車前子 炒僵蠶八分
栝蔞皮錢 根錢 赤苓三錢 姜半夏錢 米仁三錢
荷葉包益元散三錢

七月念二日方

張 兗山渠

痢後而餘邪未清，餘熱不退，於是形瘦咳嗽，耳鳴，發燒，兩足浮。此為暑濕未清，法當清暑利濕

杏仁一錢　赤苓皮一錢　川萆薢一錢　青蒿一錢
象貝母一錢　福澤瀉一錢　米仁三錢　大腹皮一錢
栝蔞衣一錢　漢防己一錢　飛滑石三錢　荷梗尺
玉蘇子一錢　枇杷叶兩片

七月二十三日方

食濕挾滯，脾氣失宣，遂化為痢疾之症，赤白相雜，或而泄瀉，腹痛而脹，噯噁作吐，脈息

吴 柿樹岑

细弦苔膩而黄，此爲濕邪未清，法宜和中利濕導滞。

吴萸三分拌炒川朴一錢五分 青皮白糖拌炒 焦山查三錢 煨白豆蔻仁八分 煨葛根一錢 焦檳榔一錢 砂仁一錢 炒枳實一錢 炒黑升麻六分 廣藿香一錢 半夏曲一錢 佩蘭三錢 大腹皮三錢 炒荆芥炭一錢

七月二十三日

吸受暑濕，流佈於肺胃之間，被金風所緊而達於肌，痛偏身作脹，胸悶發燒，口渴，脉數，苔薄白，此爲暑邪未解，法以辛凉透達。

程

藏溪

薄荷一錢　荊芥錢　青蒿二錢　桔梗衣錢

牛蒡子錢　丹皮錢　苦杏仁二錢　酒炒條芩錢半

蔓荊子錢　連喬二錢　通草錢　車前子二錢

荷叶邊　益元散二錢　姜汁炒川連二分

七月念三日方

小孩痢後傷陰燒熱不退兩足与腎囊浮腫

前用甘平合淡滲法燒熱已減浮腫亦消但

津液不復病情仍屬甚重症當仍以前方

加減

小生地錢　桑白皮錢　黃柏炭八分　冬瓜皮二錢

汪 双峇拜

黑元參錢 衣姜衣五分 苦杏仁錢 淨防己錢
炒知母錢 天花粉錢 赤苓皮錢 煨葛根錢
鮮枇杷叶去毛 米仁錢

七月念四日方
感受新涼殘表失宣達內應乎肺是咳嗽脅
痛頭痛偏身俱痛脈數黃白此爲新寒未解是
成新濕之症法當辛涼宣達以疏肺氣
荊芥穗錢 紫蘇梗錢 苦杏仁去皮尖錢 藿香枝錢
蔓荊子錢杵 蘇子錢杵 象貝母錢 砂仁八分杵
秦艽錢 刺蒺藜錢 葦莖錢 荷叶包六一散三錢

張亮山案

七月念五日方

濕温病身熱發燒脉細數苔白帶黄口渴此
熱重濕輕爲濕熱薰蒸於募原之間法宜
清熱利濕

苦杏仁二錢　鮮石斛三錢　車前子三錢　青蒿二錢
前胡一錢　炒條芩錢　赤苓三錢　通草八分
炒知母二錢　茯苓皮二錢 根二錢　米仁一錢　天花粉二錢
荷叶包益元散三錢

七月廿五日方

食濕化痢腹痛後重嘔吐宜用升麻葛

程藏溪

根渴松減法今痢已減陰嗝吐俱止惟胃氣不開是係邪未盡而然照前方加減

煨葛根錢 煨石蓮肉六分 炒川芎炭八分 焦神麯三錢

炒黑升麻六分 炒砂仁四分 炒白芍錢 炙甘草八分 炒穀芽 川連三分

生炒荊芥炭錢 煨白扁豆衣六分 炒當歸炭錢 焦楂肉錢

赤白糖拌炒焦山查三錢 酒炒條芩炭八分

七月廿六日

小孩痢後傷陰津液被耗兩足與腎囊浮腫身熱發燒前用甘平淡滲法今浮腫已消惟咳嗽發燒未清當以清熱養胃生津為

程 螺螄溪

治

小生地二錢 炒知母錢半 甜杏仁一錢 淨銀花二錢

黑元參錢半 鮮蘆根一錢 麥冬一錢 川貝母錢

天花粉錢半 粉丹皮一錢 生石羔一錢 炒胡黃連八分

鮮枇杷葉个 鮮白馬蘭根五根

七月念七日方

夏受暑熱新感辛涼蒸鬱於肺胃之間

致身發燒骨肉酸眩口渴此暑邪有外達化

燥之勢法當辛涼透達

苦杏仁二錢 炒知母二錢 丹皮三錢 蒲花共八分

程 牛角鳩

象貝母二钱　青蒿二钱　連翹二钱　蔓荊子八分

括蔞衣二钱　通草八分　車前子二钱　姜汁炒川連八分

荷叶包益元散三钱

七月念七日方

肝氣抑鬱胃失和冲遂成肝胃氣痛之病

起三載嘔吐青水脘中攘攘或而脘痛

腹部且有氣塊其為氣機鬱結寄濕積

聚成飲病根已深法當以丸劑主之

炒吳萸二钱　姜半夏二钱　川楝子二钱　小青皮八分

炒川連二钱　高良姜八分　焦神麯八分　佛手柑

卜來縣
饒
程瑤！
像這樣還
要我是無錢
得去請受

乾姜黃八分　西砂仁二分　炒枳實一錢　青木香八分
煨白豆蔻　炒白芍一錢　炒當歸錢半　紫丹參一錢
宣木瓜一錢　火麻仁錢半　酸棗仁一錢

七月念九日方

肝血不足，氣機有餘，胃陰不足，胃腑有餘，遂致肝胃不和，氣機鬱結而成為肝胃氣痛之病。溯疾已久，近日舉發，脘胸不舒，噯噫吐沫，腹有撐脹，甚為氣血不調，天癸不通，大便大結，此血液之中亦有鬱熱，內服花精於是，殊非一時可以全愈

桂 本村

吴萸三分拌炒川連八分 廣鬱金一錢 青陳二皮各一錢
姜半夏錢半 延胡索錢半 栢子仁三錢 火麻仁一錢
生白芍錢半 蒸當歸錢半 穭豆衣三錢 𣗳根一錢
茴炒枳殼一錢 桃仁泥三錢

七月念九日方

小孩因受暑濕化痢赤白相雜今痢雖止而餘邪未清燒熱亦未盡退大濇或而溲有帶紅此暑熱未清宜進法當清理

苦杏仁錢半 通草八分 川連三分拌炒廣木香八分

謝

本村

淅貝母三錢　荷叶包荳豉三錢　炒銀花炭三錢
青蒿錢　白蒺藜二錢　炒丹皮二錢　生地榆炭二錢
炒梹榔八分　炒枳實八分　炒黄柏炭八分

八月初壹日方

小孩痢後傷陰津液被耗致令口舌上腭一帶糜爛甚多或而仍有潮熱或而痢下仍帶白色其為陰虛傷液病情甚劇治當以甘平養胃生津為法以冀津液恢復為幸

大生地三錢　天花粉三錢　甘　炒丹皮　生首烏三錢

卜 女科

鵷琴 何不今日相逢

黑元參半 炒知母下 黃芪半
麥冬上 童蝙蝠上 生白芍半

八月初五日方

病屬血虛火旺，衝任血海有鬱熱，内蒸所
以經潮趲不至，或流鼻衄，或兩潮趲，或兩腹
脹，此屬肝胃失和，氣血失調所致。用養血平
肝等藥，病已見鬆，是爲已在病，惟青年女子
病情曲尺，頂多脹藥調養爲要。
吴萸炙拌炒川黃連下 鱉血拌炒銀柴胡八厘
炒歸身半 延胡索二 小青皮二 製香附半

曹堯山

炒白芍錢　泡炒遠志錢　廣皮錢六分　炒樵柳錢

泡炒桃仁泥錢　苗竹根錢　柏子仁錢　生枳實錢

八月初六日方

孩孫小兒疳疾因感受新涼以致身體發燒

咳嗽不爽此屬外感不宜內疳平歸法

當辛涼清解爲方

前胡錢　杏仁錢　薄荷錢　牛蒡子錢　連翹錢半

象貝母錢　蔓荊子六分　丹皮八分　蟬衣二分

桔梗錢　桑枝枝　下通草八分　鮮枇杷叶二片

八月初七日方

姜長湖程

王 坑口

寒熱病陽日一發用小柴胡湯主治寒熱已止惟中焦不和飲食未增此為濕熱未清當以前法加減主之

鱉血拌炒柴胡八分　姜汁炒川連四分　焦檳榔錢
川常山錢　茵陳蒿錢半　姜半夏錢半　砂仁殼八分
煨草果錢　炒知母錢　焦枳實錢　炙甘草八分
大腹皮錢　玉蘇子錢　青蒿梗錢半　煨白豆蔻八分

八月初七日方

下痢赤白迄今已有匝月今痢雖將已而餘邪未清阻於腸募之間致腑氣不宣以致腹大

程 逵以

腹脹青筋外露飲食則脹此為臌脹之病
從前曾斯症經已治癒此雖是為復發故而
病根甚深茲當以行氣逐水導滯為方
舟車丸錢 小青皮錢 五加皮錢 枸橘梨錢
酒炒蓬莪朮錢 酒炒檳榔錢 廣木香八分 大腹皮錢
酒炒京三稜錢 酒炒枳實錢 縮砂殼錢 赤苓皮錢
雞內金錢 製香附錢

八月初七日方

小孩大便溏泄不思飲食甚至嘔吐兩足浮氣
且有燒熱病已兩月以致羸瘦弱此乃疳熱

叶田冲

今是熱未清也治當以清疳湯加減主之

鱉血拌炒銀柴胡八分 青蒿節錢 赤苓皮錢 苦杏仁錢

炒胡黃連八分 炒知母錢 漢防己錢 大腹皮錢

炒丹皮半 炒黃柏八分 川萆薢錢 預知子錢

臘月初七日方

小孩疳積化熱腹硬身熱發燒迄今周餘

以致肌肉削瘦喜飲茶水此為疳積未清

法當以清甘湯主之

炒銀柴胡八分 炒枳實錢 焦梹榔八分 黃柏泥水炒知母錢

炒胡黃連八分 焦山查錢 雷丸半 煨草果八分

程 亮山渠

叶 藏溪

預智子 使君子半 小青皮半 大腹皮錢

八月初九日診

風熱上升致令鼻部發為白泡雖熱不甚

而紅腫遊走不定微有寒熱此面遊風也法

以普濟消毒飲為方

清炙柴胡 酒炒川連三分 天花粉半 苦桔梗錢

薄荷 黃芩 丹皮錢 九孔石決明三 根生地半

連翹元錢 板藍根半 銀花半 粉甘草錢

東蒡子半

八月初九日方

暑濕化痢延今將有一月　今痢雖減十而身
熱不退　口渴舌乾　此痢後傷陰　當以養陰清
熱除痢爲方

小生地三錢　炒花粉三錢　生白芍錢半　石蓮子三錢
炒麥冬一錢　炒知母三錢　生甘草八分　炒丹皮錢半
金石斛三錢　炒黃柏一錢　川連炭二分　炒銀花三錢
鮮荷叶包六一散三錢

八月初拾日方

濕熱留入募原發瘧　前用清脾法　今
寒熱俱減　二便亦暢　是濕熱已有宣化之

李 本村

擬查照前方加減主治

鱉血拌炒柴胡錢半 法半夏 條芩錢半 當歸 廣陳一錢

煨炒草果錢半 青蒿梗二錢 赤苓皮二錢 [illegible]二錢

炒知母錢半 通草八分 滑石二錢 丹皮 薑 車前子三錢

浮小麥引

八月初拾日方

稟素虛弱血分不足氣分亦虛肝氣不舒

胃失沖和遂致肝胃之病神疲肌倦胸

悶不暢不思納食甚致嘔吐酸水或而潮

熱咳嗽經停兩月脉來細弱帶有弦滑

李又 婦科

之象，或兩重身之徵，最宜調治之痛可也。

吳萸六分拌炒川連二分　姜半夏錢半　煨白豆蔻仁八分

炮姜炭八分　青陳皮各錢半　砂仁末八分　煨川木香八分

製小朴錢半　製香附一錢　煨枳實錢半　炒白芍一錢

炒歸鬚一錢

八月初拾日方

寒熱復入少陽，發爲瘧疾，雖發多次，尚未分

清，此風寒未解，最宜以小柴胡湯主之。

鱉血拌炒柴胡八分　川常山錢半　炙甘草八分　半夏曲一錢

煨草果一錢　炒檳榔一錢　炒白芍一錢　炒甜茶丹

朱 本坑口

大腹皮一錢 知母炒 葛根 楂實一錢 生姜皮 紅棗二片

八月十一日方

風瘧阻於少陽之過經路令耳之下側

腫硬疼痛此為瘀毒也法當消散為先

薄荷尖八分 杭甘菊一錢 象貝母一錢 清炙紫地三錢

牛蒡子一錢 金銀花一錢 苦桔梗八分 姜汁炒川連一錢

蔓荊子一錢 夏枯艸 淨蟬衣 粉丹皮八分 連翹一錢

吴 星田

八月十一日方

兒童腹大臍脹遍身手足俱為浮腫又發

為瘧疾甚多 前用五苓法 瘧疾已瘥氣

程 翁

咳去大半，惟近日又感辛涼，而為咳嗽，此為
肺氣亦失宣達，法當仍照前方加減，宜
肺之品。
苦杏仁泥三錢　玉蘇子一錢　甜葶藶二錢　枳實一錢
象貝母三錢　茯苓皮錢半　大腹皮三錢　去毛枇杷葉一錢
桑白皮蜜炙三錢　炙糯皮三錢　澤瀉二錢
冬瓜皮三錢

捌月十一日方

腸紅下痢起，經兩月之久，依然是腸氣已虛，
前因升舉法，果得見效，茲當仍以前方加減

方

杏村

吳萸八分拌炒黃連三分 炒歸尾一錢 升麻炭八分

赤白麯拌炒白芍一錢 炒川芎八分 荊芥炭一錢

炒西潞黨參一錢 炒白芍八分 炒五味子八分

砂仁八分拌炒大熟地一錢 阿膠珠八分 黑姜炭四分

煨川木香八分

八月十二日方

小孩痢後餘熱不清，致口舌發爲口疳甚多，

蔓延腐爛，濕熱不清，法當養陰清熱。

小生地八分 炒麥冬八分 炒黃柏炭四分

黑元參八分 甘草六分 煨山豆根八分

柯 順口

天花粉錢 銀花錢 炒丹皮錢半

捌月拾伍日方

伏暑之邪蘊挾新涼，襲入肺原之間，致咳嗽
胸悶身熱蒸燒，胃脘痠楚，白瘖頗粒若
白，口渴，此為肺氣不宣，熱邪不退，法當甘寒
清肺退熱

苦杏仁三錢 炒蔞皮錢 通草八分 小生地三錢
象貝母錢 甘草八分 冬桑葉錢 麥冬錢
茯苓錢 根三錢 粉丹皮錢 金釵斛三錢 鮮石菖三錢
枇杷葉一兩

程　十姑潭

八月十六日方

呼吸之氣上通喉部，不能通暢而出，起為呃聲。
咽喉之間似覺有物阻塞，屢起數月依然。
此是咽喉外殼積有浮腫，此為氣聚之處，
為肺管之竅，或有頑痰阻之，致逆氣上衝。
前方以桂枝湯合旋覆赭石法加減
旋覆花半　柿蒂七只　苦桔梗一錢　生鐵落半
代赭石半　玉蘇子二錢　射干二錢　橘紅絡七錢
苦杏仁半　淅貝母二錢　蟬衣下

肯按六日方

頸項之間積有腫大，逆氣上衝，一到喉部則

浮海居士

程文石

起為呃聲此胃氣逆起但欲用依樹是萊甫

旋覆赭石湯已服見效當照前方加減

旋覆花錢半 大力子錢半 射干二錢 炙枇杷葉二錢

代赭石四錢 蘇杏仁二錢 象貝母二錢 柿蒂五个

炙桔梗二錢 玉蝴蝶二錢 枳殼錢半 刀豆子七粒

八月十六日方

小孩面黃咳嗽發燒形容削瘦腹脹而

脹此為疳積之病也法宜以消疳湯主之

炙雞內金錢半 炒麥芽錢半 大腹皮錢半 赤苓皮錢半

百部錢半 使君子錢半 山查炭錢半 焦檳榔八分

程 又又

炒銀柴胡　炒黃連　穀芽　炒枳實　焦山查

又　八月十六日方

小孩疳黃，面黃肌瘦，不思飲食，且有咳嗽，形足跗有浮氣，此乃疳積也，前用清疳湯已效，當照前方加減。

銀柴胡　焦檳榔　炒枳實　生甘草　炒黃連　穀芽　大腹皮　焦山查　炒百部　使君子　赤苓皮　炒黃精　焦神曲　楝

葉宰記

八月十八日方

幼童腹脹肌瘦面色萎黃此乃疳之症已
有化熱之象故臍潮熱[illegible]等滯滿
積濕已設最以清疳濁之主治
炒銀柴胡 地骨皮錢 焙五谷蟲 旋覆花錢
炒胡黃連 預知子錢 焦山查錢 大腹皮一錢
苦杏仁泥錢 使君子錢 煨檳榔錢 茯苓皮一錢
青蒿梗 青陳皮各一錢 百部錢

章大電

八月十留方

小孩腹大脹膨且有發燒每至夜燒

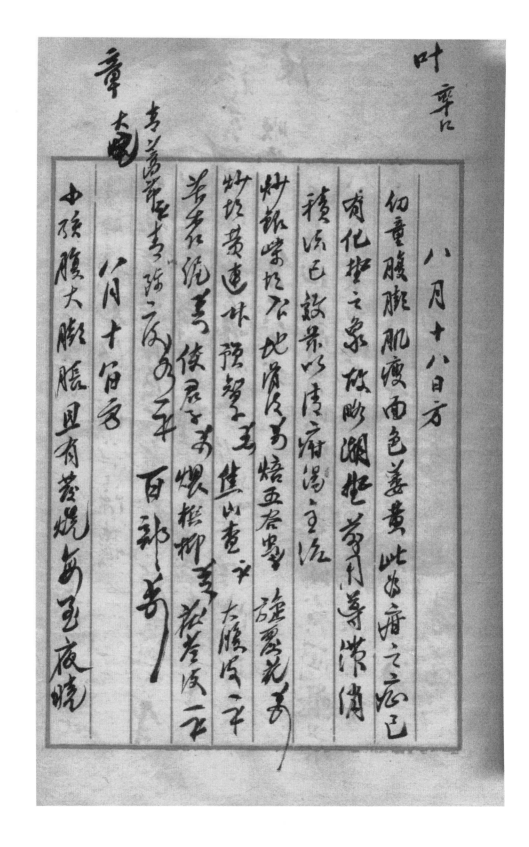

陳松賓木
順坡

兩目不明，舌苔黄紅，喜飲茶水，是積之物，此
爲脾積也，治宜消肝降積
炒銀柴胡一錢　丹皮一錢五分　黄菊花一錢　枳殼一錢
炒杭黄連一錢　大腹皮一錢五分　鷄距子一錢五分　赤茯苓一錢
煨澤瀉一錢　赤苓　炒薏苡仁　使君子一錢五分　防己一錢五分

八月十八日方

濕熱犯入肺胃，咳嗽身熱形痛，肩閭鄉來
苔淡黄白微黄，此爲濕溫病也，治宜芳
香合散滲濕爲方　蘇郊傅蔘
苦杏仁三錢　玉蘇子一錢　大青蒿節一錢　赤苓二錢

王 境口

前杷葉 象貝母一錢 蔓荊子一錢 薑汁炒川連三分 福澤瀉一錢
茯苓衣二錢 荊芥一錢 丹皮一錢 炒車前子二錢

八月十捌日方

脾失隄防，膀胱失於輸化之機，水氣為之
橫溢，遂成臌脹之病。昔年曾經治愈，今因病
後旋又復發，腹大如鼓，脊如抱甕，青筋外露，
大便艱少，此為水氣阻於募原，病根已深，療
治殊屬不易。若用疏鑿剋水，誠恐更致萎
虛，何以堪。前方加減。
廣陳皮一錢 旋覆花一錢 大腹皮二錢 苦杏泥二錢

高藏溪

豬苓二錢　廣皮錢半　澤瀉二錢　川萆薢三錢　川椒目五分
枸橘梨二錢　木瓜二錢　防己二錢　車前子一錢
蓬莪术二錢　荊三棱二錢　炙橼皮二錢

八月十八日方

痢後濕邪未清，留佈於募原之內，致膀
胱輸失司，氣機凝結，遂致腹大膨脹，木
更青筋外露，脉細苔膩，此寒濕互聚不
化，是為臌脹之病，所云浮腫小便短少
病情甚劇，治宜疏氣行水
豬茯二苓各錢半　川椒目五分　川萆薢三錢　大腹皮二錢

李 本村

青陳皮二錢 淡防己一錢 酒炒枳實二錢 雞湯一錢

酒炒蓬莪朮二錢 酒炒京三稜二錢 酒炒檳榔一錢

酒炒黃柏一錢 苦杏仁一錢

初料 八月十九日方

小孩痢後傷陰致發燒不退，腹硬而脹，此為陰分太傷，肝氣犯脹，法當清肝湯主之。

鱉血拌炒銀柴胡八分 炒胡黃連八分 煨檳榔一錢

炙鱉甲二錢 益智子二錢 使君子二錢 煨枳實八分

炒小生地二錢 炒麥冬一錢 蒸百部二錢 炒白芍一錢

炒黃柏炭八分

張 星田

八月念日方

嘔噁作吐大便水泄脉数苔黄口渴思飲此
属暑入中焦致脾胃升降失调法當和中
降胃

姜汁炒川連 焦梹榔 煨葛根 丹皮
姜汁炒竹茹 煨枳實 焦山梔 銀花炭
姜汁炒條芩 煨白豆蔻 生地炭

八月二十日方

稚孩小兒瀉口黄如白蘭蔓延至休身攏不
逗此熱傷津液法當養胃生津

程 奉垣

丹皮八分

陳 順城

小生地一錢 炒知母一錢 煨山查根一錢 人中黄八分

黑元參一錢 麥冬錢半 銀花一錢 鮮竹叶心七片

天花粉一錢 炒黄栢八分 大青炒八分 白馬蘭根七根

八月廿日方

濕溫病身熱夜燒頭痛胸悶咳嗽此為濕邪

未解前用辛涼合滲濕法諒患俱減惟寒

熱不清治宜以小柴胡湯加減主之

鱉血拌炒柴胡五分 川常山一錢 苦杏仁三錢 益元散三錢鮮荷叶包

煨草果一錢 炒條芩一錢 淅貝母三錢 粉丹皮一錢

炒知母一錢 青蒿節錢半 茯苓皮三錢 車前子三錢

程魯

程榆村

餘杭汜山 孫兮

八月廿三日方

小孩面黃肌瘦悠燒腹硬由來已久此為疳積化熱茅用清疳湯已見效驗茲照前方加減

銀柴胡一錢　使君子錢　大腹皮錢　焙五谷虫三錢

炒胡黃連八分　預智子錢　焦檳榔八分　百部錢

小生地三錢　雷丸錢　炒枳實八分　炒黃柏炭八分

八月廿四日方

咳嗽不清是肺之清肅失權脈來右手數其

吳　螺螄坑

為肺家有餘舌苔根底帶膩何下焦逆有
濕邪未淨當以前方出入調理
苦杏仁錢　干葦莖錢半　苦桔梗錢半　米仁錢
象貝母錢　白前錢半　桑白皮錢半　赤苓錢
衣姜衣錢　玉蘇子錢半　炒知母錢　滑石錢半
荷叶包碧玉散錢　鮮枇杷叶兩片

八月念四日方

濕熱留戀少陽發為瘧疾四日兩班先冷後燒
起經兩月依然發作此屬瘧疾病菌潛伏未減
近日更加腹痛是為肝氣挾滯脈數苔白法宜

程

以小柴胡湯加減主治
鱉血炒柴胡八分　酒炒鱉甲三錢　苦甜茶八分　酒炒川黃一錢
常山苗三錢　炒白芍一錢　焦檳榔一錢　焦神曲三錢　砂仁八分
煨草果一錢　炒知母一錢　焦枳實一錢　小青皮一錢
酒炒胡黃連三分　烏梅肉兩个
八月念四日方
利水解毒
鮮生地五錢　炒菊花一錢　炒黃柏八分　車仁一錢
丹皮一錢　紫地丁一錢　赤苓皮三錢　防己一錢
銀花三錢　蒲公英三錢　栝蔞皮一錢　苦杏仁泥三錢

吳 螺螄坑

八月念六日方

濕温化瘧四日兩發經今兩月亦是一樣發作並為濕温不化瘧疾痛瀉稍少陽半表半裡之間前用小柴胡法稍見效當以前法加減主治

鱉血拌炒柴胡八分 川蜀漆三分 炙草八分
薑水拌炒桂枝六分 煨草果五分 焦檳榔錢
炒白芍錢 小青皮錢 焦山查三錢 半夏曲錢
酒炒川連錢 炙鱉甲三錢 烏梅炭兩個
老生薑兩片 紅棗兩個

孫 富溪

八月念七日方

咳嗽乳肋疼痛痰土色如膿濁氣腥而穢此
為肺氣失宣痰濁凝結化膿久之有成肺癰
之患治當以清肺清痰利氣為法

苦杏仁 鮮葦莖三錢 苦桔梗八分 生薏仁三錢
象貝母三錢 桑白皮錢半 蔞泥錢半 銀花三錢
茯苓衣三錢 根三錢 炒知母三錢 丹皮錢半 白薇二錢
炙黑蘇子錢半 絲瓜絡三錢 枇杷叶兩片

何 湖梨

捌月念捌日

痢後因調理失宜致令餘毒上升阻遏

汪竟山

感風寒阻於肺竅之内致令耳根漫腫疼痛此乃耳癰之症也起經旬餘内已化膿識恐難以消散法宜疏解

銀柴胡一錢 牛蒡子一錢 苦桔梗一錢 炒象貝母一錢
薄荷尖八分 杜赤芍一錢 荊芥穗八分 丹皮一錢
蔓荊子一錢 冬桑葉一錢 蟬衣[illegible]

八月念八日方

孩孩十兒身熱燒咳嗽此爲感冒新涼内應於肺致肺失透達於是燒熱不退宜疏發時白露後宜辛涼清解

吴雲村

薄荷炭八分 象貝母一錢 炒知母八分 蟬衣三分
信前胡一錢 茯苓衣八分 粉丹皮八分 車前子八分
苦杏仁一錢 天花粉八分 連翹衣八分 炒黄梔三分
牛蒡子一錢

九月初二日方

濕聚募原，犯入肺胃，致氣失宣，膜脹，脾氣不化，濕無出路，以致痛困日久，總恐延咳嗽，脇脹引痛，痰嗽，苔白口渴，病為濕温，法當辛開與淡滲為方。

苦杏仁三錢 薤白一錢 綿茵陳三錢 塊滑石三錢

汪競山

象貝母二錢 青蒿梗錢半 炒荊芥一錢 川萆薢二錢
蘇子錢半 煨枳椇子錢半 澤瀉一錢 炒黃柏八分
生苡仁三錢 車前子三錢 茯苓皮三錢

九月初二日

嬰兒下痢赤白身熱發燒苔白微黃尖紅此為秋痢為食濕挾滯未清法當仿白頭翁湯合黃芩湯加減 此方河米已痢疾、

川連三分 拌炒廣木香八分 焦檳榔一錢半 白頭翁八分
赤芍藥八分 炒丹皮一錢 焦山查錢五分 煨枳實八分
生地炭三錢 銀花炭錢五分 條芩炭八分 炒車前子八分

章堯山集

黄柏岸下

九月初三日

肝氣太旺，血溢上逆，由口鼻流出，其血色先紫而後鮮紅。今鼻衄吵血俱除，惟痰中尚有血粒，脉息左手稍見弦數，苔白而前半帶紅。此係虧血至肺，病顯然不同，當以平肝祛瘀止血為方。

鹽水炒鮮小生地二錢　鹽水炒丹皮二錢　鹽水炒茜艸根二錢

鹽水炒白芍二錢　青鹽陳皮一錢　鹽水炒象貝母二錢

鹽水炒懷牛膝二錢　川紅花八分　苦杏仁二錢

瓜蔞皮錢　炒枳殼　黃連四分　郁李仁三錢

九月初三日

產後旬日惡露不清腹硬作脹身熱發燒脈數苔白舌紅口渴此瘀血未下營衛失和當以行瘀退熱

酒炒歸尾三錢　酒炒川牛膝三錢　車前子三錢

酒炒桃仁泥一錢　澤蘭葉　粉丹皮　錢

川紅花錢　郁李仁三錢　酒炒赤芍二錢

川楂炭錢　紫丹參錢　酒炒[illegible]　吉勇□

光杏仁三錢

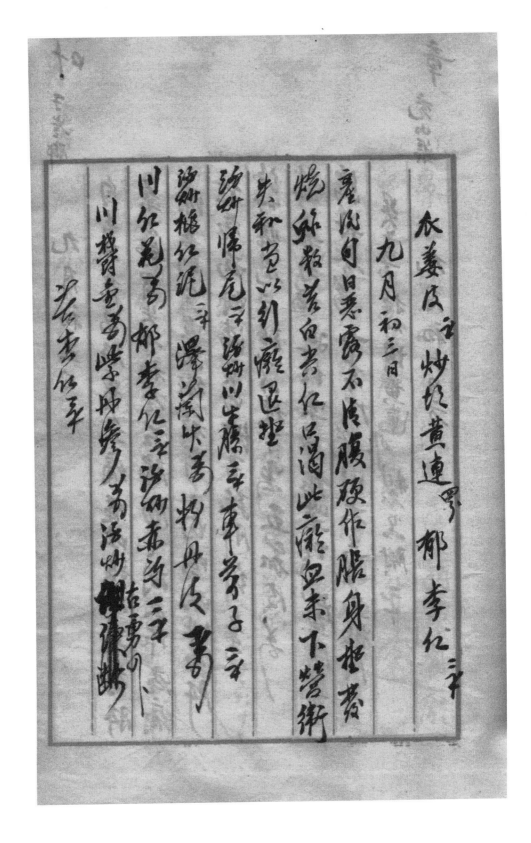

叶 子眷脚

九月初五日

自去年病為肝胃氣痛嘔吐酸水其為肝
氣不舒胃失冲和今左脇肋之間又作痞痛
痛甚則氣逆上衝於耳之內鳴响此為肝
經為病脈濇苔白膩當疏肝行氣
鹽炒歸尾一錢 鹽炒川楝子錢 五加皮錢
鹽炒赤芍錢 延胡索錢 銀柴胡八分 廣皮錢
鹽炒丹參錢 小青皮錢 川木瓜 絲瓜[illegible]錢
吳茱萸拌炒胡黃連八分 製香附錢

九月初六日方

章 亮山渠

吴 雲村

鼻衄之後而咳血之不清則痰中積帶有瘀
血其爲血逆於肝膽之鬱火上升前用止
血化瘀法今痰中之血已除惟肺氣未歸恐
脈帶弦數苔白而質地帶紅是爲肝膽之
性來過度清金以瀉肝退熱爲法
北沙參三錢 石決明五錢 苦杏仁三錢 冬桑葉錢半
粉丹皮錢半 枇杷葉三錢 象貝母三錢 白芍錢半
天花粉錢半 炒生雞衣錢半 白茯苓三錢 川鬱金八分
絲瓜絡三錢
九月初六日加減

吳　湖北

濕熱蒸薰於募原致身熱發燒咳嗽脅痛前
用宣肺利濕法今咳嗽已減燒熱亦輕惟面色
肌膚帶黃表熱不清此為濕熱蒸法當再以利
濕退熱兼和營衛　梔滑芩　米仁三錢
鱉血拌炒柴胡八分　川獨活　青蒿炒條芩　茯苓
猪竹果苟　綿茵陳三錢　赤苓三錢　浮小麥二錢
炒知母三錢　青蒿梗三錢　滑石三錢　焦梔　柳葉

九月初六日方

飲濕新涼引動濕熱致發燒適遍身疼痛
腹中亦痛脈右弦數左濡苔膩而灰且有嘔惡惟

是為表裏交和法也 和中利濕

姜汁炒川連八分 藿梗一錢 赤苓三錢 絲瓜絡二錢

雲茯苓三錢 佩蘭葉錢 梅滑錢 姜半夏錢

荊芥八分 炒佛手錢 萊菔子三錢 紫蘇梗錢 荷葉

滑石塊三錢 炒枳實八分

九月初六日方

風寒侵入肌表 濕熱蘊蒸於裏 是以遍體作痛

身熱發燒 舌清白 苔黃 且有嘔噁嘈

表邪未解 裏熱未清 法當解表清裏

荊芥錢 桑葉錢 絲瓜絡二錢 葛根

程螺蝍兄

郎屯溪

玉蘇叶子錢　清荷葉六錢　炒條芩錢　車前子二錢

焦山梔衣錢　大腹皮錢　赤芍二錢　赤茯苓三錢　荷葉一片　薏苡二錢

九月初旬

濕熱留戀不清竄入少陽轉為瘧疾，狀浴溫熱，脇痛不止，脈左弦右濡，皆因此為溼邪未清，宜清理以小柴胡湯主之。

鱉血拌炒柴胡八分　炒川連八分　枳殼錢　赤苓二錢

川蜀漆二錢　焦檳榔錢　海金沙二錢　荷葉包益元散二錢

煨草果錢　炒知母二錢　青蒿子一錢　石決明二錢

粉丹皮錢　焦山查二錢

程榆村

重陽日

風寒侵入表分濕氣蒙于內部以致表裡不和胃失通降厥陰之氣更為上衝於是腹脹灑寒腰痠脉濇苔白中焦極滯法當溫散

荊芥錢半 廣皮錢半 旋覆花三錢 姜半夏錢半
蔓荊子一錢 煨白蔻仁八分 炒枳實錢半 大腹皮三錢
白蘇子一錢 砂仁八分 炒代赭石三錢 焦檳榔錢半
小茴香八分 公丁香三分

九月十一日方

程存村

柯 順口

風寒互聚於經絡縮滯互聚於腸胃於
是形寒發痛脇痛腿脹此為風濕未散
腹脹氣逆不思納食此為中焦不和茲專以
疏散和中為法
羌獨二活各半 殭蚕炒 紫梗八分 炒枳實一錢
荊芥一錢 煨草果一錢 玉蘇子一錢 枝半 花檳榔一錢
蔓荊子一錢 炒知母三錢 大腹皮半 藿香梗一錢
西秦艽一錢 姜汁炒川連示
九月廿三日方
濕溫病寒熱如作 發痛眩暈 脘悶 師傳

鄭 屯溪

苔白而黄溺赤此痰濕挾積未清法宜利濕退邑

擬 前胡一錢

豬苓 炒柴胡八分 炒條芩一錢 車前子三錢 炒蘇子一錢

姜汁炒川連下 杏仁二錢 赤苓三錢 米仁三錢

煨草果一錢 炒知母一錢 檳榔一錢 荷叶包益元散三錢

九月拾貳日

寒熱已除頭痛亦以清快近日大便溏瀉肛門

下墜腹中不暢苔灰綠濁此為腸縮邪未清而

腸氣下墜茲宜升而舉之而理胃陽

炒升麻炭八分 焦檳榔一錢 吳茱萸拌炒川連三分

柯 順口

炒荊芥炭錢半 炒枳實錢半 煨川木香八分 地榆炭錢半
焦山查炭三錢 廣陳皮錢半 焦神曲三錢 槐花米錢半
綿茵蔯一錢 煨葛根錢半

九月十三日加減

濕熱化為痢，雖寒熱交作，前用利濕退
熱法，諸恙已減，昨查所以前方加減
鱉血拌炒柴胡八分 煨草果錢半 苦杏仁三錢
川常山錢半 薑汁炒川連三分 福澤瀉錢半 炒枳實錢半
玉蘇子三錢 酒炒條芩錢半 赤茯苓三錢 炒知母二錢
車前子三錢 獨活子

吳聶田

九月十四日方

肝血不足肝氣有餘遂成肝胃氣痛之病起自去年產後今又舉發胸脘疼痛噯噫作吐此脈右弦左細芳香去紅法當以剛柔並進

吳萸八分拌炒川連五分 青陳二皮各錢 廣鬱金一錢

炒白芍錢 青木香錢 延胡索 生枳實錢

酸棗仁錢 姜半夏錢 金鈴子 佛手花一錢

製香附錢

九月十五日方

桐 順仁

風寒濕熱留戀於募原犯肺則咳[illegible]咳
卯不爽是肺氣不宣或有寒熱是濕
邪未清當以利濕清熱
苦杏衣三錢 玉蘇子三錢 赤苓皮三錢 炒枳殼一錢
象貝母三錢 桑白皮錢半 生姜衣三錢 煨草果錢半
前胡三錢 綿茵陳三錢 車前子三錢 塊滑石三錢
炒黄梔八分 米仁三錢
又 九月十五日方
小孩咳嗽身熱發燒起經一月依然燒熱不退
咳嗽不清肌肉削瘦夜晚則燒熱更劇牙

炎外
雷上
突火
文卯
王
坑口

齦瘡爛小便短赤刺痛此為積邪未清雲炎上升症情甚重治當以清肺退熱

大生地三錢 黃柏鹽水炒 知母三錢 薑汁炒川石斛三錢

黑元參三錢 甜杏仁三錢 丹皮二錢 荷叶包玉泉散三錢

天花粉三錢 川貝母二錢 通草八分 車前子三錢

栝蔞衣八分 枇杷叶二片

九月念日方

腹大已消飲食亦增惟餘邪猶未盡淨當再以前法加減主治使其腹募之內而無餘邪逗遛則免反覆之虞

方

青陳二皮三錢 旋覆花二錢 炒枳實錢半 酒炒鱉甲三錢
豬茯二苓二錢 蘇子二錢 砂仁殼錢半 酒炒木瓜錢半
苦杏仁三錢 大腹皮二錢 尖檳榔錢半 鱉甲煎丸三錢
酒炒蓬莪朮錢半

九月念壹日
濕熱交搏，寒熱弗楚，脈數，苔白尖紅，面黃，此
濕邪已經化熱，法當從滲，與甘淡以利濕
退燒
赤苓錢半 酒炒黃柏八分 粉丹皮八分 苦杏仁錢半
米仁錢半 姜汁炒川連三分 車前子錢半 荷葉包益元散三錢

叶田叶

板滘　姜右衣　焦山梔衣　錦閣陳左

九月念壹日方

新凉之邪犯肺胃，致肺失宣達，咳嗽痰
述甚多，微有寒熱，右脅肋骨疼痛，之
不能舉動。此爲風寒襲之絡，法當疏
風宣肺，化痰止咳。

苦杏仁三錢　橘紅錢半　白前錢半　生姜衣三分　蘆根三錢
象貝母二錢　製蘆菔子三錢　絲瓜絡三錢　米仁三錢
玉蘇子二錢　西赤芍錢半　五加皮錢半　赤茯苓三錢
淡竹條芩　炙甘草八分

姜 完山渠

九月念壹日方 方

腹大膨脹青筋外露左边且有硬塊病起數月迄未更劇此為氣水交阻聚於腹膜之內為臌脹之病也病根已深兩足均有浮氣飲食則脹今年患斯殊為可慮法當以利氣逐水為方

陳炒蓬莪朮三錢 枸橘梨三錢 酒炒川厚朴八分

陳炒京三稜各錢半 青檳榔錢半 大腹皮三錢 萱[illegible]根三寸

青陳二皮各錢半 炒枳實錢半 川椒目八分 福澤瀉錢半

陳萊二層皮錢半

汪 藏溪

九月念壹日方

風溼竄入筋絡致遍身疼痛上及背部

下及足胫俱為痠痛此風邪未解治宜

驅風滲濕以和營衛

羌獨二活各錢半 秦艽錢半 赤苓錢半 山梔錢半 當歸錢半

五加皮二錢 威靈仙錢半 炒黃柏錢半 酒炒赤芍錢半

晚蠶沙錢 防己二錢 酒炒牛膝二錢 桑枝尺

王 庵東

九月念壹日方 賀

二八童年正是發育時期奈因體素虛弱

脾胃不調消化不良大腹積成痞塊由來已

曹 屯溪

有數載近來宜濕墜下注跗腰陰之間生瘍
外瘍今外瘍漸愈而腹大如鼓青筋外露
肌肉削瘦飲食不進症象已到危境殊難療
治
青陳二皮各錢半 縮砂三錢 大腹皮二錢 枸橘梨錢
猪茯二苓各三錢 沖炒穀利錢 雞內金二錢 車前子錢
澤瀉乙錢 苦杏仁泥三錢 冬瓜皮錢 炒穀芽錢
生薑衣分
九月念二日方
七歲孩童因去歲秋冬之間感受伏邪以致咳嗽

程 忠溪

身熱小便刺痛，牙齦浮腫，且有腐爛。病經月
餘，以致形容削瘦，潮熱上升。此為伏邪已解，而
陰虛火旺，已迫入童勞之途。前用清熱退燒，津脈風
稍得見效，茲當以養陰清肺湯主之。
鱉血拌炒銀柴胡八分　炒知母錢半　地骨皮三錢
炒枯黃連八分　丹皮錢半　甜杏仁去皮尖錢半　炒黃柏四分
大生地三錢　麥冬錢半　川貝去心錢半　野百合錢半
蜜炙桑白皮八分
九月廿二日
據來函，病狀頗甚纏綿，因截止大卑致錢理

江 長湖診

上升於耳竅，遂致耳之下側疼腫硬痛，痛
此爲耳癰之候，爲風寒阻入於經絡，今已旬日，
恐難消散，法當以清泄少陽兼降痰也。
薄荷六分 連翹三錢 銀花三錢 炒柴胡一錢半 車
杭甘菊一錢 粉丹皮一錢 焦山梔一錢 淅貝母三錢 前
板藍根三錢 夏枯草三錢 炒川連三分 蟬衣五分 子二錢

九月念二日方

寒熱交作，燒重寒輕，脈弦苔白而紅，此爲寒
熱蘊搏少陽，更加腹痛便溏，法當和解。
鱉血拌炒柴胡一錢 炒川連二分 粉丹皮一錢 炒黃柏八分

陳 石门

炙甲鱉(下上)三錢 生白芍錢半 青蒿梗三錢 生牡炭三錢
煨草果半 炒知母二錢 綿茵陳三錢 川木瓜八分
炒銀花炭三錢

九月念四方

肝胃不和，氣機不舒，遂致胃脘嘈雜，
逆氣上衝，嘔噁不吐，兩手脈息沉細，
苔白舌紅，此為胃陰不足，肝氣上犯，忘情
甚重，治當以剛柔并進
吳萸八分拌炒川古勇八 生白芍錢半 酸棗仁三錢
青陳二皮各錢 淡黃(下上)姜尺 紫蘇子錢 炒枳實錢

叶 田冲

姜半夏一五 焦枳椰五分 旋覆花二钱 車前子二钱
煨廣木香八分 煨白豆蔻仁廿粒

九月廿五日方

秋温病邪入脾郭肺失清肅之權咳嗽脇痛
痰涎甚多前用清肺除痰利氣法已
得見鬆當照前方出入調治

南杏仁二钱 干葦莖二钱 苦桔梗一钱 淨陈皮二钱
淅貝母二钱 炙蘇子二钱 橘紅衣一钱 赤茯苓二钱
括蔞衣二钱 生薏仁二钱 絲瓜絡二钱 秦艽一钱
煨滑石二钱

程 本村

余 呈留

九月念五日方

病後脾胃不調消化不良於是下脘之間不舒且有作脹噯濁苔白甚至吐涎等此為胃陽不足寒濕之邪未淨法當和中行氣導滯

吳萸一分拌炒川連三分　青陳皮各錢半　焦楂麯三錢
佩蘭葉一錢　炒蘇子二錢　砂仁八分　煨川木香八分
姜半夏錢半　炒枳實錢半　炒白芍錢半　藿香梗錢半

九月念五日方

風邪襲之筋絡致遍身作痛形寒身脹

此風邪未解法當清解

西秦艽钱 赤苓皮三钱 蘇子梗钱 車前子三钱

五加皮三钱 荊芥钱 丹皮钱 茯苓皮三钱

絲瓜絡三钱 蔓荊子钱 海浮石钱 三皮 桔竹钱

桑枝三钱

王

慶東

九月二十六日方

童年勝大無臟言筋畢露大肉已削舌苔光剝此津液已傷

實難療治勉以生津退熱行氣水為法

小生地三钱 野百合钱 栝蔞衣根钱 鮮藕 冬瓜皮钱

炒知母钱 苦杏仁钱 黑元參钱 炒胡黃連八分

程 藤紫閣

丹皮 錢 赤小豆 三錢 車前子 三錢 另吞舟車丸 三錢

炒黄柏 錢半

九月念六日方

肺胃之熱上升致令咽喉紅腫疼痛寒熱

交作此係喉蛾之症治宜清解

薄荷葉 錢 生甘草 三分 金銀花 錢 牛蒡子 三錢

苦桔梗 八分 炒殭蚕 三錢 鮮生地 三錢 粉丹皮 錢

蟬花 八分 浙貝母 錢 黑元參 三錢 竹葉心 廿根

大青葉 錢

九月念六日

遂安人

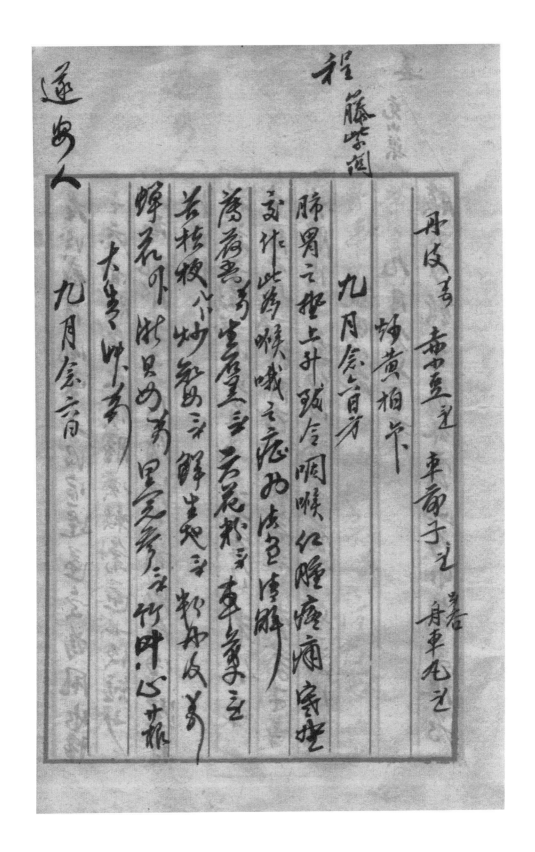

姜

堯山渠

產後感冒風寒未得宣達遂變為風水腫之症面腫手足俱腫咳嗽氣逆小便短少此為風水客于皮膚法當開鬼門淨潔府法為治

蘇葉二錢各錢　川萆薢錢　苦杏仁錢　米仁錢
青陳二皮各錢　漢防己錢　佐姜花錢　車前子錢
大腹皮錢　桑白皮錢　玉蘇子錢　生姜皮引
旋覆花錢

九月念七日方

腹大如鼓青筋外露此為中氣受阻為

遂安人

嗽脹之病 前因肝氣逆水泛已似見效
茲當仍照前方出入
舟車丸另吞三錢 大青皮一錢 炒枳實一錢 防己二錢
炒蓬莪朮三錢 炒山查炭三錢 大腹皮三錢 旋覆花包三錢
炒荊三稜一錢 光杏仁一錢 炒黑丑一錢 五茄皮一錢
茯苓皮三錢 陳皮一錢 車前子

九月念八日方

面目浮腫手足遍身 俱腫此為風水腫之病
為水氣逆溢於皮膚 前因仲景法已似應
故當照前方加減治之

陳 石门

苦杏仁半 玉蘇子三 赤小豆三 川萆薢三
象貝母三 桑白皮二 漢防己二 老陳皮錢半
茯苓皮三 炒知母三 大腹皮三 車前錢半
豬苓二 冬瓜皮錢半 澤瀉二 二 三錢半

九月念九日方

氣機已蘇，運氣亦平，惟内不清，口渴甚厥而乾，不能安神，有時腹痛下痢，此為濕熱薰蒸於募原，未得宣化，法當從滲兼苦寒。
薑汁炒川連三分 酒炒條芩二 苦杏仁三
粉丹皮二 炒知母三 車前子三 赤苓皮三

叶田畔

汪 玉東周

綿茵陳一錢五分　天花粉二錢　炒黃柏一錢五分　赤苓節二錢

荷叶包益元散三錢

七月二十日方

積兒濕熱化瘧，又復下痢，前用清熱除利

濕法已見效果，並仍照前方加減

生地炭一錢五分　炒地榆一錢五分　白頭翁一錢五分　赤苓節一錢五分

丹皮一錢　側柏炭一錢　炒黃柏八分　荊芥炭八分

炒槐角一錢五分　炒川連三分　炒白芍一錢　炒條芩八分

十月初一日方

宿積已久，腹大脹脹，且有瘧疾，此為濕熱

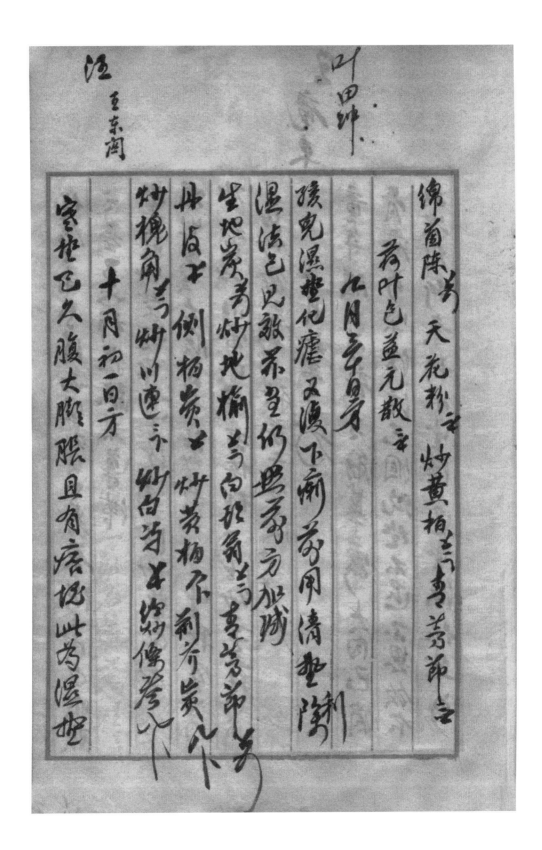

王庵東

伏暑之未分清，而濕邪又阻募原，漸之成爲腹脹之基，當以利濕疏氣導滯。

鹽水拌炒紫朴七分　青皮錢半　酒炒蠶沙一錢　焦料果三錢　大腹皮二錢　砂炒枳殼一錢　生熟穀芽各三錢　炒知母一錢　川常山一錢　赤檉柳一錢　鹽水炒車前三錢　鹽水炒條芩一錢　荷梗　茯苓皮二錢　九分

十月初壹日方

童年腹大而軟，青筋暴露，大肉已消，骨瘦如柴，津液已涸，燃燈不退，不思飲食，前次用行氣利水，生津退熱法，依然如

洪 萬烘

是病已到末步，雖扁鵲再生，恐亦謝絕

不敏也

橘葉二錢 參皮錢半 荊三稜錢半 炒黃連不 淮牛膝錢半

小青皮錢半 大腹皮一錢 炒黑丑一錢 旋覆花一錢

蓬莪朮錢半 預知子一錢 炒穀芽一錢 洋參錢半

拾月初壹日

濕溫病已有半月，燒熱不退，神昏且煩，

嗽氣逆，脉細數，舌黄而膩，此為濕熱薰蒸，

在肺胃募原之間，大便亦為不通，病情

甚重，治宜清肺利濕，退熱為合

程

屯溪

苦杏仁一钱 西茵陈一钱半 嫩钩藤三钱后入 车前子三钱
淡豆豉三钱 辰拌茯神三钱 生薏仁三钱 块滑石三钱
广藿梗二钱 通草八分 桑白皮一钱半 炒黄芩八分
鲜枇杷叶一片刷光

拾月初弍日方

始起下痢赤白，已有二月之久，近来痢下俱
是白色，甚至饮食不能消化，此高年脾土已虚，
法当补脾土而和中焦。
炒黑升麻八分 煨白蔻仁八分 生地二钱 炒白芍二钱
炒黑荆芥炭一钱 炒五味子廿粒 砂仁壳八分 四神丸三钱

洪 葛載

炒白朮一錢 炒黄芪一錢 廣皮一錢 焦神曲三錢
炒川連五分 焦山查炭三錢

拾月初三日方
濕溫病熱入募原與肺胃之間致咳嗽身
熱脈芤黄前用宣肺利濕退熱法燒熱
已減大便亦通是痰已鬆擬照再以前
法治之 枇杷叶兩片
絲瓜絡一錢 西茵陳五分 人中黄一錢 象貝母一錢
粉丹皮一錢 生米仁三錢 鮮蘆根三錢 赤茯神三錢
炒黄柏五分 車前子三錢 苦杏仁三錢 龍膽草五分

遂安人

十月初四日方

風水腫病起于產後面腫目腫手足俱腫

腹大膨脹前用行氣利水法浮腫已消

而腹脹未除宜再以前方加減調治

山查炭三錢　台烏藥錢　鹽炒川芎錢半　淡炒枳實錢

枸橘梨三錢　製香附三錢　川椒目卅粒　茯苓二錢五分

五加皮三錢　砂仁殼八分　淡炒檳榔錢　建澤瀉錢

大腹皮三錢

拾月初五日方

濕溫病燒熱已減白痦亦回咳嗽亦減清爽

洪

萬載

鄒 屯溪

是肺氣已開，惟舌苔黃膩未除，是腸胃之濕不清，自汗較多，是表分不固。危情雖是，當再斟酌調治。

小生地三錢 炒知母三錢 金石斛三錢 塊滑石三錢

黑元參三錢 生石膏三錢 炒條芩一錢 生米仁三錢

天花粉三錢 苦杏仁三錢 赤苓三錢 浮小麥三錢

生枳實八分

拾月初六日方

體素虛弱，咳嗽氣促，自汗身熱，脈細數，苔白，此為感受新涼之邪，內應于肺，致肺失宣

叶

本村

迭春令石固應情如是法當肺陳疫止汗
退熱 生黃芪二 枇杷叶去毛 和一个
苦杏仁二 生甘草六下 蜜炙玉蘇子二 紫菀二
浙貝母二 金扁斛一二 酸棗仁二 炙桑白皮二
炒衣姜衣二 小生地二 款冬花二 浮小麥四

經月初八日方

小孩府積化熱又復下痢素由咳嗽發痛退
日久神瘦肌瘦宜再以清府除痢
炒川黃連四分 鱉血拌炒柴胡四分 預知子二
炒生地炭二 炒丹皮二 使君子二 燕百部二

方

巧坑

炒白芍八分　炒歸身七分　焙五谷虫一钱　甜杏仁一钱

拾月初七日方

肝胃不和，氣機失宣，痰飲聚於胃囊，遂致

肝胃氣痛之病。胃脘痞痛之甚則嘔吐痰濁，

脘腹背痛，脉細苔白，有时則逆氣上衝，此

肝胃病也。當以辛溫合攝斂為法。

吴萸七分拌炒川連八分　青陳皮各一钱　炒枳實一钱

淡乾薑八分　煨白豆蔻仁八分　煨川朴八分　佛手花五分

薑半夏一钱　炒砂仁八分　焦檳榔一钱　烏藥二钱　薑汁炒

蓽撥五分　炒白蒺藜一钱　公丁香三分　柿蒂七个

製于朮一钱　煨刀豆子

洪 萬載

拾月初七日方

濕溫化瘧壯燒咳嗽病延一月燒熱尚未盡清而正氣已虚三次用清熱解毒化瘧法舌苔黑色已退而黃膩未除良由腸腑之縮滯未清當再以前法加減主治

小生地三 括蔞衣三 西茵蒲不 淡炒條芩半

生石羔三 天花粉三 川貝母二 千葦莖兩

炒知母三 苦杏仁三 陳胆星半 生薏仁三

荷叶包六一散三 淨小麥半

姜 兗山渠

拾月初七日方

方

馬軋

花甲有五之高年左腹向有痞塊皆為氣機不宣濕濁凝結近來腹大臌脹青筋外露此為臌之病前用行氣逐水法已得見再參法治之

舟車丸三錢 大腹皮三錢 炒蒼术三錢 炒枳實錢半

青陳皮各二錢 砂仁殼一錢 炒山楂三錢 炒檳榔錢半

冬瓜皮三錢 川椒目八分 炒萊菔子錢半 炒黑丑錢

製香附三錢 茯苓皮三錢

七月初八日方

小孩遍身發為疥瘡已經數月近來又感受辛涼以致咳嗽出痰喘遍身浮腫蓋由

汪

五东阁

红芽庆 此湿热与风热未得清解，留邪以滞痰与液凝为流

苦杏仁三钱 桂枝木 丹皮一钱 枇杷叶二片

象贝母二钱 赤苓三钱 连翘二钱 炒黄柏八分

茯苓衣二钱 根二钱 蒌仁三钱 西茵陈八分 炒僵蚕一钱 车前子二钱

七月初八日方

寒热已除，腹胀亦清，但余邪未清，当照前

方加减可也 炒於黄连八分

姜炒京三稜二钱 橘皮一钱 炒使君子一钱 青皮八分

醋炒蓬莪术一钱 酒炒橘核二钱 酒炒延胡二钱 大腹皮一钱

中青皮二钱 酒炒枳实二钱 焦泽兰八分 银柴胡梗不下

鄒先漢

十月廿四日加減

高年咳嗽氣促是為肺腎兩虧前用黃芪建中法已效再照前方加減

砂仁拌炒大生地三錢 蜜炙廣皮八分 紫菀錢半

炒白芍錢半 甘草八分 杏仁三錢 款冬花三錢

黃芪三錢 橘紅錢半 蘇子錢半 炒象貝三錢

茯苓 桔梗八分

查煥章

十月十五日方

濕熱熏蒸肺胃之間致身熱咳

燒咳嗽身熱病經月餘燒熱仍未盡清而

汪 長湖拜

面目手足皮肉浮腫 咳嗽久未愈 除此為濕
熱未清 而病甚延綿 宜以五苓散加減
豬苓二錢 皮錢五 赤苓二錢 川萆薢二錢
衣薏苡二錢 漢防己二錢 建澤瀉錢 桑白皮錢
炒知母二錢 苦杏仁二錢 炒黃柏八分 冬瓜皮三錢

十月十九日方

濕熱化瘧 寒熱往來 熱重寒輕 間日而
發 脈弦苔白 此癉瘧 法以利濕退熱
而截瘧疾 綿茵陳萬年
鱉血拌炒柴胡下 姜汁炒川連下 飛滑石三錢
煨草果錢 川蜀漆二錢 赤苓二錢 尖檳榔錢

程

下冲

炒知母三錢　青蒿節三錢　炒黄柏八分　粉丹皮二錢

十一月接九月方

食濕挾滯致身熱發燒咳嗽脘悶頭眩目
呆病已多日而臍氣不宣大便秘結一周
濕熱食濕薰蒸三焦腸腑脾胃之間
無處出路所以燒熱不解脈細數苔
黄質紅此為濕滯之症法宜辛涼合苦
寒為方　焦山梔衣三錢
苦杏仁三錢　西菖蒲八分　酒炒條芩錢半　製大黄二錢
象貝母三錢　辰茯神三錢　飛滑石三錢　枳實二錢
衣姜衣三錢　根三錢　燈心八分　綿茵陳三錢　車前子三錢

吳

横岡里門

姜汁炒川連 三分

十月念壹日方

濕熱薰蒸於肺胃之間致肺失清肅咳嗽
吐涎氣閉不舒脉濇苔灰共紅此為濕熱不
清法當清肺利濕可也

漂麻黄 三分　苦桔梗 一钱　野茯苓 三钱　綿茵陳 三钱
苦杏仁 三钱　千葦莖 三钱　生苡仁 三钱　塊滑石 三钱
浙貝母 三钱　栝蔞皮 三钱　漢防己 三钱　桑白皮 一钱半
稍清者

王

趙淑珍
程佩玉
馮文香

一

程氏内科醫案

第九册

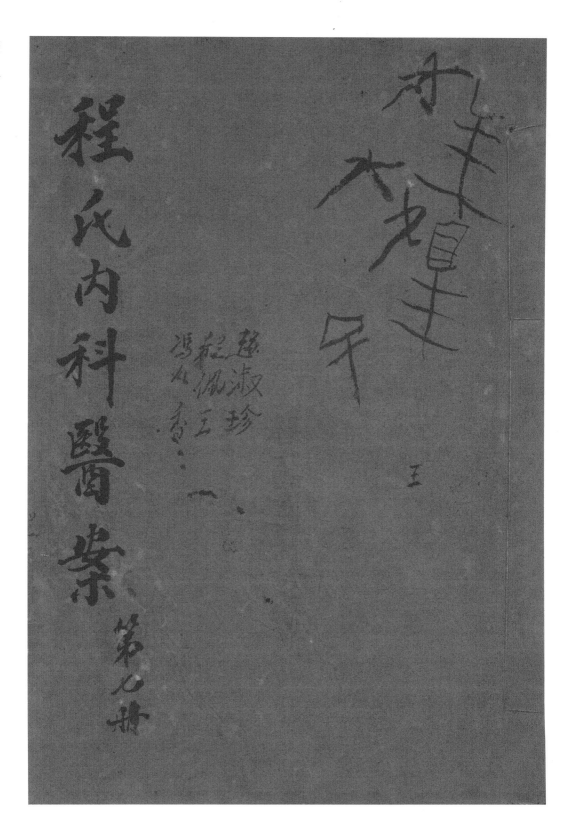

惠民
道南兩先生：

昨日會後，未作晤談，不揣冒昧，匆匆返校，茲特以管見所及，陳述於左右，

對於昨日審定會員證書格式，鄙人個人意見，

這如上「醫師」二字，最為妥當，「醫師」是表示

本人職業資格，「醫生」是同樣意思的稱呼，在

文法上本不抵觸，在證書紅文上亦不重覆，「醫師」

二字因證書紅文上是不可減少的，識見是否是要，

究以為如何，

對於編輯中醫月刊，又是一件重要之事，

前關本會同人學術名譽，醫個中醫之發展，

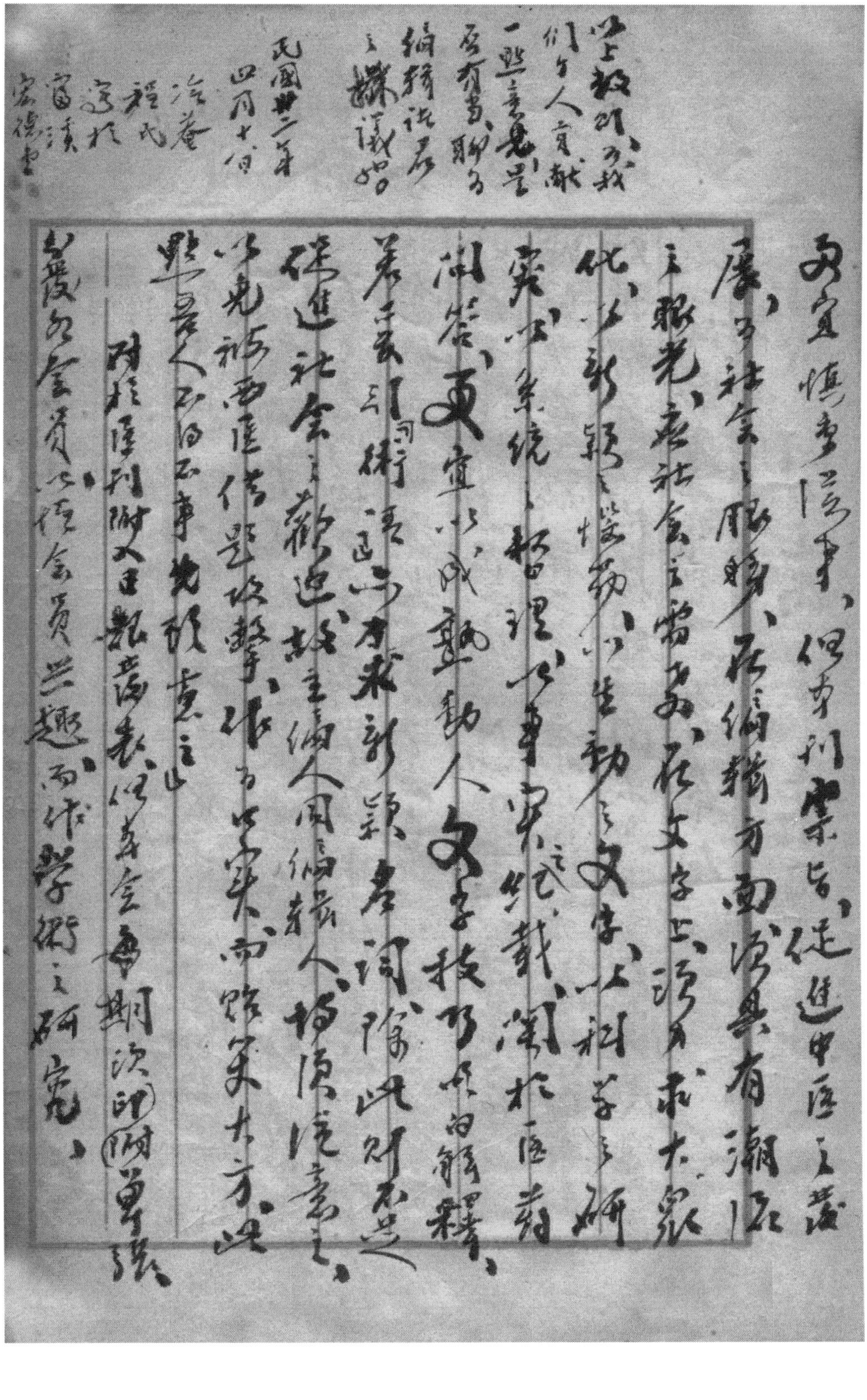
而宜慎重從事，但本刊宗旨，促進中醫之藝
學，與社會之聯繫，在編輯方面須具有潮流
之眼光，應社會之需要，在文字上須力求大衆
化，以新穎之撰稿，以生動之文字，以科學之研
究，以系統之整理，以專門之紀載，闡於醫藥
闡發，更宜以淺顯動人之文字技巧，作白話解釋，
著之於刊，運用新穎考詞，除此則不能
促進社會之觀感，故主編人同編輯人，均須注意之，
[illegible]西醫傳[illegible]之攻擊，[illegible]中醫之實，而[illegible]實驗之方，此
點是人所以不[illegible]者也
對於醫刊附入日報發表，似為妥當，其期[illegible]附單張
或發行，會員入會須繳會費，[illegible]而作學術之研究，
以上數則，乃我們個人貢獻一些意見，並希有當，聊為編輯諸君之參議也。
民國卅二年四月十六日
治庵 程氏 寫於 [illegible]

汪　王东阁

韻韻
韻韻
芬芬
芳芳
芳芳
頎光

十月念壹日方

童年腹膨而脹面色萎黄良由食物太作此為食濕挟滞前用行氣導滞消積除疳殺蟲法良由已除腹大亦消大便解下蛔蟲甚多此藥已應病惟腹中仍有作脹亦當仍以前方出入治之可也

炒川黄連一分　青陳二皮各八分　焦炒黑丑八分　旋覆花一錢

煨洋芦薈五分　稜莪二各一錢　花檳榔八分　漢防己一錢

炒預智子一錢　枸橘梨一錢　川木瓜一錢　大腹皮二錢

淡炒蓬莪朮一錢　舟車丸一錢

頎光閲照　閲山遠陽　萍　萍水相逢　逢

三歲小兒勞瘵 勞勞瘵瘵 勞瘵之人 勞瘵之人

吳 溪南

溪南

桃源

桃溪

汪源

黃源

身體

十月念一日方

三歲小孩病延日久潮熱不清以致咳嗽面色蒼白肌肉削瘦煩躁不寧此病已成童癆為癆積化熱前用清癆湯稍得見效再照前方加減

鱉血拌炒銀柴胡五分 小生地錢半 黑元参八分 鱉炒丹皮八分

炒炒黃連五分 金扁斛錢半 甜杏仁錢半 栝蔞皮八分

煨洋参八分 生白芍五分 川貝母五分 桑白皮八分

黃柏八分 鹽水炒知母錢半 鮮枇杷叶二片

擬月余膏方

身熱發燒內汗脈弦舌白此熱入陽明經症

吳 横閘

小生地三錢 炒知母三錢 生白芍一錢 炒黃柏八分

麥冬三錢 生石羔三錢 車前子三錢 粉丹皮一錢

花粉三錢 青蒿節三錢 通草八分 浮小麥三錢

拾月念六日方

濕熱熏蒸於肺胃之間 致咳吐沫 脈濇若

庚此為濕熱未清 急以茅根白虎湯主之

淡茅根八分 薏米麦一錢 千葦莖三錢 廣陳皮一錢

生石羔三錢 姜汁炒川連三分 苦桔梗一錢 野赤苓三錢

炒知母三錢 苦杏仁[illegible] 鼠粘子三錢 旋覆花三錢

拾月念八日方

槿 火口

我從此離別故鄉到異鄉東飄零

生離死別乃人生最痛心的一幕

濕濕

塘

湯

木

塘下

濕熱之病熱傷津液 內熱不清 舌苔光剝微
黄含無津液 脈細數 大便不通 病延一匝月 近
日更劇 症情甚重 急以甘平養胃生津退
熱爲方
小生地三 鮮斛三 金石斛三 淨銀花三
墨元參三 麥冬三 枯條芩二 焦山梔衣八分
天花粉三 丹皮二 人中黄六 雪梨皮三

桂月念捌日方

童年體素虛弱 脾胃不調 致食積成疳
濕熱留戀 於是潮熱往來 腹痛且脹 形寒

小

程　坊坑

制度此方極也前用清肺法已效當仍以
前方加減主之
鱉血拌炒銀柴胡八分　黃柏錢泡水炒　鱉甲炒錢　預智子錢
紫炒西秦艽七分　炒丹皮錢　煨使君子錢　焦神麯錢
青蒿節錢　炒白芍錢　炒梹榔錢　炒枳實錢
濃炒條芩炭錢　煨廣木香分

拾月念八日方
小孩咳嗽瘧綿大便下痢症情甚重當以宣
肺除痰冀見鬆則吉否則有瘧厥之變
苦杏仁錢　西萊菔分　陳膽星分

雁飛初到楚江秋叫破衡陽一段愁寂寞西風

咳因瘧後發咳嗽點 灯州

淅貝母 大 苦桔梗 下 天竺黄 小 辰茯神 上

衣蔞皮 上ラ 草薢 蓮 上 蟬衣 下 酒炒條芩 下

十月廿八日方

潘

調理八脉以緩白帶而化濕痰

上川炒茺獨活 上 五加皮 上 菟絲子 上 炒金櫻子 上

上川炒延胡索 上 小茴炒當歸 上 炒椿白根皮 上

旱蓮草 上 炒干圓 上 益智仁 上 炒升麻 上ラ

炒川芎 上 豨薟草 上

拾月念九日方

鄧 省儀

多濕之邪侵入太陰與陽明之經致寒熱交

何
瀾架

作稍有咳嗽而乳房又有紅腫疼痛此風
寒未解法當疏散
鱉血炒柴胡八分　前胡三　橘核半　杭甘菊錢
薄荷尖錢　苦桔梗三　酒炒姜蠶三　丹皮錢
象貝母三　苦杏仁三　牛蒡子三　酒炒條芩錢
十月廿日方
寒熱已減頭痛亦瘥惟手指作麻羹出蔓抖轉云
須知此屬餘邪竄入經絡當以搜風活絡
之風藥乃和營衛法（荊芥包）
明天麻錢　殭蠶沙一錢　炒桑寄生三　炒桑枝三

學精術也精名士名醫進實矣

善人六集已傳秘傳未逢年義

程 尤溪 二十三

青蒿梗三 好銀柴胡三 炙鱉甲三 阿膠珠三

桂枝水炒白芍 石決明三 穞豆衣三 代赭石三 伸筋草 六

十一月初二日方

肝氣抑鬱，氣機結滯，遂致胸脘之間或痛或脹，殊不寬暢，飲食漸減，精神疲倦動乏，脈息俱帶弦象，是屬肝胃之病，法當疏肝行氣和胃為治。

吴茱萸八分 拌炒川連一分 枸橘梨三 土炒當歸須錢

桂枝泡水炒白芍錢 蜜炒金櫻子錢 酒炒青木香 半

青陳皮二度各錢 土炒延胡索錢 酒炒青桃柳三

吴 星門

炒枳实一钱　旋覆花三钱　代赭石三钱　酒炒義术一钱

酒炒京三稜一钱

十一月初旬

湿热鬱蒸，移肺胃，為咳嗽吐涎，前用宣肺

開泄法，已得見效，兹當以前方加减，毋庸

他求，免致反弄成損

南杏仁一钱　桑白皮一钱五分　款冬花一钱　川蝉衣八分

象貝母三钱　馬兜鈴二钱　千葉蓮二钱　米仁三钱

栝蔞皮三钱　百部一钱　苦桔梗一钱　酒炒枯芩一钱

枇杷叶两片　佛須花二钱　炒甜葶力子一钱

學稽衛也精　名李君醫瑄字啓

人蔘已六隻併枇杷併兩斤載

汪藏侯

十一月初三日

五歲童女，始因食濕化痢，赤白相雜，今痢雖止，濕熱痰氣不清，肺氣窒阻，致遍身浮腫，頭面足俱腫，咳嗽不爽，治宜以宣肺降痰利氣爲方

苦杏仁二錢　赤苓皮三錢　豬苓皮三錢　桑白皮二錢

冬葵子三錢　米仁三錢　川萆薢三錢　冬瓜皮二錢

浙貝母三錢　防己三錢　大腹皮三錢　粉丹皮一錢

畢長衛

十一月初四日方

病屬濕氣互聚，致蒸源已有數月，以致面目

汪

小姊澤

浮腫腹脹不和飲食漸減脈弦苔白此乃濕氣
挾痰疏解當以行氣理濕為治
香附 陳皮 厚朴 各一錢 澤瀉 檳榔 各八分 縮砂殼 五分 福澤(炒) 茯苓 二錢
大腹皮 二錢 砂仁 枳實 各五分 蘇梗 二錢 苦杏仁 二錢
冬瓜皮 二錢 青蒿 八分 秫茯 二錢 苓皮 二錢 生姜皮 八分

十月十一日方

腹痛下痢赤白相雜晝夜二十餘次歸濃苔灰黃
舌紅此為滯下為食濕積滯化[illegible]痢疾情
甚重治當以導滯除痢為方
川連(炒) 枳殼(炒) 川木香 各五分 酒炒條芩炭 各錢 丹皮炭 各錢

文昌閣(裏)朱塵神靈顯赫

閶亭灣中三又承兒望月

赤砂糖拌炒焦菴半 生地炭三 銀花炭三

炒枳實錢 生梹榔錢 黃柏炭半 地榆炭錢

白頭翁三 炒大赤芍錢 大小薊三

汪

長湖程

長興

十一月十三日

風寒之餘邪未清則入三陰之脈發熱寒熱之痞

隔日一次略有嗽咳脈濡数此風邪未解也

以小柴胡湯加減主之

當歸身拌炒柴胡八分 炒常山苗三 炒青蒿三

煨草果錢 炙鱉甲三 象貝母三 青蒿節三

炒知母三 炒梹榔錢 赤苓三 粉丹皮錢

汪 小佐潭

姜汁炒川連八分 橘紅錢 炮姜 紅棗二個

十月拾三日加減

秋受濕熱，冬則下痢赤白相雜，腹痛後重，

□濟黃白，此濕熱挾滯，宜用導滯除痢法，

已得見效，茲以前法加減

川連四分 拌炒川萸一分 淡炒條芩炭錢半 炒升麻炭八分

焦山查三錢 炒枳實錢半 紅芍炒 丹皮錢半

焦檳榔錢半 炒赤芍錢半 炒銀花三錢 生地炭三錢

煨葛根錢半 白頭翁三錢

拾壹月拾叁日方

王屯溪 左

太陽橋 孫似竹丁 一盞

太陽橋 孫似燈 一盞

萬

留溪

塘下潭寒雁襟兄

塘下潭寒雁姑丈

久咳傷肺，肺陰不足，虚火上炎，乾嗆咳嗽而喉癢背寒，面赤手心發熱，此為虚火潮熱也。病延日久，肺之清肅已失，金燥，金水已虧，漸入肺癆之途，所以脈象尺部俱見弦數，治宜二冬元鱉甲湯加減主之。

蜜炙兩冬元一錢半　地骨皮三錢　青蒿節三錢　蜜炙款冬花一錢

生鱉甲五錢　生白芍一錢半　蜜炙鼠粘子一錢　川貝母二錢

鱉血炒銀柴胡八分　炒知母三錢　胡桃核一錢　甜杏仁三錢

蜜炙款冬花一錢　鱉血炒丹皮一錢　枇杷葉一片

十月十三日方

陽氣不足，寒飲積聚於胃，胃囊逆，黃水吐，
胃氣痛之病，綿綿而減，治宜溫通胃
陽，以除寒飲。
吳萸汁炒川連三分 姜半夏錢半 砂仁末 製厚朴一錢
炮姜炭一錢 蓽撥五分 煨白豆蔻仁八分
高良姜 青陳二皮各八分 桂枝四分拌炒白芍一錢
煨生姜一錢 焦檳榔一錢

十月十五日方

高年咳嗽氣逆，是為體元虛弱，風寒
襲入肺家，肺失清肅，以致咳纏綿

文

汪 黄口

高低上下武武武

浮萍 杏白果 為風寒未解 淡豆豉 麻

書法治之

鬱貝 麻黄 外 玉蘇子二 生甘草八分 旋覆花二

苦杏仁二 苦桔梗一 橘紅八分 栝蔞皮二

象貝母三 款冬花 炙 紫菀一

枇杷叶 炒

十一月十九日

風濕化熱濕于皮膚發爲癬風有如痲風之類

上達于頭下至腎囊以致四肢背脊之間俱為

發出甚多破流黄水搔癢無休嫩抑作燥

桃花
期水
月華
水
汛信
重
屯溪水
潮水水

起經多年每至秋令必為舉發重為風
濕病菌潛伏已久不易消滅法宜以利濕殺菌
清血解毒
炒梔 黃連參 粉丹皮二 苦參二 川萆薢二
驅風蓖麻子 炒黃柏錢 蒼耳艸二 蜆蜻花二
白鮮皮二 土茯苓二 防己二 赤苓二
槐角二 豨薟艸二
擬壹月念日方
咳嗽潮熱是為久咳傷肺之陰而虛肝火有餘
此肺病之右養前用桑菀鱉甲煎法積滯

我有萬分相思向誰說
我有萬分相思向誰說

我有萬種傷情語人也 我有萬種傷情語人知

月潮 桃花 水 風月 風月 汪地讀

見鬆右手關部弱息似帶弦數是木火
炎金之衡宜先當再以養陰潔水涵木
桑葉炒銀柴胡八分 桑葉炒鼠粘子錢 甜杏仁三錢
炒焦黃連八分 西藏紅花錢 桑葉炒川貝母錢
生地三錢 甜桔梗錢 瓜蔞根二錢 野百合二錢
百部錢 桑葉炒知母三錢 桑葉炒桑白皮錢
地骨皮二錢 枇杷葉刷毛
十帖 五月廿六日發方
潮熱已減咳亦相應舌絳已瘥二兩脈已和
惟面色未復飲食未佳是陽胃未復

人格清高

清高謝

誥盧方

本方藥須加減而治

製香附錢半 炒枳殼 萊菔子 大腹皮三錢

炒白芍 歸身一錢五 延胡索 青木香 五分

炒山楂 佛手柑 八分 焦麥芽 三錢

鮮竹茹一錢

十一月廿四日方

大腹左边有形成塊，按之躁滿，腹膨脹，延移瘀

痛之後，是爲濕熱留聚，移腹募之内

周年余病，肝氣疏泄等滯，法當固而致

最宜理氣之法爲治

汪 左溪

炒桂黄連不 顆智子三 蓮鬚錢二 炒黄柏錢

煨洋芦荟八分 煨肉蔻三 京三稜錢 川木瓜八分

使君子三 青蒿梗三 去心檳榔錢 炒枳實錢

枸橘梨二 小青皮錢 香櫞皮三

十一月廿四日方

休息痢迄今年餘依然未愈二痢下赤白稠

雜腹脹痛不和此爲脾陽失運濕邪不化消

化不良當以溫運之法治之

製附子先 砂仁拌炒大熟地 鹿角霜

肉桂 吳萸拌炒川連 炒當歸

高藏干

干姜 拌炒五味子 煨白豆蔻仁 炒白术
破故紙
十二月念五日方
新寒感燒咳嗽不爽胸脇作痛脉弦右白
此為温疫氣傷寒之病為肺氣不宣疫
氣所阻當以宣肺清疫理氣為方
苦杏仁三錢 玉蘇子二錢 絲瓜絡二錢 刺蒺藜二錢
浙貝母二錢 前胡二錢 依善衣二錢 鼠粘子錢半
苦桔梗 炙白前錢半 千年芸二錢 生米仁二錢
橘紅八分 炙枇杷叶兩片

李屯溪

十一月念五日加減

小孩因感受風熱，壅于肺，肺失清肅，以致咳嗽不爽，痰氣不宣，遏致身熱發燒，兩邊頸項起爲痰核，前用消痰利氣清肺退熱法，頸項結核已經消散，身熱亦退，是藥已應病，惟咳嗽不清，是肺氣尚未宣暢，所以前方加減

南杏仁二錢　玉蘇子八分　桑白皮八分　生甘草五分

象貝母二錢　牛蒡子五分　括蔞衣五分　炙枳殼二錢

苦桔梗七分　蟬衣八分　葶藶七分　粉丹皮五分

連翹衣五分　炒川黃連三分　赤苓五分　枇杷葉去毛

友 榆村

部 隆年

十一月念五日方

濕熱薰蒸於內肝胆之火引其上行則為耳痛

前用龍胆瀉肝湯已得見効 宜照方出入

龍胆艸 青蒿子 炒條芩 夏枯艸

炒黃連 綿茵陳 粉丹皮 杭甘菊

焦山梔 飛滑石 連翹 苦丁茶

石決明 赤苓 荷叶邊 青圓 梅湯

十二月念五日方

三歲女孩咳嗽潮熱形容憔悴兩月起而障

驕鼻梁紅腫舌苔色紅少津病延日久已成

童勞之途前用清熱清肺法雖得見效但病情已深殊不易圖治茲與前相減治之

炒生黃連八分　天花粉錢半　炒知母錢半　鹽水炒黃柏一錢

鹽水炒銀柴胡八分　金石斛錢半　甜杏仁錢半　鹽水炒桑白皮錢

大生地錢半　黑元參錢半　川貝母錢　鹽水炒丹皮錢

枇杷叶去毛一片　細桑枝錢

十一月念八日方

畢柿樹卷

稚歲不能滿口生多白屑甚多舌上與上腭俱已發生舌瘡色紅身發熱頗內熱甚重有傷津液法當以甘寒清熱生津解毒

謝 社屋前

大生地 錢 花粉 錢 焦山梔 八分 人中黄 八分
黑元參 錢 炒知母 錢 銀花 錢 炒淡黄連 三分
麥冬 錢 炒黄柏 一錢 丹皮 八分 鮮白馬蘭根 七根
鮮竹葉卷心 七个

十一月念九日方

濕熱留佈於腹募，致大腸脹，左邊且起硬塊，面黄肌瘦，神疲納減，是以黄疸腹脹之萌芽。兩次用苦参平肝法，已合病機，脹已減，陰塊亦消，小便俱通，飲食亦增，茲擬再以前出入。

另呑 蛻

聖濟鱉甲煎丸 二錢 淡炒蓮 薏米 二錢 淡炒穀芽 二錢

三

屯溪

酒炒北黃連 五分　泔炒京三棱 一錢　泔炒使君子 三錢　泔炒黃柏 八分
煨洋芦薈 半　樹橘葉 三　三分檳榔 一錢　炒枳實 八分
酒炒銀柴胡 八分　泔炒鱉甲 三　小生地 一兩　川貝 八分

十一月念九日方

金水不足，木火有餘，逐致咳嗽潮熱，晚夜
中挾血，此為咳甚則肺金被灼而傷肺絡，故
血從咳出，是為清肅之失其權，并將清肺
上血而退潮熱

鹽水炒小生地 三　鹽水炒丹皮 三　鹽水炒薏苡仁 三　藕節 二枚
黑元參 三錢　黃柏 八分　鹽水炒知母 三　枇杷葉 四片　天花粉 二錢

汪 藏溪

金石斛三 地骨皮三 叭噠杏仁三 薑炒 象貝母三
蒸百部三 蜜炒桑白皮三
拾壹月三十日方
傷寒邪入太陰致肺氣不降咳嗽氣逆不能平
臥咳甚則痰閉胃膿咽喉關痰聲不絕脈
弦苔膩此為痰氣交阻即傷寒症之類是以麻
杏法治之
蜜炙麻黄六 細辛四 姜半夏三 炙甘草八分
光杏仁三 玉蘇子三 橘紅三 旋覆花三
象貝母三 苦桔梗三 枳殼三 炙款冬花三

茯苓三

謝　秋官巷

於戊月兩十二日

冬溫之邪內犯乎肺，肺失清肅，是以咳嗽[illegible]

疼痛，身熱甚燒，甚至夜中扶坐，或有寒

體，大便秘結，小溲短少，舌絳較苔白，口渴，此溫

邪未解，法當辛涼清肺為治

苦杏仁半　鹽水炒丹皮錢半　鹽水炒車前子三錢

象貝母三錢　鹽水炒[illegible]根二錢　藕節　[illegible]三錢

茯苓衣二錢　青鹽陳皮錢半　鹽水炒苦桔梗三分

枇杷葉包　鮮茅根十根　鹽水炒桑白皮

屯溪

上館 右 十弍月初壹日方

婦人經期數月未行，腹中作脹，兩手關部脉息俱
帶弦數。據此情形，似屬重身，奈因肝肺二家尚有伏
邪留踞，以致肺氣不宣，厥陰之熱上升，清陽於是
背脹，潮熱時見，內謀恙，又作咽喉之間不時有熱邪上犯，病
性如是，殊爲複雜。治當先以銀胡、蒿、苑、鱉甲陸

銀柴胡壹　法制胡黃連六　象貝母八　環蒼蓬
西紫菀錢　青蒿節三錢　苦桔梗錢　大麻仁錢
炙鱉甲錢　苦杏仁三錢　炒瓜蔞皮二錢　桑白皮錢
炒丹皮錢　地骨皮三錢

謝 社屋前

十二月初五日方

冬溫之邪挫入肺胃嗆咳咳嗽痰中挾血前
前章涼清肺法嗆咳已退咳嗽亦減血亦漸
已大便已解惟營分之熱尚未盡清前例
照前法加減

南杏仁泥三 辰茯神三 炒知母三 冬瓜子二錢
浙貝母三 西洋參錢半 焦山梔衣二錢 赤苓三
栝蔞衣三 根三 丹皮錢半 炒川連三分 鮮枇杷葉

又 十五歲

十二月初五日方

寒濕積聚於募原致左腹有形成塊漸之滿腹

鄭

尧上

瞤脹面黄肌瘦，三次用蘆薈平肝，引氣道導滯

法，諸恙俱減，惟腹中之氣未清，當以前方出入

合丸劑治之

炒蓮藕粉一兩　肉果八錢　桂實四錢　使君子一兩

炒京三棱一兩　枸橘梨一兩　川木瓜一兩　焙淨蘆薈四錢

炒黑丑一兩　煮檳榔一兩　頭翳子一兩　炒胡黄連四錢

炒當歸一兩　炒延胡索一兩　炒白芍四錢　炒川楝子一兩

焙炙鱉甲一兩　煨草果一兩

十二月初六日方

風濕襲入少陽，阻於耳竅，致以左耳側漫腫根以上

王 屯溪

瘀痛遊走不定，繼而面目俱為紅腫燃熱，起泡，身壯發燒，口渴，苔白黃紅少津，此面遊風之症也，書以普濟清毒飲加減治之。

清炙柴胡八分　甘菊三錢　炒川連八分　板藍根三錢

薄荷六分　象貝母三錢　焦山梔皮錢半　連翹子三錢

苦丁茶三錢　蟬衣八分　牡丹皮錢半　天花粉三錢

金銀花三錢　大青葉一錢　鮮生地三錢

十二月初六日方

再以除疫寧咳為法

蜜炙麻黃三分　生[illegible]錢半　生白前錢半　衣姜皮錢半　蜜炙八

曹

楊梅共

蜜炙兜鈴子一錢 炙甘草三分 青蒿節三分 枇杷叶去毛

苦杏仁三錢 象貝母一錢 蜜炙紫菀一錢 桑白皮蜜炙一錢五分

蜜炙款冬花一錢

拾弍月初七日方

風寒侵入肌表，表失疏達，遂致洒寒發燒，頭痛背脹，脘悶，脉浮數，苔薄白，此屬風邪未解，當以疏解為法

荊芥一錢 西秦艽一錢 紫衣蘇三錢 防風一錢五分 赤苓三錢

蔓荊子一錢 蘇叶子一錢 苦杏仁三錢 車前子三錢

薄荷尖一錢 牛蒡子一錢 前胡一錢半 酒炒條芩一錢

張 大嫂

十二月初七日方

幼童下痢赤白，晝夜多次，腹痛後重，脉細苔紅微黃，少津，神疲目呆。此爲痢疾危候，甚重。治當滌除積滯，以冀見效則吉。

川連（吳萸汁炒）三分　炒枳實一錢　炒麥冬三錢　炒白芍一錢　焦神麯一錢　焦楂肉一錢半　生地炭一錢　阿膠珠一錢半　焦白芍一錢　炒銀花一錢　炒丹皮一錢半　酒炒條芩一錢

鄭 沖上

又　十二月初八日方

濕熱侵入少陽，發爲大頭瘟之症，漫腫不休，色紅燃熱，面目俱腫，起爲紫泡，壯熱口渴，此内

怯大塢

熱難眠昨前用普濟消毒飲法左边漫腫已
消右边較劇此熱邪未退當以清瘟敗毒
飲治之
鮮生地三錢 生石羔三錢 粉丹皮一錢半 板藍根三錢
根天花粉三錢 炒川連八分 净銀花三錢 車前子三錢
焦山梔衣一錢半 人中黄八分 炒條芩一錢 黑元參三錢
鮮大青叶一錢半 鮮竹叶心廿根
十二月初八日方
痢下赤白腹痛後重昨用除痢合滋陰
法白色已除紅色較多此陰分已傷二病情

朱 崖風

甚劇，亟宜滋陰止衂

生地炭三錢 地榆炭一錢 炒麥冬三錢 牡蠣三錢

丹皮炭二錢 焜葛根一錢 炒白芍二錢 烏梅炭一錢

銀花炭三錢 阿膠珠三錢 炒歸身三錢

十二月初八日方

溫熱之邪內犯於肺，致咳嗽總燒，此肺氣不宣，溫燥未解，當以辛涼清解

苦杏仁三錢 蒸炒桑白皮三錢 赤苓三錢 苦桔梗八分

浙貝母三錢 炒知母三錢 枇杷葉二片 小生地三錢

竹茹衣 根 活米仁三錢 丹皮三錢 炒車前子三錢

鮮竹捲心十五根

趙
椿村

三月初八日方

經停四月，至上月底邊突然而來，來時甚多，色紫成塊，此停經已以通暢，原是好象，奈因半月已來，總未盡淨，其瘀阻未以盡除，氣血仍然失調，所以腹中仍有脹痛，治當以行氣和血爲治

酒炒歸尾二　炒丹參錢　澤蘭叶錢　西砂仁八分
酒炒赤芍錢　川紅花八分　製香附二　炒延胡索二
炒川芎八分　（蘇）（因）　煨川木香八分　炒丹皮八分
廣鬱金錢　酒炒黄連三分　小青皮錢

鄭 沖上

程 臨溪

十二月初九日

兩目紅腫已清惟神疲靈弱自汗不收此

邪解正虛法當清理之法投之

小生地三 生白芍三 金石斛三 生牡蠣杵三

麥冬三 生芪皮錢 酸棗仁三 阿膠珠三

甘草三 天花粉三 浮小麥五

拾弍月初九日方

咳嗽咯血，色鮮紅或挾痰血兩年歸息俱為洪

大右寸微黃而燥起經匝月尚未痊癒近日更

劇此屬肺熱而咳，咳甚則血絡受傷故溢上升

生綿紋軍五分

曹

而肝木之火亦為太旺所以肺金被灼愚見當
先以清肺止血使血得止然後再當清肺除咳
則可全愈

鹽水炒鮮生地三錢 青鹽陳皮八分 鹽水炒銀花八分
鹽水炒川牛膝三錢 川紅花五分 鹽水炒車前子三錢
鹽水炒粉丹皮三錢 鹽水炒茵草根三錢 甜杏仁去皮尖三錢
川貝母去心五分 鹽水炒衣姜衣三錢根三錢 藕節五
鮮茅草根十根 鮮枇杷叶去毛一兩包

十一月初九日方

寒熱已平唯臂痛不止此肝火上升移少陽經

郃 隆阜

修治當龍膽瀉肝湯主之 福瀉錢
龍膽草錢 石決明三錢 青黛三錢 海金沙三錢
丹皮錢 枳殼錢 甘菊錢 米仁三錢 綿茵陳三錢
焦山梔元錢 車前子三錢 飛滑石三錢 赤苓三錢

十二月初九日方

三歲女孩自秋令患之病以來潮熱咳嗽飯但不
清及而形容憔悴骨瘦如柴煩燥不寧此為
童子癆之病也雙目已經失明鼻梁又為
潰爛雖一再滋陰降火清肺退熱法雖
見痊病機根不撥發此損極不復已成癆病

鄭 冲上

已不治矣勉擬一方[illegible]圖萬一 以盡人事而

小生地錢 生白芍八分 桑葉炒浙貝錢 茯苓皮錢半

黑元參錢 粉丹皮錢 衣萋 衣八分 根錢 桑炒懷牛膝錢半

炒知母錢 南杏仁錢 金衣皮錢 米仁錢半 防己錢

十二月十一日方

用生脈散法意已陳 自汗亦收 神氣已復

惟頸腋與耳根之間 猶有瘡痛 未可輕

清調淺可也

小生地三 金石斛三 杭甘菊錢 絲瓜絡二

生白芍二 炒[illegible]錢 三分 桔梗錢 生苡皮二

怯病 壹張

石决明三 車前子錢 杏仁泥錢 象貝母錢
生甘草錢 浮小麥三 酸棗仁錢
十二月十二日方
據述前下赤色已除而白色又多或而帶
濁神疲氣逆目呆無神此正氣不足誠恐
虚脫在即扶正固脫之法治之
炒大生地錢 黄芪錢 炒白芍二 淮山藥二錢
阿膠珠錢 炒於术錢 炒五味子四 煅牡蠣錢
炙龜版錢 米炒西路黨參錢 炒麥冬二 柏仁霜
酸棗仁錢

十弍月十一日方

產後子宮下墜今雖收縮但有腫痛且有燒熱此營(衛)失和法當以柴胡四物湯加減

炙柴胡八分　炒當歸三錢　川紅花五分　絲衣絡三錢
炒川芎五分　砂(拌)仁八分　炒荊芥五分　延胡索錢
炒白芍錢　廣皮錢　炒丹皮錢　加木[illegible][illegible]

十弍月十一日方

花甲有三之年突然小便癃閉點滴而出搖不能寬暢此屬肝氣不舒腎氣下墜法當疏肝而舉腎氣為方

趙 榆村 診

吳萸八分 拌炒川連六分 羌獨二活各一錢 砂仁殼一錢 酒炒車前子三錢
小青皮三錢 台烏藥三錢 大腹皮三錢 香白芷八分
五茄皮三錢 製香附三錢 炒升麻六分 旋覆花三錢

十弍月十二日方

用行氣調經法 腹痛已減 瘀血亦除 惟白帶較多 此爲瘀血化水 溼於胞經 殘爲白帶 亦當再以前法加減

大腹皮三錢
炒當歸三錢 阿膠珠三錢 川紅花一錢 製香附三錢
炒白芍一錢 益母草三錢 煨川木香一錢 五茄皮三錢
炒丹參一錢 澤蘭葉一錢 炒柴胡八分 杵砂仁一錢

程臨溪

十弍月十二日次方

咳嗽失血昨年咳息洪大是屬肺失清肅血熱上逆用清營止血法咳息洪大已低血亦減輕但交晚咳急血出何然左右浮黃之色是胃熱未除肺熱亦得清當再以前方加減

藥炒鮮生地三　川紅花八卜　藥炒銀花三　桑白皮三（蜜炙）

藥炒懷牛膝三　炒條芩　車前子三　甜杏仁三（去皮尖）

藥炒丹皮三　炒竹茹三　藥炒知母三　黃柏卜　川貝母二（去心）

衣姜衣三　天花粉三　枇杷叶（去毛）兩片

章安　拾弍月十二日方

程臨溪

八歲女孩自秋病後不時潮熱咳嗽近來更
劇每至夜晚則虛火上升緣耗其紅少津
此肺金已虛津液不足當以甘平清肺退熱
甜杏仁錢　青蒿六　薏米炒桑白皮錢　中生地錢　炒蔞黃連五
苦桔梗錢　炒知母錢　炒黃精四分　麥冬錢
川貝母六分　地骨皮錢　銀柴胡八分　枇杷叶一片

薏米炒鼠粘子八分

拾弍十四方

風熱侵入少陽發為面遊風之症面目浮腫
燃熱作燒前用辛涼清解左邊浮腫已消

木

槐梅

右边又腫此為風熱未解遷延之不宜專以苦寒治之
薄荷五分　夏枯艸錢　炒川連八分　板藍根錢
杭甘菊分　粉丹皮分　焦山梔衣錢　石決明（杵）錢
苦丁茶分　連翹錢　根生地錢　車前子錢
衣萎花分　天花粉錢　冬桑皮分

拾弍月十六日方

冬温之邪內應乎肺，肺之氣不宣，咳嗽身燒遍身
與脇肋背痠痛，脈弦苔白微黃，此痰氣傷營之病
法當宣肺消痰退熱為方
苦杏仁（去皮尖）錢　刺蒺藜錢　姜汁竹茹錢　絲瓜絡錢

程臨濮

象贝母三 苦桔梗一钱 杏仁三 炒苏子七（研） 赤茯苓三
拣薏仁三 干苇茎三 冬瓜子三 枇杷叶两片（去毛）

十二月十七日方

咳嗽吐血，脉息洪大，两次用清肺止血退热法，
血已渐减，而咳嗽未清，身体瘦瘠，胃纳不
佳。此属热退正虚，当以出血过多为
病中必有之常态，前方仍照原方加减。
南杏仁泥三（去皮尖） 茜根炒炭三 蛤炒细生地三（鲜）
蛤炒象贝三 炒薏仁三 蜜炙桑白皮三 鲜枇杷叶五片（去毛）
甜桔梗一钱 白茯苓三 姜炒半夏一钱 [illegible]扁斛三

程 臨溪

生白芳士 龔先生

汪 汨坑

生牡蠣三錢 通草一錢 藕節七個 蛤粉 地榆 山藥二錢

十一月十六日方

八歲小孩潮熱咳嗽吐紅廿津此病大傷陰分周

清歸邑理法潮熱已減宜以前方調治

銀柴胡一錢 百部八分 地骨皮一錢 青蒿節一錢

炒黃連三分 蛤粉炒貝一錢 炒知母一錢 枇杷葉一片

生地一錢 補骨脂八分 積智子一錢 桔梗八分 甘草五分

拾弍月十六日方

濕火上升於太陽餘絡致頭痛亦嫌不能安

眠 錄數 黃白 兼紅 是為濕火不降 未能從而

姚 冲上

仍以清法為清營洩利中佐而除濕熱
炒川連四分 丹皮錢 赤苓三錢 飛滑石三錢
焦山梔衣錢 川鉤藤錢 茯苓三錢 車前子三錢
龍胆炒錢 海金炒三錢 福澤瀉三錢 炒黃柏八分
石決明三錢 杭甘菊錢

十二月十九日方

濕邪留戀於脾胃之間始覺寒熱而
咳嗽迄今日久依然濕熱未清脈細苔白而膩
此為寒飲之病法當以廉素含濕中之品
治之

叶田冲

蜜炙麻黄五分　姜半夏錢半　炙蘇子（杵）二錢　旋覆花二錢
杏仁（去皮尖）三錢　廣皮錢半　枳殼錢半　製中朴七分
象貝母三錢　炙甘草五分　大腹皮三錢　炒（赤）茯苓三錢
蜜炙桂枝三分

十二月十七日方

體質乾枯血液不足（喉）癢纏綿不清近來語
恙俱平惟兩足腰痛每至下午更劇不能
步履艱細甚是此屬濕邪下注經筋絡而
氣血不能循行經絡當以利濕而通經
絡

章

中门

羌獨二活各錢　威靈仙錢　酒炒歸尾錢　赤苓皮錢
五茄皮錢　宣木瓜錢　酒炒赤芍錢半　酒炒防己錢
西秦艽錢半　酒炒桑枝五錢　酒炒牛膝錢　老松節錢
稀薟草錢　絲瓜絡錢

十二月十七日方

脾土不足，陽氣又虛，以致腹脹痞滿，由來已久。此爲寒氣客於腸外，名爲腸覃。久之而氣血亦爲凝結，腸氣下墜，大便下血，有時更爲下墜。前用堪補下焦法，已見小效，亦當照前方加減治之可也。

戴 桃橋

淡附片二 黄芪三 炒萸肉钱 丹皮钱 升麻钱
肉桂心二 炒杜仲钱 淮山药四 炒川芎二 炒地榆三
陽春砂仁二 拌炒大熟地八 小茴香二 拌炒當歸八
干姜二 拌炒五味子四 炒槐花米钱 阿膠三
禹餘粮两 赤石脂两 炙龟版三 紫丹参三
桂枝五 拌炒白芍四 懷牛膝三 以上共研细末用蜜為丸

十二月十八日方

冬溫之病，身熱發燒，咳嗽，用宣肺清疹退熱法，咳嗽已減，身熱不退，壹以前法加減

程

臨溪

苦杏仁三 桑白皮蜜炒知母三 車前子三
家貝母三 姜汁炒竹茹 丹皮炭 西茅蒲节
衣姜衣二 天花粉三 炒黄柏 炒枯芩二
辰染茯神三 枇杷叶两片

十二月十八日方

咳嗽失血用清肺止血退熱法血止后而復吐此屬肺熱与胃火不清所以大便欠結脈息左手濡部仍帶弦数舌苔黃色未退是肺胃之熱上升致血絡受損血從上溢顯然可知當再以清肺胃之火而除血熱

鮮茅草根十根（十枝）
川紅花八分

鹽水炒鮮生地四錢　鹽水炒丹皮二錢　炒條芩一錢五分
鹽水炒黑元參三錢　天花粉二錢　焦山梔一錢五分
鹽水炒懷牛膝二錢　鹽水炒黃柏八分　鹽水炒知母二錢　炒竹茹一錢
鹽水炒車前子三錢　金銀花三錢　川貝母一錢（去心）　甜杏仁三錢（去皮尖）

十二月十八日方

鹽水炒鮮生地三錢　鹽水炒丹皮一錢　鹽水炒衣裏花一錢（?）
黑元參三錢　炒知母二錢（去皮毛）　炒川貝母一錢　藕節一三（?）
天花粉二錢　甜杏仁三錢　鹽水炒金銀花二錢
鹽水炒桑白皮七分　炒條芩八分　枇杷叶兩片

十二月十八日

胡榆村

風熱窃擾少陽膽絡上升於耳致令耳
竅流膿由來多年不時舉發發則頭
痛耳內流膿甚多是為少陽風熱上升
所致可知法以清泄少陽以熄風熱
薄荷尖八分 苦丁茶三錢 炒黃連五分 銀柴胡一錢
杭甘菊三錢 蟬衣八分 龍膽草一錢 車前子三錢
冬桑叶三錢 石決明一兩 粉丹皮二錢 炒黃柏八分
双鉤藤三錢
十二月廿日方 治
消痰利氣以通痰氣傷寒之二情

李屯溪

蜜炙麻黄八下　炙甘草六分　桔梗一錢之　炒車前子三錢
苦杏仁三錢　生白芍一錢　葶藶子三錢　姜汁炒竹茹一錢
象貝母二錢　玉蘇子三錢　桑皮三錢　絲瓜絡一錢
甜葶力子三錢　枇杷葉兩片

十二月念日方

四歲女孩原無七情之患惟因夏秋之間身熱咳嗽日久未瘳以致陽結於上陰虛於內遂爾頸項之間起為痰核共有多枚漸漸增大體質則漸見虛弱於是潮熱咳嗽不時并發此即所謂童癆結核之候也三次用益金清肺而消結核之法咳

朱梅柳

嗽潮熱已見減，而項結核亦漸漸消小，是藥已應病之
已減除，亦再遵前方加減調治，以圖全愈。但症此時來者
緩而甚則遲暑痛究本寒濕之法不甚適宜還動
照方繼服可也。附方發閱，即希裁政。
銀柴胡一錢　甜杏仁三錢　炒黃連三分　炒丹皮二錢
西秦艽一錢　甜桔梗七分　杭甘菊三錢　青蒿節三錢
鼠粘子三錢　川象貝各二錢　夏枯草三錢　百部二錢
淡昆布三錢　淡海藻三錢　鱉甲　川芎
十二月廿二日方
疫氣傷陰，旋蒸已減，惟咳嗽未停，此脉氣尚

程 太塘

未宜遠 痰氣未淨 仍宜照前方加減

茯苓神三 千年健一錢 黃芪皮一錢 絲瓜絡三

象貝母三 炒甜葶藶子一錢 炒白芍一錢 蜜炙蘇子三

炒瓜蔞皮三 炙甘草八分 橘紅絡一錢 浮小麥三

姜製南星八分 姜汁炒竹茹一錢

十二月念三日方

咳嗽脅痛身熱蒸燒 此痰氣傷寒之證也 當

肺氣不宣 錄古杏蘇白法 宣肺降痰利

氣

蜜炙麻黃八分 杏仁泥三 姜汁炒竹茹一錢 花粉三

戴 桃梅

苦杏仁三 生薏仁三 炒甜葶藶子錢 枇杷叶兩片
浙貝母三 干葦莖三 炙紫蘇子二
蜜炙桑白皮二錢

十二月念四日加減

諸恙已平惟咳嗽未清此肺之清肅失宣
擬法以甘平清肺為方

苦杏仁三 括蔞皮三 百部三 白前蜜炙錢半
象貝母三 甜桔梗錢半 炙款冬花錢半 枇杷叶兩片
桑白皮錢半 馬兜鈴錢半 炙紫菀錢半 甘草八分
米仁三

程太塘

程臨溪

十二月念五日方

向有咳嗽痰飲之症，今感冬溫之邪，侵入肺部，致咳嗽更劇，且有燒熱，脉數，苔白，口渴少津，此為傷寒之症已經化熱，再以清肺退熱為法。仿麻杏石甘湯法

杏仁三
炙麻黃五分　玉泉[illegible]　貝母三　姜汁炒枯芩一
苦杏仁三　括蔞[illegible]蛻殼一　炒甜葶藶子三
苦桔梗一　炒知母三　白前一　千年蓮三

十二月念五日方

咳嗽失血，脉弦，苔白而黃，是屬肺胃之熱，熱蒸

叶 田冲

於上焦因清血降火退熱等法熱已減腥血亦已止是為佳兆惟舌苔仍然白膩大便火結此情證仍是濕熱未解茲再仍以前方加減加入利濕之品

甜杏仁三錢去皮尖 天花粉三錢 白通草一錢 蜜炒桑白皮錢半

川貝母錢半去心 炒知母三錢 白茯苓三錢 鮮生地三錢

衣薏苡三錢 生米仁三錢 粉丹皮錢半 火麻仁三錢杵

枇杷叶一錢去毛 黛蛤散三錢荷葉包 衣薏仁錢半 炒條芩八分

三月十三日方

咳嗽吐血之色而淡帶或滿口而出或痰中挾有

何　黃口

血出此為肺絡已傷金水不足前用清肺止血
法血已得止近日又痰吐出揺屬肺熱不降所
致以甘平止血法
桑炒鮮生地三　桑炒銀花三　川貝母去心二
桑炒川牛膝二　桑炒丹皮一半　甜杏仁去皮尖二
老鹽陳皮一半　桑炒菀粉三　川紅花二
桑炒車前子二 括蔞衣一半　桑炒黃柏二 知母二　鮮茅草根十根 枇杷葉兩片去毛
三月十四日方
小產之後因感冒風邪內犯於肺，肺失清肅
咳嗽潮熱脇肋疼痛腹脹作痛大便有時

程　冲上

秘结，两手脉息俱见细数，苔白唇乾，此为肺热移传于大肠，兼燥之征，当以秦艽鳖甲煎合清肺润燥之品

盐水炒秦艽一钱　炒地骨皮三钱　黄柏　盐水炒知母三钱
炙鳖甲三钱　青蒿节三钱　甜杏仁三钱（去皮尖）　桑皮一钱（蜜炙）
银柴胡八分　生白芍一钱　川贝母三钱（去心）　茯苓神三钱
小生地三钱　火麻仁三钱　炒茯苓皮一钱　枇杷叶两片

二月十四日方

小孩病后延月久潮热不清，咳嗽口渴，形容削瘦，面色苍黑，此为久病伤阴，诚恐变为童痨

陳

許安精

之宗亦擬養陰清肺法治之

小生地三錢　西洋參一錢　炒黃柏八分　地骨皮三錢

銀柴胡八分　青蒿節一錢　碏青化一錢　丹皮一錢半

炒枝連一錢　炒知母一錢　川貝母二錢　枇杷葉三片

車前子三錢

三月十五日方

濕熱互聚肺氣失宣脾胃失調膀胱亦失輸

化之機致濕熱壅塞於六腑流而於皮膚於是

面黃目黃腹大腹脹而肢浮腫小便短少脈濡

苔白此屬黃病腫脹之症治宜三苓合五皮以

趙 藏溪

宣氣機而利濕熱

赭炭二錢 白槿皮三錢 生枳實一錢 杏仁泥三錢

青陳二皮各錢半 大腹皮三錢 赤檉柳錢半 冬瓜皮三錢

漢防己三錢 川萆薢三錢 苡仁三錢 炒黄柏錢半

車前子三錢 生姜皮八分

叁月念四日方

肝胃不和，厥陰之氣逆犯陽明，陽明之胃氣不司

飲食，水穀化為濁飲，積聚膈囊，遂致胃

脘疼痛，痛甚則噯吐濁水，此是胃病，為宜

以剛柔並進治之。

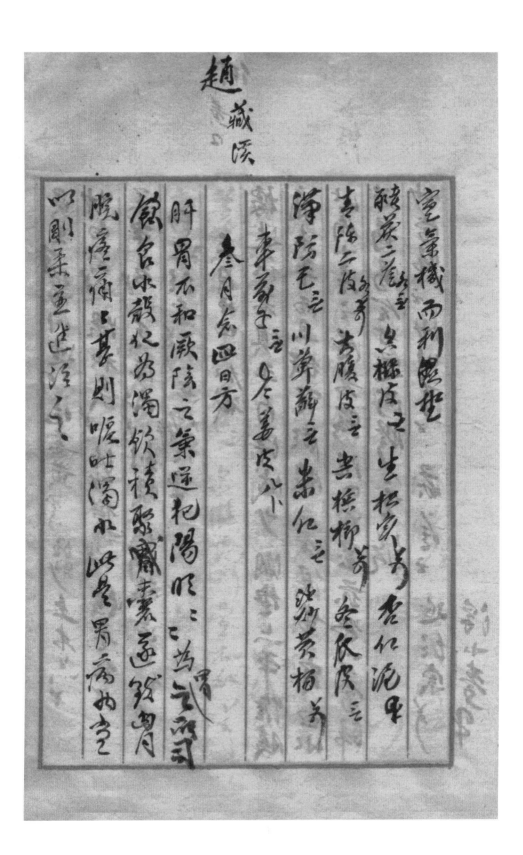

何 黄口

吳萸半拌炒川連四分　片姜黄八分　酒炒生木瓜八分
炒白芍一錢　煨枳實一錢　酒炒梔仁一錢　縮砂仁半
姜半夏一錢　青陳皮各一錢　刺蝟皮一錢　煨益智仁八分
炒延胡索一錢　西砂仁杵半

三月廿四日加減

據述諸恙俱平，自汗減少，潮熱亦平，惟腹
痛未平，而且微有撤脹，二便俱帶有血水，
此屬小產之後，惡露阻而血室未淨，以當歸
芍藥湯合甘遂阿膠主治。
炒當歸二錢　炒川芎一錢　茯苓二錢　延胡索一錢
浮小麥半

何女科

忻 恆口

炒白芍二 炒檳榔一錢 阿膠二 大腹皮二
煨枳實一錢 炒甘遂一錢 姜半夏一錢 煨金鈴子一錢

四月初四日加減

病延日久，諸恙俱減，腹脹亦松，惟浮氣未
消，咳嗽不淺，氣喘以時，脈濡，氣滯，法宜
益智仁泥二 赤苓皮二 烏檳榔一錢 宣木瓜一錢
廣陳皮一錢 海浮石二 冬瓜皮三 枳殼一錢
大腹皮二 猪苓皮二 川萆薢二 浮小麥
炒伏姜皮二

四月初七日方

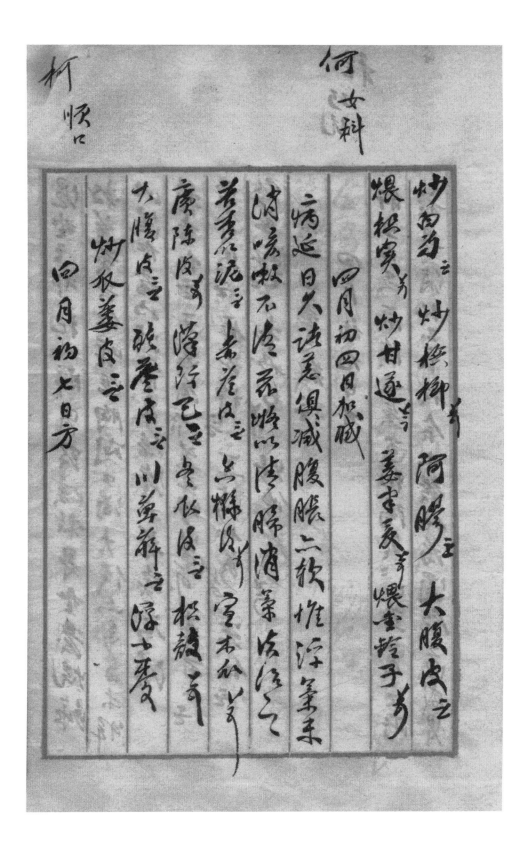

程巧坑

濕熱之邪犯入肺胃致咳嗽身熱發燒脈
數苔黄舌紅咽喉胸悶口渴大便亦多日未解
此濕熱病内滯當辛涼滲入苦寒為治
苦杏仁三 西茵蔯一 姜汁炒川連八分 車前子三
象貝母三 蒸茯神三 姜汁炒竹茹錢半 米仁三
鮮蘆根三 粉丹皮一 炒僵蠶二分
荷叶包益元散三

四月初九日方
肝血不足厥陰之氣逆犯陽明陽明為胃之腑
於是消化不良飲食水穀化為濁飲逆感胃

氣瘀痛嘔吐清水 形寒背痛起於今春
迄來更劇此肝胃病也法當以旋覆花赭石湯
合安胃丸法治之
旋覆花三錢包 淡姜黄一錢下 姜半夏二錢 炒枳實二錢 砂仁半杵
赭石三錢杵 青陳皮各二錢 製川朴七分 炒檳榔二錢
吳萸八分拌炒川連四分 [illegible]川木瓜二錢 煨白蔻仁八分杵下

四月十六日方

消氣利水除脹以治黄之病腫脹之患
豬苓二錢 川萆薢二錢 青陳皮各二錢 炒檳榔二錢
漢防己二錢 大腹皮三錢 枳實二錢 生姜皮二錢

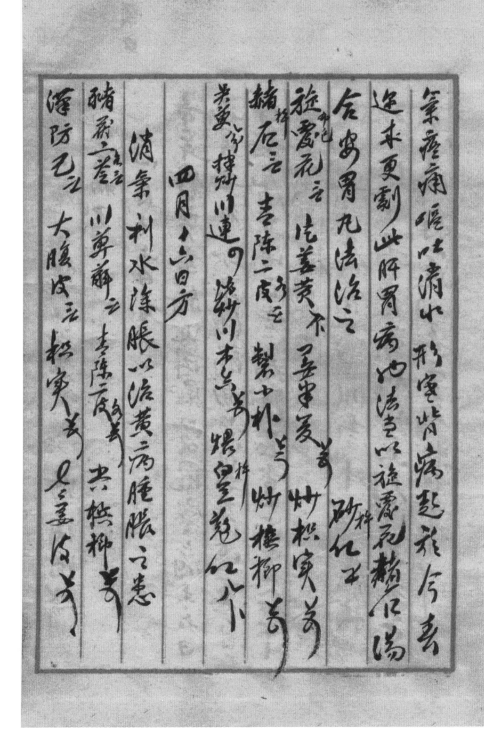

鮑 順 口

玉蘇子二 綿茵陳三 絲竹茹 車前子三 炒福渴芽

炒黃柏八分

四月十六日方 沈織之新

童年體質素弱，近因感受風燥之病，未為日

兩目無神，鼻息細弱，面黃，鼻孔灰，嘔噁自

汗，以屬中陽已虛之病，勢甚重，法宜和中

佐芳香逐穢為法

避瘟丹（每二分開水送） 廣藿梗錢半 佩蘭叶二 廣皮錢半

砂仁七 煨白豆蔻仁去 炒六曲錢半 萊菔子三

吳萸尔拌連三 姜半夏三 製厚朴八分

汪亮山

柯 打磨山

以者存吉

四月念壹日方

小孩咳嗽身熱發燒胸悶氣逆此為肺氣

不宣乃風熱干肺也再以宣肺除痰利氣

通絡為治

前胡 杏仁 三錢 甜葶力子 一錢 車前子 三錢 薑竹茹 錢半

浙貝母 二錢 西紫菀 前胡 杏仁 三錢 玉泉散 荷叶包 三

千年薑 二錢 代益蓮 三錢 橘紅 一錢 杏丹皮 二錢

洗好傳卷 代 枇杷叶 二片

四月念六日方

張　萱田

小孩身熱發燒口渴腹脹而硬大便不通此
屬食滯不化兼挾外感唇紅苔黃舌紅
症情甚劇治宜消導通氣為治
荳蔻仁 枳實八分 車前子三錢 赤苓二錢
茯苓皮錢半 製大黃 川朴 佛手八分 淡豆豉三錢
製丹皮二 甘草八分 焦檳榔八分

四月叁日方

八歲女孩身熱發燒腹痛嘔吐口渴飲數苔
白黃黃舌紅大便多日未解此屬濕熱交
挾食滯治當導滯退熱為治

怯 呈西

姜汁炒川連四分 炒條芩一錢 生枳實一錢 貝母一錢
厚朴 茯神一錢 粉丹皮一錢五分 焦查炭一錢 荷葉包豆豉一錢
西茵陳一錢 車前子一錢 焦檳榔一錢 姜汁炒竹茹一錢半

五月初二日

濕熱之邪犯於陽明，陽明之腑氣不宣，以致身熱發燒，嘔噁口渴，大便數日未通，夏衣甚黃，舌紅苔細膩，前用清熱滯導之法，嘔吐已減，燒熱亦輕，惟大便未通，此熱邪無出路也，再以前方加減治之

姜汁炒川連二分 枳實一錢 車前子一錢 川貝母一錢

程 長洲姪

丹染茯神錢 炒棗仁錢 西黨參錢半 秋姜衣根各錢
蘇條參八分 炒陳皮五 荷葉包碧玉散錢 茯苓錢半
丹砂染通草四分

五月初四日方

向有咳嗽痰飲之疾 愚以此發之來氣逆
喘不得臥 書以麻杏辛閔法仿而用
之

炙麻黃八分 象貝母三 橘紅衣錢 枳殼錢
光杏仁三 姜半夏錢 桂枝四拌炒白芍錢
白蘇子三 炙甘草八分 乾姜五味同打 紅棗二枚

李 幼科

五月念九日候識

幼童腹大臍脹青筋外露身熱倏燒形容消瘦此為疳積成脹小童癆之類前用蘆薈清疳湯腹脹稍軟燒熱已減神色亦仍見好但潮熱尚未歷清腹大未消此病情已深藥以前法加減

鱉血拌炒銀柴胡錢半 地骨皮錢半 雷丸三錢 醋炒莪朮一錢
炒枯黃連五分 使君子錢 焦檳榔 醋炒三棱一錢
煨淨蘆薈八分 鶴虱子錢 炒萊菔子錢 大腹皮錢
黃柏五分 雞肫炒炙錢 青陳皮各錢 穀麥二芽各錢

許藏書

旋蒙兄 右 浮小麥二

五月初六日方

風熱鬱於少陽阻礙耳竅則耳內流出濃

水斷則流後浮腫色紅焮熱宜擬宜作

此為雲遊風也 須風熱未解治宜清散

方以解風熱

清炙柴胡 杵 蔓荊子 錢 三分 丹皮 錢

炒川連 八分 苦丁茶 錢 板藍根 二 牛蒡子 二

薄荷 五分 杭甘菊 錢 霜桑葉 錢 淡竹葉

杵 飛滑石 三 生山梔 錢半

姜 遂安

謝 武叢

五月初六日方

濕熱蒸於皮膚致遍身作脹寒熱一度作面目俱黃脉濡苔白小便短赤此黃疸病之兆也法宜以茵陳蒿加減

綿茵陳四錢 赤苓三錢 杏仁三錢 天花粉三錢
炒黃柏錢半 福澤瀉三錢 苦杏仁二錢 青蒿三錢
生山梔錢半 防己三錢 茯苓皮三錢 車前子三錢
[illegible]包解至數劑安

五月[illegible]日方

此係風食濕積滯化痢當用導滯除痢法

已證但腹中仍有微痛，痛來疼情搖，屬腸腑
之積滯未清，宜再以前方加減
川連三分拌炒厚朴一錢　焦神麯三錢　白殼當　錢
赤白芍　桔炒查肉二錢　焦檳榔二錢　生地炭三錢
炒製大黃炭一錢　大小薊二錢　炒枳實二錢　銀花炭一錢
檳榔末一錢　小青皮　水

五右　午月十四日方　藏評

寒邪直入中焦，致肝胃失和，氣機壅滯，於是廿
腹疼脹悶，壯不納飲，細詳自此寒邪未解，為
以温中和胃法治之

吴萸八分拌炒川連下　薑半夏錢半　焦楂榔錢半
煨白豆蔻仁八分下　廣皮錢半　炒香麥芽錢半
砂仁五分　煨枳實錢半　製香附三錢
肉桂丸八分吞　淡姜黄八分　製小朴一錢

程左　年　月十戌分　直坑
風熱襲肺，致肺氣不宣，咳嗽喉嚨癢痛，聲音不
暢，脉右寸浮數，是為風邪未達，治以辛涼清解之。
薄荷梗錢半　淡豆豉錢半　前胡錢半　小生地三錢
牛蒡子錢半　苦桔梗錢半　丹皮錢半　黑元參三錢
苦杏仁三錢去皮尖　蜂房八分　瓜蔞根錢半　枇杷葉去毛兩片

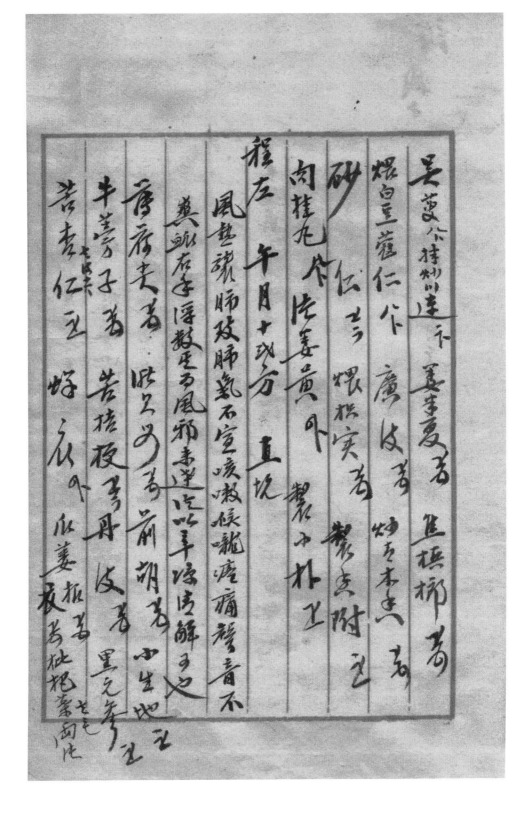

許藏平

汪左　五月十三日方　大塢

鼻瘡雖已破頭未曠但膿破未消此毒分尚未外達再以解毒可也

鮮生地三錢　連翹一錢　紫荊皮一錢
赤芍一錢　野菊花三錢　紫地丁三錢
丹皮一錢　淨銀花三錢　蒿芪三錢
炒川車前三錢　赤茯苓一錢　米仁三錢
福澤瀉一錢　毛慈菇三錢
梅花點舌丹八粒　六神丸廿粒

五月十三日方

王

藏圩

風熱已解面部浮腫已消身熱亦退惟譫
痰壅飲食不增此中焦不調當以和中藥法
苡米仁二　廣皮叁　藿香二　白蘇子叁
桑白皮二　枳殼叁　生谷芽二　冬桑葉叁
炒於薏米叁　大腹皮二　杭甘菊叁　香橼皮二

五月十三日方

寒邪直中腹痛嘔吐泄瀉苔白脈用溫中
法已得見效當照前方加減
肉桂五分　煨肉豆蔻仁一　薑半夏叁　製川朴叁
煨薑八分　炒吳萸八分　西砂仁二　廣陳皮叁

汪右溪

焦山查二　炒枳實一錢　台烏藥二　炒吳茱萸二
焦檳榔一錢　肉桂丸下

五月初日方

童年腹膨大，迄而今有腹塊起，有多年，不時
舉發，或有潮熱，或面目黯晦，不思納食，肌肉削
瘦，此屬痞積之候，治宜先崇平胃，佐以消導
為法

炒銀柴胡一錢下　炒枳實一錢　青陳皮各一錢　焦枳實一錢　檳榔一錢
醋炙鱉甲二　炒蓬莪朮一錢　萊菔子二　廣木香五下
煨薑半夏一錢下　炒砂仁三錢　使君子二　大腹皮一錢

汪先生

二月廿二日加減

童年潮熱，肚腹膨脹，左边向有硬塊，青筋外露，形容羸瘦，此屬疳積，界二陽，當用清消積法。已效，重照前方加減

炒銀柴胡八分　懷洋参一錢　懷茯苓一錢　青陳皮各七分

沙炒鱉甲二錢　大腹皮一錢　懷穀芽一錢　焦神曲一錢

炒胡連八分　枳實二分　焦檳榔二分　沙炒莪朮八分

廣皮八分　焙蒼朮一錢

廣木香　焙五穀蟲一錢

焙五谷虫錢

与休寧縣中醫師公會常務理事函

論中國醫藥

書之道前賜一書見之

日前奉上一函諒已　並覺本國為療疾之役

途則，強取統制舍本取末，嘉惠合縣醫藥

進行，醫刊仍日本版，言取項我們應當闡述，

我們醫藥科材也有所謂材料機會甚少。對

於偏精醫科評論一欄，請常為讀書談道之雜

以讓他人，便是我們要求道我們會中組織不健

使會上力量不能集中，還要大家和努力做去，

以要我們醫藥界積極發展上之意義，那才說

是我们的责任，也是我们的光荣事业！然而，我们
体学的中医药学之修了，他们还是为这一
般士绅的模型，青才的个性，他们根本不
能认识现代的潮流社会。整个中医的前途
与中医师公会组织的意义，这也，不仅是
体学不足。而且也的中医大都皆是不晓得这
样意识的原因。[illegible]是我们中医界没有学习
现代潮流演进展，所以要改进中医，我们
认识一向，还要让我们的学术传承的人才
来负起这个责任。但是我们中医学术人
素的人才，还没有能，这当然也是对于中医

學校，現在都被敵人破壞無遺了，那末，這樣優秀人才怎樣產生，我們希望医藥界乘此時機在皖南組織一所中医學校，用現代教育方法培植優秀人才，使傳統的中医都有科學的修養，這樣使有隊進中医發揚光大的希望了。當此當校我們人才精力均感缺乏，怎樣使能促其成功呢，這是我們要覺著促進中医界的科學化，必須要從這條大道前進，庶有燦爛光榮的一天，雖然，事情重大，不易進行，但我們看來，在此讀的医藥界果真快聯合起來多出力量，未嘗不可促其成功呢。所謂，集腋

成果在醫學成績，不特個人的榮譽，也是我們中醫表現的精神，這是我們黨的英明，也是黨領導教育的成就。但我們史上從未允許我們有這樣的參與，給我們提倡。那末，我們祖先遺留下來的中醫藥寶藏，無須被外國人根據而去說來真是可惜呢。

惠民遠瀾兄、一貫先生惠鑒：
頃奉 手示，錄附新作一束，不勝快慰
之至。捧讀之餘，益見先生
先生之會務之熱心，深為欽佩。惟來書對者情
蘊稿勸修改，未免獎譽太深，然才疏學淺
識有限，期望於本事業會務之發展與研
究學術之真諦，當將各稿閱覽，必因周密審
現代之分判，一不似覺缺乏精神及激動人心之文
字，不能適合社會的需要。本君大作，言學致對於
新興聊材現代之事實，文字二佳，但理載偏爭欠
新現代報紙之作風，王君寫述體裁，頗佳文字

銳利地完全研究病理，不能收以好界歡迎
畢君之編入醫事與徽稿，倒真大錘擂了程君
之稿，已失時代化，是前清的八股文章。畢君之稿
是過去的驗方新編一頁，所以七月一日號
不可發表，就是有這樣弱點。試觀蕭前先生之
的題詞，多大勇氣，真能發人深省，有好似死的用
平心而論，審查完之中，對於編輯這一事已
經論及，關於取材的方針，言之最詳。編的
不注意及之，所以有這樣失敗，然失敗乃成功之
母。歡迎閱人，能之但我與[illegible]如各年
好友，務將此稿詳審判一下，諒多

不得僅為確有
指得研究的價
值和改進的
必要

此名作書備參原要如

中國醫學名人語錄

新安程六如編

序

中醫醫學，在現代科學巨輪上，究竟有沒有研究的價值？我們不能用主觀的地位去判斷，當然要借重客觀的眼光來觀察。中國醫學名人語錄一書，編輯的意義，是集中外名人學者對於中醫之觀察和研究所得的斷語之大成，不獨有研究之價值和改進的必要，而且足以在世界醫藥史上，佔一位置，名言偉論，所見深長，真是一言而為天下法。吾人當奉為圭臬。斯不但

可作為研進中醫的途徑（由邏輯），而從之學者亦可自勉勵

邁進了，使中醫學隨時代潮流而演進，由「個體醫學」，進而為「社會醫學」，更求發展到國防醫學，由「治療醫學」進而為「預防醫學」，以增進國民之康健，成為強盛之國家，使中國醫學發揚於世界，和西洋醫學鎔化一爐，為世界最完善之醫學，以確立今日醫學上之不足，而謀人類之幸福！那末在世界醫學史上，更有燦爛光輝的一頁。

廣文星城路廣化里 程劍豪醫家先生 收啓

保寧縣中醫師公會呈

案據屬會各會員紛紛到會聲稱略以中醫師在此抗
戰時期所負之義務甚大除協助政府辦理防疫工作外
而於後方部隊傷兵難民又須施以義診是中醫師在此非常
時期已嚴守本身崗位對國家盡其職責乃鄉鎮保甲每
遇派伕征工往往征及中醫若本人無暇應徵即令僱人以代
胥吏追呼疲於奔命夫國家征用人力物力須有一定之限制
斷不能使四萬五千萬之民眾盡服伕役救國固屬男女老幼
但須人盡其才才盡其用始克應付艱鉅若不加以區劃殊違
國家之深宏旨特懇請大會轉呈

保寧縣政府接收 民國二十九年六月廿二日

軍事委員會頒佈之戰時軍事機關部隊徵用民伕暫行辦
法第十一條第八項（本身事業附于所在地之民眾有重大貢
獻而為當地民眾所不可缺少者）之規定免予徵用等情到會
查中醫師服務人羣對於當地民眾確有重大之貢獻而又為當
地民眾所不可缺少其所負使命直接關係個人健康間接
實有關民族強盛況協助政府辦理地方衛生及防疫諸工
作中醫師皆參與其事自全面抗戰以來迭為皖南盡心
傷兵部隊亦往往臨時延請前來凡空襲無人生瘡病不免
中醫師以文字宣傳以筆報誦是中醫師在抗戰期間已盡莫大之
義務上開條例實與相符可比並論
並該依法令所屬鄉鎮公所關於徵用民伕不得征及中醫以節

民力而增元號實爲公便並行
批示祗遵謹呈

第七區專公署批令

呈悉。查中醫師執行診務，對於地方民衆頗有貢獻，應准援用戰時軍事機關部隊徵用民伕暫行辦法第十一條第八項之規定，免徵本身工役，俾應以登記會員及執行業務之醫師爲限，隨呈報。

除分行縣署備案外，仰即轉飭遵照。並因案此，除令飭各縣縣政府遵照外，合行令仰遵照。此令。

程氏外科醫案

第貳冊

程六如國醫診療所

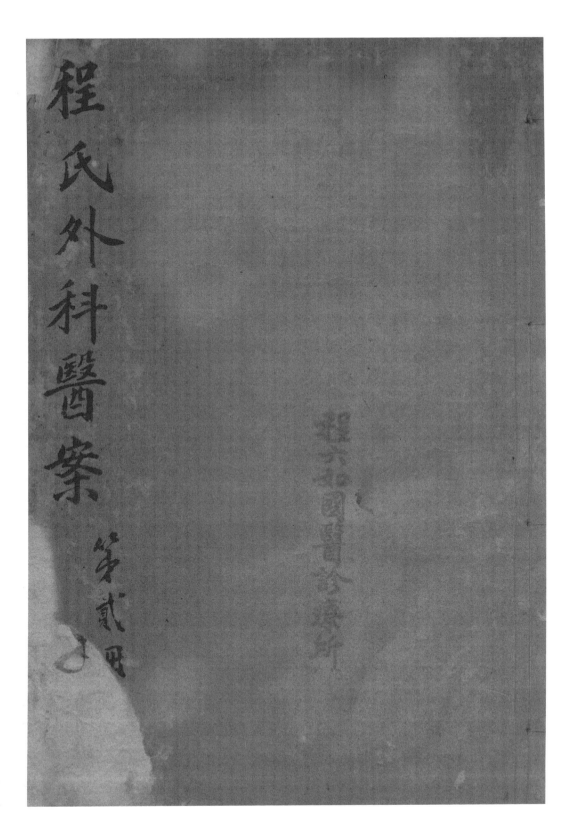

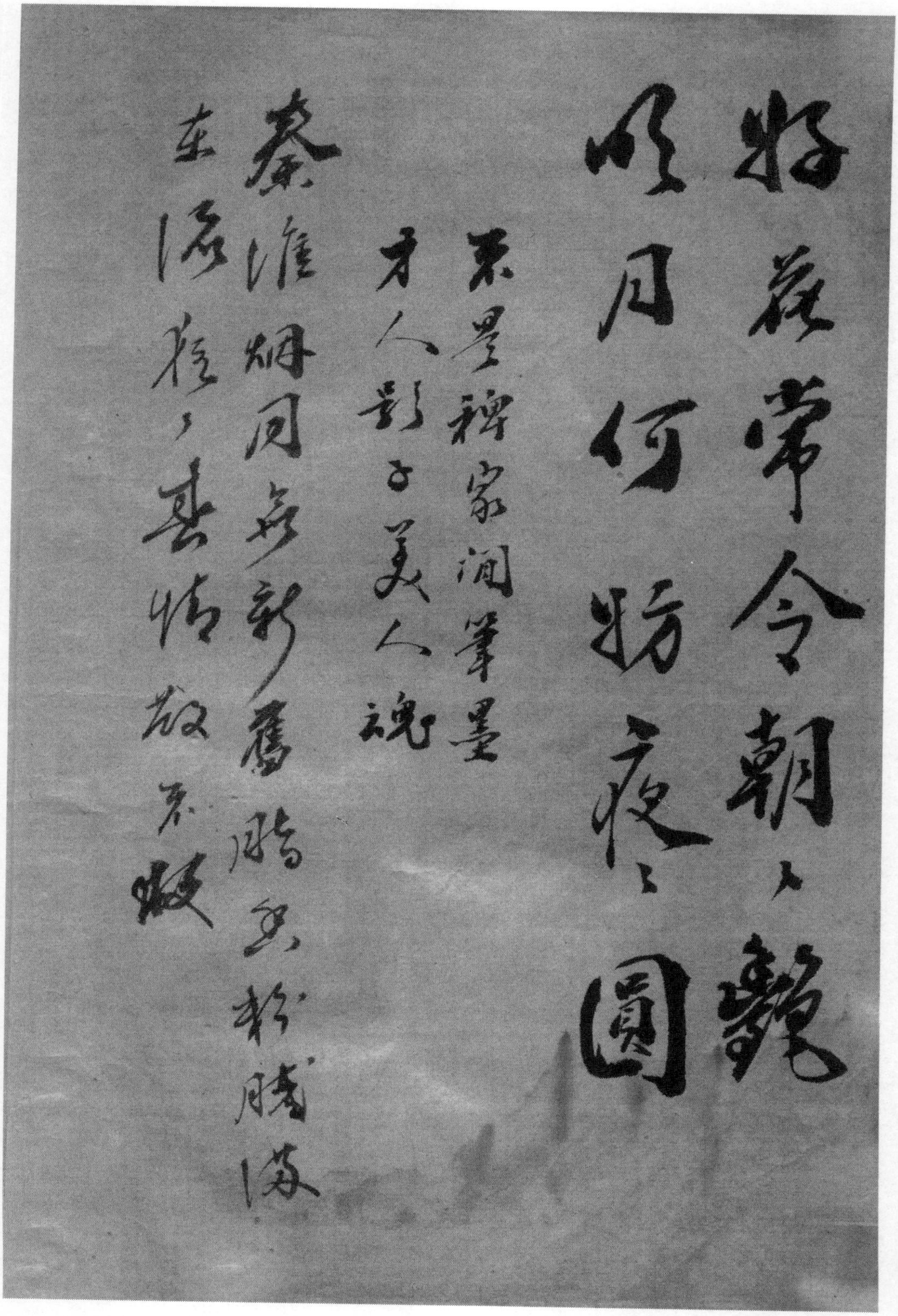
粉黛常令朝朝鏡
明月何妨夜夜圓
不是禪家閒筆墨
才人影子美人魂
秦淮烟月無新舊脂香香粉膩滿
東流枝枝無情故不收

揮灑銀毫舊句把新篇道點染紅么新
畫條收著使我心腸千萬條手帕兒
頻倚兒鏡紙通錦字書多少

好花常令朝朝艷
明月何妨夜夜圓

冷菴醫案

大地有緣皆化酒長林無樹工

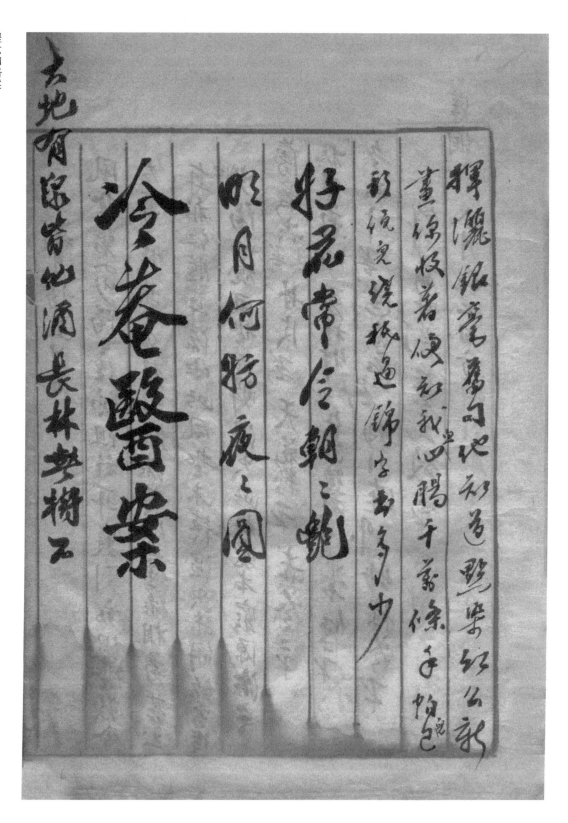

倪 千金台

閏月初五日方

風熱郁於少陽之經，肺阻於耳竅，引動濕熱，致今

左耳一帶發爲瘰，經破流黃水，痛癢相兼，甚至

耳根紅腫，耳流水。此風熱未清，濕火未解，治當清

泄少陽以熄風熱而解濕火，此爲究本窮源治之

薄荷尖錢　丹皮錢　天花粉一錢　赤苓二錢

桑枝　甘菊錢　苦桔梗一錢　焦山梔皮錢　米仁二錢

金銀叶錢　連翹殼錢　炒川連八分　炒條芩錢

鮮荷叶包益元散三錢

吳漢洞

八月初七日方

程左

產後已有七朔，太陰肺經積熱上攻，致令右手拇指發生腫瘍，紅腫甚大，業已潰爛，法當清解。

炒丹皮二錢　銀花三錢　蚤休三錢　絲瓜絡二錢
炒赤芍二錢　蒲公英三錢　赤苓三錢　甘草節八分
野菊花二錢　紫地丁二錢　福澤瀉二錢　夏枯草三錢

程左　八月初九方

臟毒已經潰膿，紅腫已消，疼痛雖少，便之時發生刺痛，肛腸脫之，濕火未清，當照前法主張。

根生地三錢　豨薟草三錢　酒炒黃芩二錢　鮮車前草二錢
酒炒槐角三錢　蒼耳草三錢　炒黃柏三錢　生米仁三錢

吴漢洞

程黄口

酒炒地榆三　側柏叶一木　炒知母三　甚麦仁三

天花粉三

○八月初十日

手太陰肺經積熱上攻致手叉之间红腫疼

痛是内瓦壞證法当凉血解

根生地三　丹皮二　銀花三　玉泉散三

天花粉三　車前子三　野菊二　赤苓三

炒知母三　桑白皮二　甘草節五

八月初十日方

襌兒遍身發為黄水瘡頭面手足皆然破流

黄水痛癢相兼沿皮破爛此胎毒也法当清熱
解毒淡滲利濕
根生地三錢　土茯苓三錢　蒼耳子錢五
淨銀花錢五　米仁錢五　炒黄柏錢
甘草節五　丹皮錢五　天花粉錢五

八月十一日
上搭手乃濕熱逆於肉裏所致火勢已定腐
肉已脫已腐無妨治当清理　炒黄柏錢五　天花粉二錢
根生地二錢　野菊三錢　赤苓二錢　丹皮三錢　紫地丁二錢
淨銀花二錢　蒲公英二錢　米仁二錢　福澤三錢　甘草節錢五

汪稚臣

儲火峯共六

八月十六日方

濕熱下注現今脚指丫內腐爛瘡痛破流黃

水此濕毒也當以利濕解毒

赤苓三錢 炒黃柏錢半 苦參錢半 甘草節八分

漢防己一錢 蒼耳草二錢 仙遺糧五錢 塊滑石三錢

川萆薢二錢 豨薟草一錢 白蘚皮錢半 米仁三錢

灯心 三帖

八月十九日診

風濕化熱發于少陽而根一畢起爲粒瘰

破流稠水蔓延不止痛癢無休根脚四圍

程忠溪

俱起於經起自前年盛于今秋脉弦苔灰此風熱來時
濕熱未清治當驅風清熱利濕殺菌尚能有效
根生地三錢　焦山梔衣錢半　杭甘菊錢半　蒼耳草三錢
丹皮錢半　炒黃柏一錢　夏枯草三錢　赤芍三錢
炒川連八分　天花粉三錢　石決明三錢　米仁三錢
塊滑石四錢

○八月十九日

暑濕之邪竄入經絡營衛氣阻發為暑濕流注之
症已起兩枚漫腫疼痛皮色微紅乳部一枚已經潰
爛有穿頭之憂舌苔薄白與紅此暑濕未清內法當

以清脾與疏散為治

苦杏仁錢 冬瓜皮錢 絲瓜絡錢 赤苓錢

浙貝母錢五 青蒿梗五分 通草八分 防己錢

瓜蔞皮錢五 丹皮錢五 益元散五分 米仁錢

姜汁炒川連三分

汪藏溪

右 八月廿日方

幼年右足太腿幼年曾患咬骨之疽症潰膿三處

一年之多始得收口然而大腿之股肉已僵制細量

筋骨之病迄今十年常常舉發近來其股陰之

間實然紅腫疼痛按之肉已釀膿此為股陰疽

已難清散，法當疏托
酒炒歸尾錢半 赤芍錢半 皂角刺錢半 防己錢半
酒炒川牛膝錢半 丹皮錢半 炙甲片錢半 川萆薢錢半
桑寄生錢半 川紅花八分 赤苓錢 蒼朮炭六分
製乳香五分 製沒藥五分

曹 州市家壠

八月廿日方
陽明胃經積毒上攻，發如唇疔之毒，疔起迄有
三日，毒勢已經走横，滿唇腫硬，麻木作脹，寒
熱交作，病候甚重，識恐毒氣內陷，殊屬危
險，急以護心解毒為治。

根生地錢 蒲公英錢 紫草錢 天花粉二錢
淨銀花錢 紫地丁錢 丹皮錢 川連分
野菊花錢 牛蒡子錢 毛菇錢 赤芍錢
甘草節分 抗蘇梅花點舌丹八粒

曹巧坑 左 八月二十一日方

清熱利濕解毒

銀花錢
根生地錢 米仁錢 炒滑石二錢 川萆薢一錢
川川連分 赤芍錢 甘草節分 多、衣皮一錢
丹皮錢 防已錢 川黃柏分 蒲公英一錢

曹牛坑右（喉科） 八月二十一日方

程忠溪

風熱侵入肺胃，致令咽喉紅腫疼痛，微有寒熱，脈數舊，以

風熱侵入肺胃，致令咽喉紅腫疼痛，微有寒熱，

脈數，苔白，此喉風也。法以清解喉風之法為妥。

青蒿葉三分　蟬衣四分　天花粉一錢　車前子三錢

薄荷葉一錢　蟬衣四分　天花粉三錢　車前子三錢

杏仁三錢　生甘草一錢　銀花三錢　竹葉心廿根

苦杏仁三錢　生石羔三錢　鮮生地三錢　鮮竹茹二錢

川貝母二錢　炒知母二錢　黑元參二錢　牛蒡子八分

淅貝母二錢　炒知母二錢　黑元參三錢　牛蒡子八分

丹皮二錢

八月廿三日診

利濕解毒，舒筋活絡

炒當歸二錢　生甘草一錢　丹參二錢　防己二錢　野菊花三錢

炒當歸二錢　絲瓜絡二錢　丹皮二錢　防己二錢　野菊花三錢

炒牛膝二錢　生米仁二錢　赤苓二錢

炒白芍二錢　桑寄生二錢　銀花二錢　米仁二錢　赤苓二錢

汪充山

朱石门

羔懷牛膝三錢 高枳殼三錢

八月廿四日

手心包絡經積熱上攻致令右手中指紅腫疼痛

起有白點此蛇頭疔內當以清解

赤苓二錢 福澤三錢 坦滑石二錢 紫地丁三錢 車前子二錢

米仁三錢 野菊三錢 天花粉二錢 甘草節八分

丹皮三錢 銀花二錢 蒲公英二錢 炒川連三分

八月廿五日方

・殺菌解毒

根生地三錢 土茯苓五錢 赤苓三錢

曹 廿市窯裡

淨銀花三錢 川萆薢三錢 滑石四錢

甘草節八分 炒黄柏八分

八月廿五日方

原疔毒勢已定、腐肉已脫、惟餘毒未清、膿頭未得暢清

法當清解、 連翹三錢

鮮生地一兩 野菊花三錢 草河車一錢 甘草節一錢

淨銀花一兩 蒲公英一兩 赤芍三錢 赤苓三錢

粉丹皮三錢 紫地丁三錢 紫草仲三錢 川連三分

倪 千金台

八月二十五日加減

耳边瘡、乃風熱鼓動、濕熱而成、兼清泄風熱而

倪 千金台 女童

解毒利濕已得應效但餘邪未得杜絕仍以前法

主治可也

根生地三錢 夏枯草三錢 板藍根三錢 坦滑石三錢 焦山梔衣錢半

粉丹皮錢半 杭甘菊錢半 赤苓三錢 米仁三錢

金銀花三錢 石決明三錢 福澤瀉錢半 桑白皮錢半

八月二十五日 星期六

面遊風乃感受風熱引動肺胃積熱上升致令面

遊發為白泡沿皮破流黃水且紅纏蔓延遊走不定

舌紅少苔此風熱未解法當普濟消毒飲為方

清炙柴胡錢半 炒川連五分 苦丁茶錢半 焦山梔衣錢半

薄荷尖一錢 板藍根三錢 石決明三錢 根生地三錢 生石膏錢半

錢 黄口

杭甘菊錢半 大青葉錢半 天花粉三錢 銀花三錢 鮮竹叶心廿根

八月二十五日

風熱感受引動肝火上逆少陽肝胆二經致令眼胞上下以及顴部俱為浮腫眼珠紅腫疼痛累及牽於頭角疼痛此遊風也當以普濟消毒飲加減主之

酒炙柴胡八分 薄荷葉錢半 連翹三錢 苦丁茶三錢
炒川連八分 杭甘菊三錢 冬桑叶三錢 夏枯草錢半
丹皮錢半 板藍根三錢 蔓荊子錢半 車前子三錢
桑白皮錢半

周燕巷

○八月廿六日診

濕火下注大腸積熱不化致令肛門之傍紅腫疼痛

程 忠溪

起經多日内以壞發此肛癰也已雖消散法宜疏達以

清腸火而利濕熱

製大黃 一錢　黃芩 一錢五分　粉丹皮 一錢　赤芍 一錢五分

炒槐角 三錢　綿茵陳 一錢　車前子 三錢　川萆薢 一錢

炒地榆 一錢　蒼耳 一錢　天花粉 三錢　生甘草 八分

炒黃柏 八分　當歸 一錢　滑石 三錢

○八月廿七日加減

暑濕流注胃前一枚已經潰右脚大腿一枚亦起消縫

大半惟左脚突然以筋脉吊縮不能伸直脚肚粥

見削瘦此筋縮痰縮小孩患此恐有殘疾之憂消

散之中加入活血舒筋

獨羌二活各八分　酒炒當歸錢半　桑枝錢半　半夏麴錢半
西秦艽錢半　酒炒白芍一錢　宣木瓜錢半
五茄皮錢半　酒炒懷牛膝錢半　[illegible]八分

程巧坑馬軋

○八月二十九日診

肺胃之熱上攻致令牙齦浮腫疼痛迄今日久突而牙
齦流血舌苔鍾破腐爛疼痛異常此火逆上升之症情
甚重法當清降

鹽水炒鮮生地三錢　鹽水炒丹皮錢半　鹽水炒黃柏八分　藕節三錢　煅山豆根一錢
黑元參三錢　天花粉三錢　生石羔三錢　鮮蓴艸根十根
炒知母三錢　鹽水炒銀花三錢　鮮竹葉捲心廿根　車前子三錢　杭甘菊錢半

黄、童子関

風邪襲入陽明致令牙腮漫腫疼痛此乃風疫也

八月廿日診

法当疏散

薄荷尖五 苦桔梗一下 杭甘菊五 丹皮五

牛蒡子五 苦杏仁三 冬桑叶五 蝉衣三下

蔓荊子五 淅貝母三 夏枯艸五 絲瓜絡五

朱黎門小孩

清熱解毒 九月初壹日

青黛解毒

根生地五 淡淨秋石五 甘艸梢一下 夏枯艸五

根生地五 淨銀花五 甘艸節二下 三夏枯艸五

炒知母五 青子芩五 木通 淅貝母

炒知母 連翹殼五 木通艸二下 淅貝母八下

程
巧坑馬乾

丹皮 二 天花粉 野菊

丹皮 二 天花粉 二 野菊 二

○九月初二日覆方

肺胃之火上升於陽明致牙齦浮腫疼痛舌底紅腫起為重舌腐爛流血前用竹叶石羔湯血已得止腫亦消惟胃火尚未全平當照前法加減爲是

鮮生地 三錢 生石羔 三錢 焦山梔衣 錢半 煨山豆根 三錢
黑元參 三錢 炒知母 三錢 炒條芩 錢半 製大黄 錢半
天花粉 三錢 炒川連 五分 粉丹皮 錢半 鮮竹叶心 莖
車前子 錢 大青叶 錢半

九月初三日

程
忠溪

竟山汪

濕熱化毒致令面部发為黃水瘡甚多成片結餅

破流稠水痛痒相兼此為濕熱未清當以清熱解毒

利濕為先

根生地三　辰麥衣三　炒川連八分　蒼耳草三

淨銀花三　赤苓皮三　川黃柏八分　甘草節八分

粉丹皮錢半　生米仁三　仙遺糧三　野菊錢半

九月初三日

足指又腫瘍已經釀膿分施刀法膿水已得外達

法當利濕解毒可也

赤苓三　米仁三　防己三　川萆薢三　塊滑石三

亮山汪

澤瀉二錢 炒黃柏一錢 苦參二錢 蒼耳草一錢 野菊花二錢

淨銀花三錢 丹皮二錢 蒲公英三錢

九月初七日

腋毒已潰外邊紅腫亦消當以清滌法治之

赤苓三錢 萆薢三錢 甘草節一錢 根生地三錢 知母三錢

米仁三錢 滑石三錢 炒黃柏一錢 銀花三錢

防己二錢 丹皮錢半 苦參錢半 花粉三錢

方藏坪

九月初九日方

小孩因感受風邪於少陽絡則耳外發為濕毒

破流稠水繼則紅腫成瘡蔓延不休宜和血之

叔头

作此為面遊風也當以清解之法

薄荷八分 苦丁茶錢半 冬桑葉錢半 丹皮錢五

荊芥八分 苦杏仁三錢 杭甘菊錢半 夏枯草錢五

蔓荊子錢半 蟬衣二錢 連翹錢五 赤苓皮錢五

滑石塊錢半 浙貝母錢

九月九日

風熱深于皮膚致令面部頸項一帶發為濕毒

甚多如雲成片痛癢相兼破流稠水此乃

風熱未解 法當清解

鮮生地三錢 金銀花三錢 川連五分 滑石塊三錢

丹皮一钱　野赤苓二钱　黃柏一钱　車前子二钱

板藍根二钱　生米仁二钱　土萆薢钱半　甘草節一钱

炒僵蚕钱半

汪藏溪

九月初九日診

產後將已滿月，營衛不和，致氣竅不通，氣汁壅塞，遂

致乳吹，乳癰紅腫疼痛，肉色已壞，難以消散，法當疏托

薄荷尖钱半　酒炒全瓜蔞一钱　酒炒生山甲钱半　浙貝母一钱

皂角刺二钱　蒲公英二钱　車前子二钱　前胡一钱

炙甲片钱半　通草　丹皮钱半　炒川連[illegible]　赤苓一钱

叶田印

九月十一日

汪巧坑

利濕解毒

根生地三錢 赤苓三錢 飛滑石三錢 花粉二錢 炒川連二分

丹皮二錢 米仁三錢 炒黃柏二錢 黃芩二錢

銀花三錢 福澤瀉三錢 甘草節八分 蒼耳草二錢

九月十三日

妊娠之濕胎氣上盛逆致右乳腫硬疼痛紫乳

吹乳而右足膝又為紅腫而成潰瘍亦已釀膿恐難

消散法當疏化

當歸尾二錢 酒炒瓜蔞皮一錢半 通草一錢 防己三錢 炒黃柏一錢

浙貝母三錢 丹皮二錢 青蒿梗三錢 萆薢三錢

前胡三錢 蒲公英二錢 赤苓三錢 杭甘菊二錢

林大鳩

陳 莆田

九月十三日

穀蘭郎妻 以治皮膚之癬 苦參一錢

根生地三錢 桑白皮錢半 蒼耳草錢半 樗白皮錢半

丹皮錢半 炒黃柏錢半 赤苓皮三錢 海桐皮錢半

苦參錢半 豨薟草三錢 防己三錢 米仁三錢

九月十四日方

風熱侵入少陽之過絡 阻於耳竅 致令右

耳紅腫疼痛 連及頸項 耳內流膿 空塞

往來此耳屢出之 今後以法當清泄少陽以

熄風熱

林癍角亭

淡豆豉錢半 荊芥錢 苦丁茶錢
薄荷葉錢 杭甘菊錢 牛蒡子錢
蔓荊子錢 冬桑葉錢 夏枯草一錢
丹皮錢 蟬衣八分 淅貝母錢 車前子三錢

九月二十日診

風熱侵入陽明，始生嘴角疔，疔未全愈，而咽喉又為之燥痛，此風火未解，法當清理。

薄荷葉錢 淅貝母錢 根生地三錢 天花粉二錢 車前子三錢
苦桔梗五分 杭甘菊錢 黑元參三錢 丹皮錢
苦杏仁三錢 銀花二錢 炒知母二錢 甘草節八分

余 莊坑橋

小孩九月廿五日 內科 因感冒風寒未得疏達遂致咳嗽發燒治當

中醫學華介卯

小孩因感冒風寒未得疏達遂致咳嗽發燒法當

以辛溫疏解

以辛涼疏解

荊芥尖 前胡 連翹 牛蒡子二錢

薄荷梗一錢半 杏仁三錢 連翹三錢 牛蒡子一錢半

苦杏仁二錢 淡豆豉一錢 丹皮一錢 苦桔梗一錢半

炙桑皮一錢 丹皮一錢 苦桔梗一錢半 蔥白 桔梗二錢

象貝母三錢 車前子一錢 赤苓三錢 炒枳殼一錢半 黃柏二錢

吳 順坑

九月二十五日診 炒[illegible]五錢

小孩因肺胃之火上升致令喉嚨上腭舌苔黃白蘭身熱發燒面赤發大瘰此肺胃之熱未得下降法當清解

邵 屯溪

小生地三錢 天花粉三錢 丹皮錢半 焦山梔錢八分
黑元參三錢 炒黃柏一錢 車前子三錢 鮮白馬蘭根十根
炒知母三錢 金銀花三錢 爆山豆根三錢 鮮竹叶心廿根

九月二十五日方

小孩因暑濕淫于皮膚致令遍身發
瘰面發為黃水瘡破流稠水痛癢相兼
起伏月餘漸愈漸發一波未平一波又起此
為暑濕未清法當清暑利濕殺蟲為治
根生地三錢 天花粉三錢 赤芍三錢 苦參錢半
楝皮錢半 炒黃柏八分 川萆薢三錢 豨薟草三錢

叔 泮上

銀花三錢 蒼耳草三錢 防己三錢 甘草節六分

碌滑石三錢 土茯苓三錢

九月廿日方

風濕滲于皮膚 發為楓皮癬 沿皮腐爛破流

風濕滲于皮膚 發為楓皮癬 沿皮腐爛破流

黃水痛癢 相兼 以清濕理 [illegible]

黃水痛癢 [illegible]

赤苓皮三錢 米仁三錢 炒黃柏三錢 丹皮三錢

赤苓皮三錢 赤仁三錢 炒黃柏三錢 丹皮三錢

漢防己三錢 碌滑石三錢 稀薟草三錢 生地三錢

小生草 甘草節 蒼耳草三錢 生地三錢

川萆薢三錢 甘草節 蒼耳草三錢 銀花三錢 蒼朮 錢

戴 榆村

十月十六日

法用和中開胃理濕散寒

汶茅术一錢　煨草菓八分　大腹皮二錢　枳實二錢
廣藿梗八分　薑半夏一錢　製小朴一錢　檳榔八分
鮮佩蘭二錢　廣陳皮一錢　砂仁八分　神曲二錢
浮小麥三錢　山查二錢　癟桃干兩個

十月十七

風痰之邪侵入少陽之脈絡，今頸項致爲結核，
漫腫疼痛，此頸癧也，法當疏散。

羌獨活各一錢　荆芥一錢　浙貝母二錢　蟬衣四個
夏枯草一錢　蔓荆子二錢　玉蘇子二錢　絲瓜絡二錢
杭甘菊八分　牛蒡子二錢　苦桔梗八分　荷梗

朱坑

十月十八日

股陰疽今已針潰膿毒已內外發泄法當托裏化毒可也

根生地三錢 蒲公英三錢 蚤休一錢 絲瓜絡三錢

赤芍錢半 紫地丁錢半 赤苓三錢 漢防己二錢

丹皮錢半 野菊三錢 米仁三錢 川萆薢三錢

銀花二錢

戴榆村

十月十八日

再以溫中除寒和胃法

肉桂八分 淡蒼朮一錢 片姜黃八分 廣藿香梗錢半

省頭草一錢 猥牛菓一錢 姜半夏一錢五分 蘇子一錢 桔梗一錢
砂仁八分 製小朴一錢 大腹皮三錢 廣皮一錢
焦神曲三錢 浮小麥三錢 癟桃干兩個

徐 樵梅

十一月初二日方
始因蹉傷頭角太陽穴，遂致漫腫潰
痛，因已釀膿，今施手術，膿水流出甚
多，法當清膿解毒
根生地三錢 野菊花一錢 甘草節八分 連翹三錢
丹皮一錢 蒲公英三錢 紫草一錢 赤芍一錢
銀花一錢 紫地丁一錢 黄伏二錢 鮮荷梗八分 [illegible]

汪 藏溪

姚 楊橋头

十月初二日方

風痰凝結，氣機不宣，遂致左背與脇膀之間漫腫疼痛，皮色如常，形寒咳嗽，咳嗽痰注發之候，姑治先以疏散。

炒前胡錢半　玉蘇子二錢　枳殼錢半　荊芥錢半

苦杏仁三錢　刺蒺藜三錢　葶藶一錢　白前錢半

浙貝母三錢　廣橘皮錢半　牛蒡子三錢　青木香錢半

佛手柑錢半　絲瓜絡　引 東瓜皮三錢

十一月十二日

風邪侵入陽明脈絡，致令下頦腫硬疼痛，略有寒熱

林 柿樹巷

此內懸癰三三作法書疏散

薄荷尖一錢　蔓荊子一錢　浙貝母二錢　蘇子一錢

荊芥一錢　炙桔梗二錢　蟬衣八分　連召二錢

牛蒡子一錢　杭甘菊一錢　苦桔梗一錢　絲瓜絡三錢

十一月十二日診

耳懸癰已僅外潰膿水甚多是毒邪之出路

外達法當疏解可也

薄荷尖一錢　銀花二錢　紫地丁二錢　浙貝母二錢

杭甘菊二錢　連翹二錢　甘草節八分　苦桔梗一錢

粉丹皮一錢五分　蒲公英二錢　蟬衣八分　光杏仁二錢

何楠村

十一月十四日方

對口疽已經穿破潰爛 但毒邪尚未盡化

當以托裏化毒為法 蟬衣八分

炒荊芥錢 赤芍錢 蒲公英三錢 銀花二錢

薄荷錢 丹皮錢 紫地丁草三錢 苦桔梗三錢

生白芷八分 野料荊錢 生草節八分 象貝母二錢

蔓荊子錢

汪藏溪

十一月十七

風邪襲入陽明致令下頦頸破疼痛寒熱往來治當

再以疏散

羅 榆村

羌獨二活各一錢　荆芥一錢　二反桔梗一錢　蟬衣廿

薄荷六分　蔓荆子一錢　杭甘菊一錢　苦桔梗一錢

牛蒡子一錢　象貝母一錢　清炙柴胡六分　苦杏仁一錢

辛荑一分

藕節　解毒消瘀血瘀叚

十一月十九日　血悶

小孩因感受風熱侵入陽明致令下頦紅腫作疼作痛

此爲懸癰之候内已釀膿已難消散法當疏解

薄荷六分　苦桔梗八分　杭甘菊一錢　牛蒡子一錢五分

苦杏仁一錢　蟬衣二十　連翹一錢

象貝母一錢　二反桔梗一錢　丹皮八分

汪 富溪

十一月廿日方

產後乳房紅腫疼痛此是乳吹之症為乳竅不通

乳汁壅塞起腫多日內已釀膿難以消散法當疏托

薄荷一錢　蘇梗二錢　酒炒瓜蔞皮二錢

苦杏仁二錢　丹皮錢　前胡二錢　炙甲片一錢

浙貝母二錢　苦桔梗錢　皂角刺二錢　絲瓜絡三錢

通草八分　蒲公英三錢

羅 榆村

十一月廿八日

小孩因風熱侵入陽明起為懸癰紅腫甚大今旋

刀法膿毒流出甚多是毒邪已隨外達之機

何榆村

法宜清肺

根生地三錢　銀花三錢　紫地丁五錢　光杏仁三錢

丹皮八分　野菊三錢　甘草節八分　苦桔梗八分

連翹三錢　蒲公英三錢　浙貝母三錢　蟬衣一錢

十一月廿一日

偏腦疽用托裏化毒法繼毒已得外化其毒勢已

消當再以化毒為治

赤苓三錢　甘草節五分　野菊花三錢　丹皮三錢　炆[illegible]草五分

米仁三錢　福澤瀉三錢　蒲公英三錢　連翹三錢

炒黃柏三錢　防己三錢　紫地丁三錢　炒條芩三錢

金偏垣

方馬軏

十一月廿九日方

風邪襲于少陽陽明之間致令左耳下

及牙腮一片漫腫疼痛牙關緊急

寒熱往來此為牙腮癰也法宜疏散

羌獨二活各錢 蔓荊子錢 苦桔梗錢 廣藿梗八分

牛蒡子三錢 薄荷錢 蟬衣八分 連翹錢半

荊芥穗三錢 象貝母錢 生甘草錢 絲瓜絡二錢

桑皮錢

十一月廿九日方

昨宵起經四日腫硬麻木疼痛星夜

邪已有内攻之勢今施手術插下四疔
散以冀挽回意黄、之毒都但瘀候、其毒
走内以獲心解毒為方
野菊花三錢 蒲公英三錢 草河車一錢 甘草節一錢
丹皮錢半 紫地丁三錢 毛慈菇二錢 敗醬草錢半
銀花三錢 赤芍錢半 連翹心錢半 蟾酥丸服

汪岑俊

十二月初壹日方
風熱襲入陽明與太陰之經、内合手肺、致咳嗽
燒熱、咽則頸、喉之間似腫痛、牽及脇肋、
俱為痠痛、此為結喉、癰之症、起經旬日恐難

續　朱坑下午

清散，但肉熱甚重，二便不利，當以內外並治。

姜汁炒川連二分　連翹錢半　苦杏仁錢半　苦桔梗一錢　前

炒條芩一錢　車前子二錢　浙貝母錢半　絲瓜絡錢半　胡

丹皮錢半　辰姜衣錢半　蟬衣二分　桑白皮一錢　錢半

十二月　福壹方

風熱侵入陽明，引動胃火上升，致令牙齦疼

痛，旋即牙腮腫脹，牙齦潰膿，此為牙腮癰，

以清宣疏散。

羌獨二活各五分　苦桔梗一錢　蟬衣八分　絲瓜絡二錢

荊芥穗一錢　象貝母二錢　丹皮錢半　杭甘菊錢半

汪容俊

蔓荊子一錢 淡青竹二錢 連翹一錢 夏枯艸二錢

炒條芩一錢

十二月初十日方

據述年逾花甲 太陽膀胱積毒上升 始

起頭部發爲小瘰 漸漸腫大疼痛異常

此名對口之重症也 但有腐爛之勢 還恐

毒邪陷入之慮 未可輕視 法以疏托

根生地三錢 蒲公英三錢 浙貝母二錢 敗醬艸二錢

赤芍一錢 紫地丁一錢 甘草節五分 老絲瓜絡二錢

丹皮一錢 野菊花二錢 炒黄柏一錢 赤苓三錢

汪　参波

蟾酥丸六分　分作二服

十二月初三日方

足太陽膀胱經，積毒上攻，發為對口下瘡，起經旬日，漫腫疼痛，瘡口平塌，不能突出，亦不化膿。此年近花甲，氣血兩虧，症候甚重，誠恐毒邪內陷有變，治當托裏化毒，以冀潰膿為吉。

大熟地三钱（春砂仁拌炒）　炙黄芪三钱　製天虫钱　炒浙貝母三钱
炒歸身三钱　炙甘草　生白芷钱　炒荊芥钱
炒白芍钱　炒川芎钱　炒白术钱　炙桔梗三钱
蟾酥丸六分　羌獨二活各一钱　野菊花钱

凌 朱坑下午

十二月初四日

風熱侵入阳明發為牙腮癰，癰外形則漫腫疼

痛，内則牙齦潰爛，前用辛溫疏散法已見效，宜照前法

主治可也

丹皮錢

羗独二活五 五茄皮錢 苦桔梗錢 絲瓜絡三

西秦艽三 蔓荊子錢 蟬衣廿 炒條芩五

荊芥錢 浙貝母三 炙桔梗三 冬桑叶錢

程 窑口

十二月初六日 淋巴腺腫瘍

解毒 解毒 解毒

根生地五 蒲公英三 甘草節八分 赤苓五

章 黄口

汪 岑後

丹皮二錢　紫地丁二錢　敗醬草一錢　連翹一錢　性性核
赤芍一錢　野菊二錢　銀花一錢　花粉一錢　結核性

十弍月初六日　犯肺

小孩因感受風熱內則犯肺而咳外則腦後生內
種瘍今已潰膿毒邪已洎外遂　貳
根生地二錢　炒知母二錢　蒲公英二錢　淅貝母二錢
金銀花二錢　野菊一錢　甘草節一錢　苦杏仁二錢　紫
丹皮一錢　花粉二錢　紫地丁一錢　紫　紫　紫地丁

拾弍月初柒日診

風熱化疫引動濕熱致肺氣不降咳嗽燒熱始則

汪富溪

頸項之傍紅腫疼痛繼而左乳腋間部亦為漫腫咳
嗽不清燒熱不退此為痰湿竄入經絡起為流注之
症咳嗽苔白尖紅少津此由內之病变生外瘍誠恐
潰壞之變治當清肺退熱清痰利氣即屬消散
之意。

苦杏仁三錢 桑白皮五 赤苓三五 炒知母一錢五 地
川貝母三錢 前胡一錢五 米仁三錢 青蒿即錢 滑石三錢
瓜蔞皮三錢 苦桔梗八分 丹皮一錢五 玉泉散三錢 枇杷叶兩片

拾弍月初柒日

乳吹潰膿之後將欲收口乳房突又紅腫此中經

吳 牛坑

二垫不降彧恐二冉為滯服法當踈散

苦杏仁三 炒知母三 玉泉散三 薄荷尖五分 通草

浙貝母三 通草十 絲瓜絡三 前胡錢五

炒瓜蔞皮三 丹皮錢五 米仁三 荷梗尖荷

十二月初八日診 餘毒未清上攻咽喉致令牙腮

小孩痧後餘毒未清上攻咽喉致令牙腮外

邪紅腫痛痛起經多日内已釀膿難已消

散法當疏解為方

荊芥八分 苦杏仁三 蟬衣八分 絲瓜絡三

蔓荊子三 苦桔梗八分 玉蘇子八分 炒瓜蔞衣八分

汪參浚

浙貝母錢 夏枯艸錢 杭甘菊錢

十二月初九日加減

流注癖為濕熱與痰濁流注於筋絡之間先後共起五枚身熱咳嗽前用杏仁石羔法已見效當照前法加減

南杏仁錢 炒知母錢 通艸八分 前胡錢五分

浙貝母錢 生石羔三錢 赤苓三錢 丹皮錢五分

瓜蔞衣錢 根錢 生高節錢 米仁三錢 連翹錢

飛滑石錢 枇杷叶一兩

汪黄坑寺

十二月初十日方

汪藏溪

小孩頸項一帶發為黃水瘡甚多破流稠水纏
綿不休此濕毒好用以清解主之
赤苓錢 防己錢 飛滑石錢 炒黃柏八分
米仁錢 銀花錢 甘草節四分
福澤瀉一 丹皮一 蒼耳草錢

十一月徐素男 右
手厥陰心包絡經積毒上攻致令右手中指紅
腫疼痛肌肉色紫肉已腐爛今施手術毒
邪已有外達之機法當清解
根生地一 菊花錢 敗醬草錢 丹皮錢 赤芍錢

紫地丁三錢 蒲公英三錢 甘草節一錢 草河車一錢
赤芍二錢 金銀花一錢 紫草一錢五

楊 古田

十二月十六日方
刀傷左手拇指斷落一節流血甚多治
宜外以補骨内以和營養血爲治
生地三錢 川續斷三錢 忍冬藤三錢 白蒺藜二錢
歸尾一錢 炒丹皮一錢 血餘炭一錢
炒白芍一錢 血竭一錢 [illegible]一錢 制乳香五分 沒藥五分

潘 姚田

十二月十六日方
走傷積血起爲牛程蹇今已針潰

程 坊坑

臨血三陰外達法兼疏解

西秦艽錢 炒歸尾錢 蘇子錢 川紅花錢

五茄皮錢 赤芍錢 絲瓜絡二錢 淡炒懷牛膝錢

赤苓錢 陳皮錢 引 [illegible]

十二月[illegible]日方

風熱襲入陽明之經，陰阻頸項，較今

頸項紅腫疼痛，連及牙腮，以及下頸瘰如

起核痛，因內已釀膿，今施刀法，膿毒已

洩，外達法兼清解

苦杏仁錢 蟬衣錢 薄荷葉錢 連翹二錢

修近室

浙貝母錢　丹皮錢　苦桔梗錢　銀花錢
瓜蔞衣錢 根錢　抱茯神錢　桑白皮錢　炒知母錢
共藥　貳月十五日方
大腸之濕熱下注　肺金肛門之旁紅腫
疼痛此所謂之偏肉鐵瘻之難治
故須當疏散之法
紫花黃芩錢　連翹茯苓錢　赤芍炒錢
丹皮錢　連翹黃柏錢　皂角刺錢
槐角錢　地榆錢　生甘草梢錢
赤苓錢　米仁錢　澤瀉錢　滑石錢

鄭 峇脚 二月念六日

七歲孩童因跌傷左足踝骨致起環跳疽
自潰以來膿水甚多而腫酸仍然未消
不能步履此筋骨為病設但不能收
功恐有殘疾之虞法宜疏解

酒炒當歸錢 酒炒續斷錢 寄生錢 劉寄奴八分
酒炒赤芍二 川紅花錢 五加皮錢 沒藥八分
酒炒牛膝錢 補骨脂錢 宣木瓜錢

鄭 藏溪 四月十五日方

小孩因風挫化痰致起環跳疽痰毒之症

今已針淡膿毒已得外透法當清解

苦杏仁三錢　蟬衣八分　丹皮二錢　蒲公英三錢
象貝母三錢　杭甘菊二錢　連翹二錢　夏枯草一錢
苦桔梗一錢　銀花三錢　根生地三錢

洪富溪

四月十六日方

牙腮癰腫殷甚大牙閉緊急當開疏
散法今腫已消小瘡痛亦減當照常方出入
羌獨二活各一錢　荷荊共錢　牛蒡子錢　服五劑後
荊芥穗錢　苦桔梗一錢　辛夷八分　淅貝母二錢

楊 北歙坵

蔓荊子錢 蟬退衣八分 細辛三分 苦杏仁錢

粉丹皮錢 連喬一錢

四月十六日方

手陽明積熱上攻起為虐又毒疼紅腫

癢痛連及手背手心俱為腫痛此內

亦不蘊臟已難清散法當疏解

根生地錢 赤芍錢 黄芩錢 蒲公英錢

炒川連八分 銀花錢 花粉錢 紫地丁錢

丹皮錢 荊芥錢 炒知母錢 連喬錢

朱 石門

四月十六日方

李

小孩麻後餘毒未清，起爲外瘍，業已紅腫，已難消散，法當清解

細生地錢　米仁錢　苦杏仁錢　川萆薢八
丹皮八　天花粉錢　炒黄柏二錢
銀花錢　浙貝母錢　赤苓錢

四月十七日方

濕火化道移肌肉，致令少腹之間紅腫疼痛，此爲肚癰之症，今已針潰，膿毒已得外達，法當清解

細生地錢　野菊花錢　赤芍二錢　紫地丁錢

粉丹皮錢半　蒲公英二錢　米仁三錢　天花粉錢半

淨銀花二錢　炒川貝母二錢　秋桑葉錢半

胡　屯溪

四月十六日方

脈絡不振，六腑之氣不宣，寒濕凝結，遂成縮腳腸癰之症，左邊少腹與腹股之間腫硬疼痛，按之板滯，左足屈而不伸，不能步履，起經兩月之久，腫硬更劇，前用疏散法，已得見鬆，腫硬亦較前消，小便寒氣凝滯尚未盡散，誠恐症延日久，難以全消，茲遵金匱附子薏仁法

程[illegible]

淡附片一錢　生苡仁三錢　酒炒赤芍錢半　羌獨活各八分

上肉桂四分　酒炒延胡索三錢　砂仁五分　製香附一錢

炒茅术一錢　酒炒歸尾錢半　川木瓜錢半　酒炒黑丑一錢

小青皮錢半　台烏藥一錢

四月十九日方

牛秋躄雖已潰膿但脚底仍未長

消盡内有瘀瘀血亦膿毒未能長達今議

刀搠使重重瘀長出不得再為壅膝即

可消腫且再以托裏化毒為方

酒炒歸尾錢半　桑寄生三錢　細生地三錢　防己一錢

朱 橫坑

酒炒赤芍 一錢 川紅花 一錢 炒黃柏 八分 萆薢 一錢二分

粉丹皮 一錢 五加皮 一錢 赤苓 一錢 絲瓜絡 一錢

四月廿三日

風熱侵入太陽阻於頸項起為頸癰已經漫腫

疼痛是內以潰膿但未能透達難施刀法姑當

以托裏化毒為治

炙黃芪 一錢 桔梗 八分 蟬衣 八分 丹皮 一錢

牛蒡子 一錢 藿香 一錢 杭甘菊 一錢 連翹 一錢五

荊芥穗 一錢 淅貝母 一錢五 皂角刺 一錢 炙甲片 一錢

四月廿六日方

葉 藏溪

曾富溪

據述婦人姓姚四月乳房起為硬核疼痛
不已寒熱往來此為肝氣不和乳絡不宣名
為內吹之症久延不消恐潰膿之虞法宜
疏散為治
銀柴胡 赤芍 茯苓 蒺藜 蘇梗 一錢
蒲公英錢 薄荷錢 一錢 通草 一錢
牛蒡子錢 夏枯草 連翹 一錢
浙貝母 茯苓 紫丹皮錢 橘紅錢
四月二十九日方
太陽膀胱經積熱攻逆於內囊遂成

黃 汾陽

發之症起經多日漫腫甚大肌肉已潰受累最內部已經腐爛症屬甚重非但有腐爛之處還恐有生命之虞急以托裏化毒收斂見癒為吉

赤芍三錢 蒲公英四錢 川軍三錢 甘草節一錢

丹皮三錢 紫地丁三錢 毛慈菇三錢 敗醬草三錢

野菊三錢 紫草茸 銀花三錢 連翹三錢

五月初七日方

濕熱流入筋絡發生流注之症共起五枚自潰兩處將已收口今又施針潰兩處膿水

已汲外達，但身熱咳嗽，治宜清熏解表

根生地三錢 炒歸身一錢 川續斷錢半 忍冬藤二錢

金石斛三錢 炒白芍錢半 絲瓜絡三錢 苦杏仁錢半

青蒿節三錢 地骨皮三錢 桑寄生三錢 象貝母錢半

蒸懷牛膝 浮小麥三錢

陳 野山

五月初七日診

濕熱下注，起為下疳，疳已經腐爛紅腫疼痛，小便作脹，此挾有梅毒，合濕火為病

法宜清解

根生地三錢 甘草節一錢 焦山梔錢半 天花粉三錢

粉丹皮一錢　炒黃柏一錢　車前子二錢　炒知母一錢
淨銀花二錢　野菊花一錢　草薢一錢　木通一錢　防己一錢

汪亮山

五月初七日診

周臁傷並腫，引動濕熱下注，腎令傷囊
腐爛流水，恐有蔓延之虞，法當清解。
鮮生地三錢　甘草節八分　赤茯苓三錢　米仁三錢　炒川連三分
丹皮一錢　野菊花一錢　漢防己三錢　炒黃柏一錢
銀花三錢　蒲公英三錢　川萆薢二錢　槐花三錢

汪遂安

五月初七日診

懷孕七月，肝胃不和，氣血太虛，以致氣虛紅

胡 上沖

脘疼痛起經月餘，内已釀膿，尚未能透，法宜疏解化毒，以冀外潰則鬆。

苦杏仁三錢 瓜蔞皮三錢 粉丹皮錢半 絲瓜絡三錢
苦桔梗一錢 炒條芩錢半 通草八分 薄荷葉錢半
象貝母三錢 焦山梔衣錢半 蒲公英三錢 前胡三錢

五月初八日診

熱毒流入血絡，生為臂瘍，瘍處紅腫甚大，今已針潰，膿毒已外達，法宜清熱解毒。

細生地三錢 銀花三錢 紫地丁草三錢 米仁三錢 炒川連三分
丹皮三錢 野菊二錢 敗醬草二錢 天花粉一錢

葉藏侯

赤芍藥 蒲公英一錢 甘草節八分 川萆薢八分

五月初八日方

陽明積熱上攻致令面部發為瘡瘍之候

紅腫未破疼痛異常今外用立馬回疔法

內用清熱解毒

炒川連一錢 銀花三錢 紫地丁三錢 薺苨二錢

粉生地三錢 野菊二錢 赤芍藥 敗醬草一錢

丹皮二錢 蒲公英三錢 茯苓一錢 紫草八分 藥

五月初十日診

婦人重身乳房腫硬疼痛此為內吹

陳充山

又瘡今已自潰，膿水甚多，並宜照清潰瘍門徑療治

根生地三錢 野菊花錢半 辰茯神衣三錢根三錢 絲瓜絡三錢

丹皮錢半 蒲公英三錢 苦參紀三錢 前胡錢半

銀花三錢 通草錢半 象貝母三錢 荷梗枝八寸

五月初十日方：

下疳之瘡紅腫腐爛蔓延甚，小便利膿腐

之處又流鮮血，此乃梅毒之類，治宜以溫散殺

蟲為方 土茯苓三錢

羌獨活各錢 金櫻子三錢 生地炭三錢 炒白芍錢半

王藏溪

五茄皮三錢 樗根白皮三錢 地榆炭三錢 芡實米四錢
川楝子三錢 小青皮四錢 炒槐角三錢 綠萼梅三錢

五月十一日方

頸項發爲結核甚多，起自去年，已潰一所，
迄今未能收口。此爲肝氣逆鬱，頑痰凝
結成爲頸癧，原不易根治。茲意以逍遙散
加減爲方

銀柴胡四錢 炒白芍四錢 海石粉三錢 橘紅四錢 半夏 [illegible]三錢
鼠粘子四錢 象貝母三錢 漂海藻四錢 昆布四錢 小生地三錢
苦桔梗四錢 蟬衣木 生牡蠣三錢 杭甘菊四錢

趙 太塘

五月十一日方

陽明積熱上攻致發為瘡，疔之症前用回疔拔毒法，今已腐化膿，亦須消法，當仍照前方加減

根生地三錢 野菊花三錢 貝母當歸錢三錢 川連一錢

丹皮 黃芩 蒲公英三錢 大貝錢半 地滑石三錢

銀花三錢 紫花地丁草 粉甘草八分 紅藤三錢 連翹二錢

榆村 五月十二日方

濕熱化毒，蘊於肌膚之間，致發遍身瘡瘍，多痒瘡，以下部為多，破流黃水，惟瘡勢作長

王 朱冼

茵蔯 減此 酒濕毒未化 治當從濕熱著手

法半夏 茅术 米仁三錢 虎杖 澤瀉一錢四分 豨薟草四錢

炒黃柏 枳殼 晚蠶砂三錢 槐角三錢 茯苓皮四錢

赤苓三錢 滑石三錢 代赭三錢 丹皮

五月十六日方

太陽膀胱經積毒 濕熱內蘊 遂成下疳年

之氣 紅腫甚大 今擬手術 以清毒外達治

並托裏化毒

赤苓三錢 野菊三錢 紫地丁三錢 赤芍 黃芩 米仁三錢

丹皮 蒲公英三錢 連翹三錢 澤瀉三錢 浙貝母三錢

張 藏圩

仍蕙忍三 川萆薢三 蟾酥丸半

濕火下注阻格左踝之脈致令足脛之間紅腫疼

五月十四日方

痛此係火之候也宜按定作右白脈數治

當先以和營合淡滲為法以冀散消

酒炒歸尾三 川紅花 西秦艽 漢防己三

酒炒赤芍 桑寄生三 赤苓三 飛滑石三

酒炒川牛膝三 土木瓜 川萆薢三 酒炒黃柏

米仁三

汪宋坑

五月十六日方

傷筋注血致令右足股陰之間赴為瘀核紅腫疼痛

吳治陟

此為股陰疽之症起經多日　是內正在化膿　恐難
消散　治當疏散為先
羌獨二活各五分　酒炒歸尾一錢　酒炒牛膝二錢　皂角刺一錢
五茄皮一錢　酒炒赤芍一錢　青木香一錢　炙甲片一錢
西秦艽一錢　川斷一錢　紅花一錢　絲瓜絡一錢

五月十八日方

小孩瘰收餘毒未淨　兼感風瘟致令腹下
起為腹疽　今已針潰　膿毒已泄　外達治當
清解　　荷叶邊　六一散一錢
苦參一錢　絲瓜絡一錢　杜甘草一錢　根生地一錢

象貝二錢 粉丹皮一錢 夏枯草一錢 通草八分
瓜蔞皮一錢 苦桔梗八分 銀花錢半 米仁三錢

五月十八日方

程 本坑口
禧孫 小兒遍身發黃 小溲黃濇 以致面浮
並為劇 此胎黃挾瘀 兼外感 治宜清解
根生地一錢 黃栢八分 米仁三錢 人中黃八分
丹皮八分 天花粉一錢 飛滑石三錢
銀花一錢 赤苓皮二錢 燈心節八分

汪燕 巖山
五月十九日方
童女跌仆積血兼挾風痰 互聚於腰背

田長塢里

之間紅腫甚大起經兩月之久今已膿
勢即施刀法膿水盈盆而出甚毒邪已洩
外證但內部尚有餘燒此名流注之症
法當清解

生苡仁錢半 赤芍 錢半 桔梗子 白芍 二錢 知母 錢半
浙貝母 錢半 通草 八分 丹皮 錢半 金銀花 錢半
茯苓 錢半 桑枝 二錢 金斂斛 錢半 桔梗 一錢 生地 二錢

五月望日方

對口疽乃太陽經積熱上攻而成今已針潰
膿血已洩外證但有腐爛之處法當疏解

楊巧坑

赤芍錢半　連喬一錢　紫地丁一錢　防己一錢

丹皮錢半　銀花二錢　赤苓二錢　滑石二錢

野菊一錢　蒲公英二錢　米仁二錢　黃柏八分

五月廿七日方

肚癰之症，已經紅腫𤺺脹，令施手術，膿毒

已得外泄，惟紅腫甚大，腐肉甚多，當求

宣化，濕熱清營解毒

細生地三錢　花粉二錢　蒲公英二錢　澤瀉　防己一錢

粉丹皮錢半　米仁三錢　紫地丁錢半　滑石三錢

金銀花二錢　赤苓二錢　野菊錢半　生地　黃柏一錢

徐 本村

六月初五日方

將發痔瘡今瘡已愈而餘毒蓄於下部致令玉莖之腐爛疼痛莖頭紅腫此乃梅毒之類治當散蘊解毒

炒地榆 錢　樗白皮 錢　赤苓 錢

炒槐角 錢　白鮮皮 錢　漢防己 錢

赤茯苓 錢　海桐皮 錢　川萆薢 錢

炒黃柏 錢　炒苦參 錢

蒼耳子 錢　仙遺糧 錢

六月初六日方

清熱消腫解毒

根生地三錢 淨銀花三錢 蒲公英三錢
赤芍錢 天花粉三錢 米仁三錢 車前子三錢 赤苓二錢
野菊花錢 紫地丁錢 炒川連二分 荷叶邊 益元散三錢

王 武寗

六月初八日方

太陽膀胱積毒上攻發為偏發背之症腫硬
紅盤甚大雖已腐爛但腐肉出脫紅盤不消
加以寒熱不清飲食不進氣結不舒此係正氣
不足有內陷之勢症候甚重治宜托裏化
毒以冀根盤下氣得舒即吉

附去砂仁末拌炒
大生地三錢 正二抽芪三錢 炙白芷錢 米仁三錢

大生地三錢 正二抽芪

炒歸尾一錢　炙甘草八分　野赤苓一錢　桔實一錢
炒白芍一錢　炒枳殼一錢　漢防己一錢　檳榔一錢
大腹皮一錢　丹皮一錢

王武寧

六月初十日方　二次

偏蔓背腐肉不化，紅暈甚大，正氣不足，不能
飲食，是妻奶有內陷之憂，再要托裏化毒，和
中開胃，爲法冀以見效則吉

土炒白朮一錢　炙甘草八分　炒白芍一錢　廣陳皮一錢
正二抽芪一錢　砂仁八分　阿膠珠一錢　桔實一錢
黃西路黨一錢　炒當歸一錢　炒川芎一錢　炙白芷一錢

益始八錢

彭　上冲

六月初十日方　暑瘄瘄瘄

小孩吸受暑熱，頭面發為暑瘄甚多，滿

面俱腫，咳嗽燒熱，鼻衄常流，脉細苔白，此暑

挂未解，法宜清肺退熱涼血解毒　瘄

苦杏仁錢　炒知母錢　鹽水炒丹皮錢　鮮枇杷叶刷毛

象貝母錢　衣姜根衣錢　錢　蜜炙銀花錢　赤苓錢　鹽水炒

鹽水炒桑白皮錢　通草八分　鹽水炒根生地錢　米仁錢

鮮荷叶包益元散錢　鮮茅根去心十根　冬瓜皮錢　蜜炙茵草根十根

劉宛山

六月十一日方　一失足成千古恨

乳瘄腫破瘄痛起經多日，今已針潰膿

煩躁不寧　心悸神昏

楊 高垃

水已仍外達，惟下側腫收未消，法當疏解

苦杏仁三錢　白前三錢　蒲公英三錢　苦桔梗一錢五分
象貝母三錢　杭甘菊三錢　廣陳皮一錢　粉丹皮一錢
前胡三錢　夏枯草三錢　牛蒡子一錢　蘆尖枝一錢
生麥芽三錢

六月拾壹日方

左手腕下紅腫疼痛，此屬腕疽之症，為風邪侵入筋絡，然起經多日，已難消散，法當疏解

薄荷尖一錢　苦杏仁三錢　信前胡三錢　苦桔梗一錢

程 本村

吳病蔨 臨溪

牛蒡子一钱 浙貝母一钱 絲瓜絡一钱 炙甲片八分

荊芥八分 紫蘇子一钱 白芷五分 皂角刺一钱

六月十二日方

風邪襲入陽明經絡阻於牙齦致令牙

齦下外上瘰痛腫硬甚大此骨槽風之漸法當

疏散 骨槽風

薄荷八分 牛蒡子八分 蟬衣一分 羌獨二活各八分 羌獨

荊芥穗八分 浙貝母八分 炙桔梗一钱 連翹一钱 薑蠶 辛

殭蠶 荊子八分 苦桔梗八分 辛荑八分 辛荑 辛荑

六月十二日方 蟬衣 炙桔梗

骨槽風 風邪襲入

風邪侵入牙齗致令牙齦腐爛疼痛更
流鮮血此爲風熱引動胃火上升法當辛
涼清解

薄荷尖一錢 浙貝母三錢 鹽水炒小生地三錢 苦杏仁
牛蒡子錢 生石膏一兩 黑元參錢 天花粉一錢
荊芥錢 炒知母錢 鹽水炒丹皮錢
鹽水炒銀花三錢 鹽水炒川牛膝一錢

六月十三日方

偏發因氣血兩虛氣血不足致不能腐化
氣從不能蔽固補中益氣法令腐已脫

趙 太塘

氣傷亦平，是前已立方，留照前方加減

炙甘草五分　大生地一錢（陳黃酒作拌炒錢半）　炒西路黨三錢　橘紅一錢

炒當歸一錢　炒白朮三錢　阿膠珠一錢　益智仁一錢

炒白芍一錢　西二抽藥二錢　炙玉蘇分半　旋覆花化錢

象貝母一錢

二月十三日方

手揩瘍（挖瘍）已經腐爛，惟膿頭未見脫，未上回

流膿此屬內托未法，當清托解毒

根生地三錢　焦山梔一錢　桑葉三錢　飛滑石三錢

銀花三錢　蒲公英三錢　炒當歸錢半　天花粉三錢

朱 棒棒 寧

炒川連 丹皮錢半 米仁三錢 車前子三錢

六月十四日方

濕熱蒸於腰部蒸為串蛇瘡亦屬火邪

遊丹纍延不已此濕熱未清法當清理

赤苓皮三錢 炒黃柏一錢 蒼耳草三錢 米仁三錢

漢防己三錢 塊滑石三錢 豨薟草錢半 炒槐角三錢

川萆薢三錢 苦參錢半 粉丹皮錢半

六月十四日方

小孩右足大腿底边腫破痛癢身熱發燒此

努傷筋積血致濕熱交阻法當先以消散

方
冬天冬麥
丹皮
知母
連翹
劉竟山

酒炒歸尾錢半 川紅花八分 羌獨二活各八分 桑寄生錢半
酒炒牛膝錢半 五加皮錢半 赤芍錢半 丹皮錢半
酒炒赤芍錢半 西秦艽錢半 絲瓜絡錢半 [illegible] 滑石 防己
六月十四日方 病名 乳癧 二癧毒 防己
小孩因吸受暑熱 蒸爲暑癤 生於頭臉肢體 木防己
痛及[illegible]身閉 [illegible] 酒炒木防己
丹皮錢半 生苡仁錢半 赤芍錢半 赤苓錢半 酒炒川萆薢
連翹錢半 炒知母錢半 通草八分 米仁錢半 藿香梗八分 飛
銀花錢半 菊花穀錢半 苡仁 鮮荷葉包益元散三錢
六月十五日方 病 炔炔炔滑石 車前子
乳癧 米仁 茯苓 宣木瓜 [illegible]

程 本村

亂霍雖已潰臌頗仍未全清去照前方加減主治 川牛膝 一錢
淅貝母 一錢 牛蒡子 一錢 蒲公英 一錢 夏枯艸 一錢
前胡 一錢 酒炒栝蔞衣 一錢 杭甘菊 一錢 炒白芍 一錢 加茄皮
苦桔梗 一錢 絲瓜絡 一錢 丹皮 一錢 川紅花 五分

六月十五日方 宣木瓜 一錢
利濕清氣解毒 絲瓜絡
赤茯苓皮 各一錢 宣木瓜 一錢 福澤瀉 一錢 酒炒黃芩 一錢
漢防己 一錢 冬瓜皮 一錢 炒黃柏 一錢 蒼耳艸 一錢
川萆薢 一錢 生苡仁 一錢 炒槐角 一錢 五茄皮 一錢

大腹皮三

章 上慈

六月十六日方

童女麻後傷陰致少陽經絡不舒兩項頸間發
為瘰核甚多起有兩月之久未能消散近來更
加潮熱此爲頭瘰之症當以清瘰清泄少陽爲治

銀柴胡八分 苦杏仁三錢 川貝母二錢 抽心麥冬二錢
銀柴胡 苦杏仁 浙貝母二錢 炒知母一錢五分
炒當歸一錢五分 草 夏枯草三錢 大生地三錢
炒白芍一錢五分 甘菊花 夏枯草 粉丹皮一錢五
炒牛蒡子一錢 桔梗 橘核三錢 甘菊
鼠粘子三錢 海石 漂淡海藻一錢 昆布一錢

海浮石三錢 漂淡海藻 昆布一錢 炒川黃連五分

六月十七日方

何 漢洞

王武家

足太陽膀胱經積毒上攻逆於肉裏致發為上樓牙之疮紅腫甚大已經潰爛但毒勢尚未定局法當托裏化毒

炒川芎 八分　生綿黃芪 錢　炒菊花 錢　飛滑石 錢

炒白芍 錢　生白芷 八分　赤苓 錢　穀芽 錢

炙甘草 八分　炒歸身 錢　防己 錢　米仁

蒲公英 錢　車前子 錢　炒黃柏 八分

六月廿日方 三次

偏發背屬肉膿新肌亦生是屬佳象惟體元虛弱中氣不足咳嗽氣促而平亦宜

汪巖山

麻杏建中法加減主治

蜜炙麻黄八分 姜半夏錢半 炙黄芪一錢 砂仁八分

苦杏仁一錢 廣橘紅錢半 炙甘草八分 焦神曲三錢

蜜炙玉蘇子一錢 炒白芍一錢 大腹皮一錢 炒枳殼錢半

浮小麥三錢 炒米仁一錢

六月十七日方

十一歲女孩 陰氣不足 陽分又虛 兼以跌跳

致傷起為腎俞疽之候 雖已潰膿 但創孔

深陷 將歸虎背突出 難求全濟 此已成漏管

之象 治當補益氣血

王武安

粗生地錢半　炙龜版三錢　炒牛膝錢半　製香附八分
（當身炒）炒當歸錢半　阿膠珠錢半　補骨脂三錢　炙白芷八分
炒白芍錢半　川續斷錢半　五加皮錢半　菟絲餅二錢

六月十九日方

偏發背腐肉已經脫淨，新肌尚未全生，氣
急精華，左邊環跳一帶痛疼，當照前方加減
鹿角霜七分　薑半夏錢半　羌獨二活錢半　炙黃芪二錢
苦杏仁三錢　橘仁錢半　西秦艽錢半　炙甘草八分
炙白蘇子二錢　炒白芍錢半　五加皮二錢　焦神曲三錢
浮小麥三錢　砂仁八分

曹隆年 耆
炙黄
炙耆 炙
炙黄
曹隆年
炙白芷
炙白芷
白芷

曹隆年

吳右路 六月十九日方

足太陽膀胱經積毒上攻致令頸項紅腫

腐爛甚大千孔百孔此爲偏腦疽之症起經

半月腐爛蔓延甚劇 而毒勢尚未定局

腫硬平塌腐肉不化此毒勢有內陷之憂

症情甚重宜以托裏化毒以冀見鬆則吉

炙黄芪三錢 炒白芍錢半 炒川芎錢半 象貝母三錢

炙白芷錢半 炙甘草八分 炒荊芥錢半 苦桔梗八分

炒當歸三錢 西砂仁八分 野菊花三錢 夏枯草三錢

白芷 蟾酥丸八粒

猴 仍 炒朮 西潞黨參 炙蓍 抽芪 正三抽

何藻洞

六月廿一日加減

年已七十氣血血虛而太陽經之積上攻逆於肉裏遂生為上搭手之候雖已潰腐但膿水甚稀腐肉如綿不能脫落然潤妙未尚定局此為氣血兩虛正氣不足致不能腐脫當以補中益氣湯加減主治

正三抽芪二錢 炒歸尾二錢 炒川芎半 炒黃柏八分

炒白朮二錢 炒白芍錢 酸棗仁錢 赤苓二錢

米炒西潞黨參二錢 炙甘草八分 炙白芷半 防風二錢

小生地二錢

王 武安 六月廿三日方

發背之候腐肉已清新肌亦生惟正氣
太虛咳嗽氣促不平形容削瘦飲食不
增（嬾）茲以肅肺和胃益氣健脾爲法
蜜炙麻黃八分 炙甘草五分 苦杏仁三錢 代赭石三錢
姜半夏錢半 生白朮錢半 浙貝母三錢 大腹皮三錢
生二抽芪三錢 炒蘇子三錢 旋覆花三錢 米仁三錢
炒黃柏八分

曹 隆阜 六月廿三日加減

偏腦疽即俗（所）謂落頭疽如其應候亦由患者
偏腦疽即俗謂落

想而知矣然其

想而知矣然其病因係太陽膀胱積毒上

攻生於頸項起未數日即蔓延甚大紅腫之

勢有不可遏止前用扶正托裏化毒法今瘍

痛已減蔓延亦止已有化膿之機識屬佳兆茲

宜以仿瘍科托內陷法投治以冀化膿爲吉

生二抽芪三錢　西路黨參（米泔水炒）錢半　炙甘艸八分

炒白朮錢半　製天虫錢半　炒當歸錢半

炙白芷八分　炒川芎八分　炒白芍八分

野菊花錢半　夏枯艸錢半　蟬衣八分

苦桔梗八分　象貝母錢半　蟾酥丸八分

程巧坑

六月廿四日方

暑熱吸受肥入肺胃致身熱發燒其暑
熱尚未宣洩又復生外瘍已經紅腫疼痛
肉已釀膿此爲懸癰也今施刀法膿已洩外
速法當清解一下 廿劑 錢法
苦杏仁錢 茯姜衣錢 根錢 生石膏三錢 根生地三錢
苦桔梗八分 炒知母二錢 淨銀花三錢 炒川連三分
淅貝母錢 粉丹皮錢 炒黃柏八分 甘草節八分

方本村

六月廿六日方 蔓荆子 下 下 下 下
小孩因感受濕侵入陽明致令右腿下側

破核黃蔓 荊芥 皮炒

王

武寧

起為破核蔓腫疼痛身熱黄爛此風
熱阻絡經絡法當先以疏散
薄荷炭八分 蔓荊子八分 杭甘菊一錢 丹皮二錢
牛蒡子八分 苦桔梗八分 蘇桔梗一錢 連翹一錢
荊芥八分 浙貝母一錢 蟬衣三分

六月廿二日方

外瘍已漸漸生肌收口惟積元太虧咳嗽雖
較前減但形寒削瘦精神屬之弱
再以從內投治
蜜炙廣黄芪一錢 生地抽二錢 阿膠珠二錢 酸棗仁二錢

程太孺

苦杏仁三錢　炙甘草八分　炒歸身二錢　浮小麥四錢
象貝母錢半　炙蘇子三錢　炒白芍錢半　干姜三分拌炒五味子八分
陳皮砂仁八分拌炒熟地黃三錢
六月廿七日方　夏枯草
風熱阻於頸項生為頸癧之瘡今已針潰
膿毒已外達法當清解
薄荷葉七分　黃桔梗八分　丹皮錢半　銀花三錢
牛蒡子錢半　浙貝母三錢　絲瓜絡錢半　夏枯草一錢
荊芥七分　連翹三錢　桔甘節五分　赤芍錢半
薄荷　牛蒡子　桔甘節　銀花
牛蒡子　荊芥　絲瓜絡　夏枯草

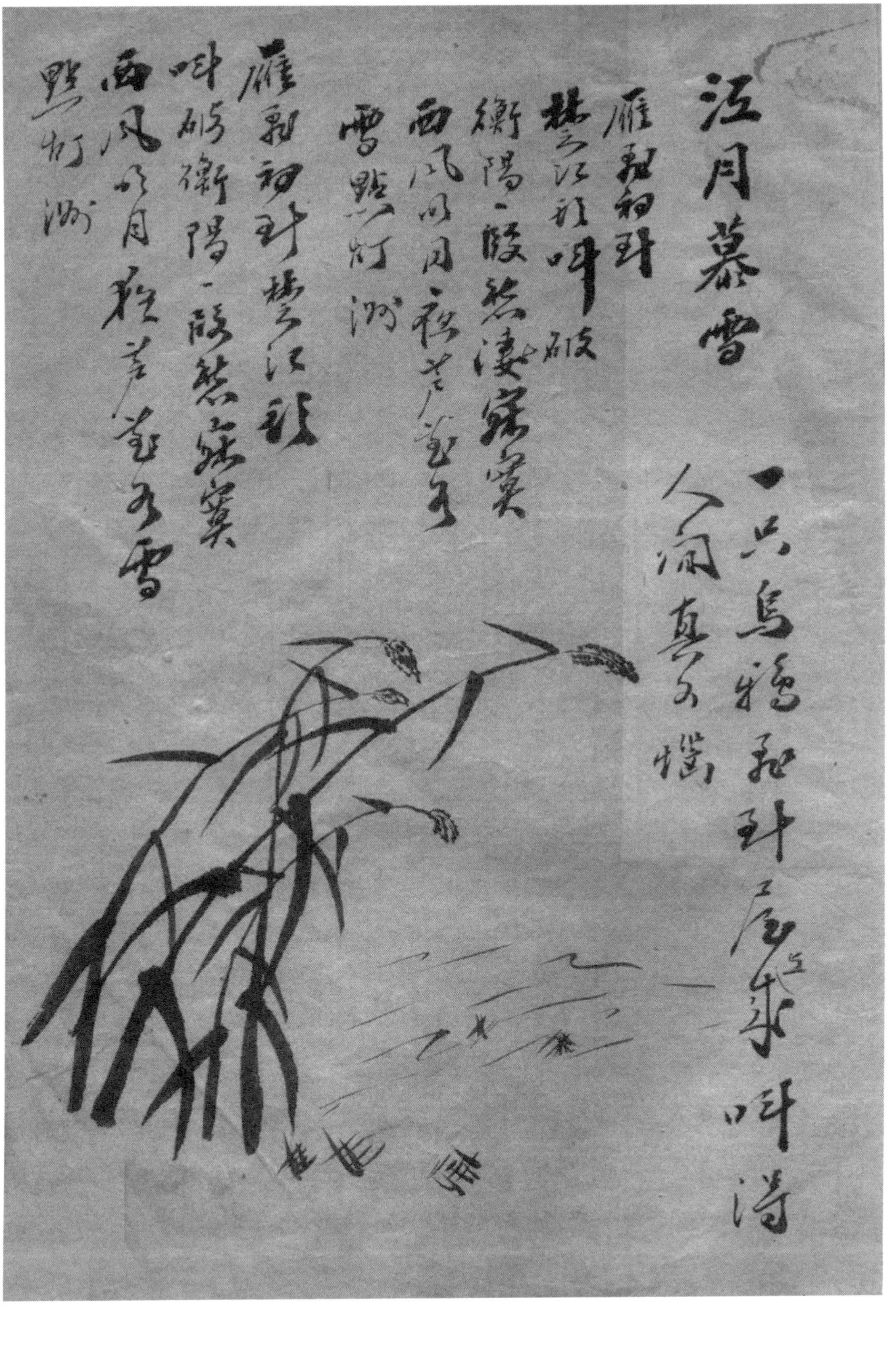
江月慕雪

程氏外科醫案

第叁冊

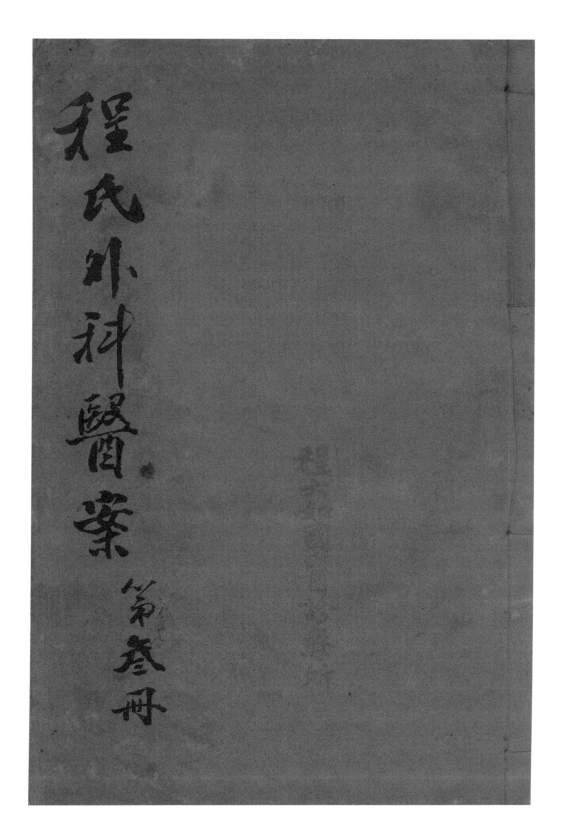

[illegible]

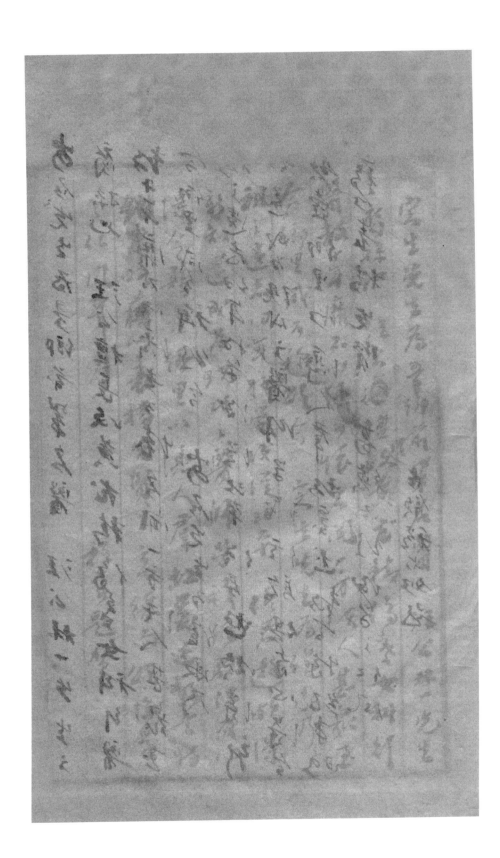

安石先生為予鄉著名醫 汪公林一先生之
裔孫也 汪公擅長岐黃尤精婦女科行醫
數十年來以濟世為懷名聞一方活人甚衆至
今鄉里咸交稱頌之 安石先生為繼承乃
祖之遺志幼年好學深造北京後又進修讀新
知遂成為現代之醫師學識經驗俱有心得今
懸壺鄉里以濟人群茲爰述數言稍紀事略
藉以表揚先賢之高德而倡醫學之仁風

古歙程六如題

宗生先生爲吾鄉前輩名醫 汪公松一先生
之裔孫也 汪公擅岐黄尤精傷寒女科行
醫數十年廉正以德爲懷名聞一方活人甚衆至
今鄉里咸爲稱頌今 宗生先生爲繼承乃
祖之遺志自幼年好學負笈北平從名師遊得
新知遂成爲現代之醫師學識經驗俱有心
得今懸壺鄉里以濟人羣編纂述醫著精
録事略藉以表揚先賢之高德而作後學
之仁風 聊以序
程六如題賀

方　本村

六月廿八日方

風熱襲入陽明致令下頦漫腫疼痛色紅焮熱此爲風熱未解當照前方加減以冀疏散爲是

薄荷葉八分　蟬衣二分　象貝母二錢　連翹錢半
牛蒡子一錢五分　板藍根二錢　生石羔三錢　雙鈎藤錢半
苦桔梗六分　杭甘菊一錢　粉丹皮錢半　炒川連二分
車前子三錢　焦山梔衣八分

方　岔口

六月廿八日方

風熱上升致頸項生爲佛項尚未潰膿法

柯 屯溪

當清解為治

根生地三錢 石决明三錢 焦山梔錢半 飛滑石三錢

粉丹皮錢半 車前子三錢 炒川連[illegible] 天花粉二錢

淨連喬二錢 杭甘菊錢半 炒黃柏八分 桑白皮錢半

生米仁三錢

六月廿八日方

風痰阻入脈絡肺氣不宣致令背部右边

漫腫甚大起經匝月疼痛作脹此為痰注

黃之症内已釀膿已難清散治当疏托以冀

外潰方可見效

程 忠溪

苦杏仁钱半 玉蘇子二钱 米仁二钱 皂刺角二钱
浙貝母二钱 焦瓜絡二钱 飛滑石二钱 炙甲片钱
絲炒瓜蔞衣二钱 干葦莖二钱 漢防己二钱 刺蒺藜二钱
青蒿梗二钱 丹皮钱半

六月廿九日方
據述毒蛇咬傷手指以致足手均起如紫泡
疼痛異常紅腫不休此毒氣有內竄筋絡
上行誠恐毒氣有內陷之憂急當清血解
毒為治
犀角三分 銀花钱半 紫地丁二钱 人中黄一钱

鮮生地八錢 綠豆衣三錢 蒲公英四錢 毛慈姑三錢
丹皮三錢 炒川連八分 野菊花三錢 甘草節一錢
天花粉三錢 車前子三錢

何澤闻

六月廿日方
上搭手腐肉已脱 新肌已生 識屬佳兆
惟華年氣血兩虧 須要調養氣血
大生地三錢 阿膠珠三錢 炙甘草八分 蒲公英三錢
西綿芪三錢 炒白芍三錢 忍冬藤三錢 生苡米仁三錢
炒歸身三錢 酸棗仁三錢 野菊花二錢 制首烏三錢

黄中门

六月廿日方

汪 大參脚

風寒濕侵入三陰之絡阻於右足内踝之間壅腫於筋絡骨節之内致今内踝一帶腫脛痠疼皮色不變起經四十餘日依然腫硬未消疼痛不止此乃内踝疽也當風寒壅腫未散久延恐有化膿之憂治當以驅風散寒為治

羌獨二活各錢　威靈仙三錢　酒炒桑寄生三錢　宣木瓜二錢

秦艽錢　胡天麻半　酒炒歸尾三錢　酒炒牛膝三錢

五加皮三錢　酸蠍尾八个　酒炒白芍錢　酒炒桑枝三錢

七月初二日方　二

風痰阻入筋絡致今右手腕下起為痠疼漫

章 大宅

腫瘡痛寒熱交作此為腋癰也經旬日内
正釀膿恐難消散法當先以疏散
清炙柴胡八分 玉蘇子一錢 醋炒赤芍一錢 丹皮一錢
蔓荊子一錢 苦桔梗一錢 刺蒺藜一錢 白芷八分
象貝三錢 鹽炒前胡一錢 皂角刺一錢 杏仁三錢
絲衣絡二錢

七月初五日方
手太陰經積毒上攻致令右手虎口紅腫瘡痛
今已針潰膿血已得外泄法當清解
鮮生地三錢 銀花三錢 甘草節一錢 飛滑石三錢

柯 屯溪

丹皮錢　赤芍錢　紫地丁錢　生米仁三錢　車前子三錢
赤苓三錢　野菊錢　天花粉三錢　蒲公英三錢

九月初五日方

疫注發今已腫雖即施手術膿毒已仍外達盈碗而出是毒邪已有外達之機但瘀逆是久膿出氣臭色稀是正氣不足法當托正解毒

炒歸身三錢　炙甘草八分　金石斛三錢　生苡仁三錢
炒白芍錢　黑豆衣錢　細生地三錢　炙白芷八分
炙綿芪三錢　廣皮錢　砂仁八分　炒枯薑炭三錢
漢防己錢　茯神三錢

程毓

章
里门

七月初六日方

暑濕遏阻，共起三帖，身熱蒸燒，口渴，大便未通，宜

照前方加減

苦杏仁三錢（去皮尖） 炒知母三錢 生石膏三錢（打） 酒炒條芩一錢

淅貝母三錢 丹皮錢 酒炒黃柏八分 粉滑石三錢

栝蔞衣三錢 仁三錢 西茵陳八分 赤茯苓三錢 生苡仁三錢

車前子三錢 火麻仁三錢

七月初六日方

嬰兒自麻後餘熱未清，以致發為白瘖，身熱蒸

燒，前用清肺養陰法，雖見效驗，但白瘖仍未

趙 太孺

虛退燒熱未虛清營飲以方加減
鮮生地三錢 川貝母一錢 淨銀花錢 甘草八分
小黑元參三錢 板藍根錢 生石膏三錢 龍膽草八分
衣善 衣八分 根錢 大青葉一錢 炒黃柏一錢 炒知母錢
甜杏仁一錢 炒竹茹一錢

九月初六日方

觀其搖手氣虛不復腹脹而有濃痰之處此外
濕熱化毒法當清理
赤苓三錢 炒苡仁三錢 滑石三錢 蒲公英三錢
防己三錢 栝蔞皮三錢 赤芍藥 炒黃柏一錢

徐藏溪

淅貝母三錢 杏仁三錢 丹皮錢半 野菊錢

七月初六日方

小孩生前暑癤之來全癒又感風熱發是頭

部紅腫遊走不定身熱甚紅此風熱暑毒

不清 車前子半

薄荷葉六分 板藍根錢 生石膏三錢 根 生地錢

淅貝母錢 丹皮錢 天花粉錢 焦[illegible]稻穀半

牛蒡子半 連翹錢 銀花錢 竹心 川連示

七月初七日方

手厥陰心包絡經積熱上攻致令左手中指

叶

双峯起

起病疥瘡之症雖已潰爛但膏塞出膿

痛不消此病血熱未解濕熱清解

炒川連 丹皮錢 紫地丁錢 敗醬草錢

細生地二錢 銀花二錢 天花粉二錢 紫草錢

赤芍錢 野菊錢 連翹錢 甘草八分

七月初六日方

濕火下注致令腎部紅腫痒痛此為腎癰之症

起經多日內已釀膿雖已潰散濕毒 托裏化毒

拔滲利濕

赤芍錢 琥珀 歸尾錢 赤苓二錢 飛滑石二錢

彭 上沖

丹皮一钱 兔角剉一分 車前三钱 炒荳梔一钱

鹽炒牛膝二钱 炙甲片一钱 防己一钱 車前子三钱

全伏薑二钱

七月初八日方

小孩就生暑瘡十餘枚鼻流血衄其為

暑熱犯肺顯然可知我意使用辛劑令其

暑清熱退衄止瘡平 車前子

鹽炒鮮生地三钱 茯苓衣 根苓 川貝母一钱 藕節兩枚

鹽炒丹皮一钱 通草二分 鹽炒桑白皮八分 鮮茅根十根

鹽水炒銀花三钱 生薏仁一钱 炒知母八分 鹽水炒黃芩 數葉

張 馬槽鴻

七月初八日

產後營衛失調，頭面發為小瘰甚多，成片結餅，痒痛異常，此為暑濕上升。治當利濕清暑，以和營衛。

青蒿錢 赤苓錢 米仁錢 荷叶包六一散三錢

通草八分 福澤瀉錢 炒川連二分 淡茅朮錢

炒丹皮錢 淅貝母錢 苦杏仁錢 鮮佩蘭錢

銀花錢

張 前四

七月初九日方

濕熱蘊結肌膚，始生小瘰，散而四圍蔓延，營

盧藏房

爲白泡破流黄水痛癢相兼此節濕熱之濕熱

未清法當清暑利濕

赤苓皮錢 防己錢 冬瓜皮錢 根生地二錢

丹皮錢半 滑石錢 炒黄柏六分

米仁錢 銀花錢 甘草節八分

七月初十日方

小孩遍身發爲瘡毒暑濕毒多破流黄水

痛癢相兼身熱不清此節屬濕化毒前用

清解法已發洩當照前方加減

根生地錢半 金石斛一錢 仙遺粮錢半 炒黄柏八分

唐 本村

粉丹皮一钱 通草二分 米仁三钱 野赤苓二钱
淨銀花二钱 甘草八分 赤芍八分 荷叶边二撮

七月初十日方

嬰因吸受暑热引動胎毒致令遍身发为黄水瘡之類破流黄水身热发燒此為暑热未清法当清解

根生地二钱 甘草节八分 炒黄柏八分 炒知母一钱
粉丹皮八分 赤苓皮二钱 生苡仁二钱 白通草二分
淨銀花二钱 括蔞衣一钱 天花粉二钱 荷叶边二撮

七月初十日方

小孩耳角生為紫泡疔之形紅腫疼痛流血甚
多身熱發燒 病勢甚重 法當清解
根生地錢 蒲公英錢 野菊花錢 蚤休錢
丹皮錢 甘草節錢 天花粉錢 牛蒡子錢
銀花錢 紫地丁 姜炒川連五分

七月十三日診

小孩耳角太陽之間生為黑瘡 甚色紫黑 因
昨日潰破流血甚多 此證屬肉實 然甚為
傷於筋絡 治當先以養血止血 以冀血止
為書

吳

扁垣

藥砂大生地三錢 藥拌銀花三錢 甘草卅分 地榆炭錢五分
藥砂懷牛膝三錢 天花粉三錢 元參三錢 東菊子錢半
藥拌丹皮錢半 金石斛三錢 麥冬三錢 藕節三錢
鮮茅草根七根

七月十一日方

吸受暑濕流佈中焦下迫化（痢）今痢雖止暑濕二
邪尚未居清所以總燒咳嗽神疲不思飲食
脉細數舌白此乃脾失清肅胃失升和法當
清理暑濕

銀柴胡五分 苦杏仁三錢 通草二分 百部錢半

青蒿節錢　象貝母錢半　大腹皮二錢　焦檳榔錢半

炒胡黃連八分　預知子錢　使君子錢　焙五穀蟲二錢

鮮荷叶包六一散錢　焦神麯錢

郭岑卿

七月十一日方

小孩因感受風熱襲入少陽之經絡，致令頸項漫腫疼痛，時有燒熱，苔白。此風熱未解，法當先以疏散。

薄荷梗八分　蔓荊子八分　淅貝母錢　野菊花錢

牛蒡子八分　苦桔梗八分　連翹錢　夏枯草錢

荊芥八分　蟬衣八分　丹皮錢　車前子錢

劉 臨溪

照依second方

七月十一日方

下疳瘡已經腐爛，紅腫不消，此爲毒邪未盡，

當以清裏解毒。

根生地三錢 銀花三錢 赤茯苓三錢 防風一錢

粉丹皮二錢 野菊二錢 炒黄梔八分 蒲公英三錢

赤芍一錢 甘草節一錢 川萆薢三錢 紫地丁二錢

徐 杜塵前

七月十二日方

瘡疖起經兩日，紅腫疼痛，治當先以疏散。

蟾酥丸一粒 丹皮二錢 銀花二錢 薄荷三錢

唐 本村

野菊花錢 紫地丁三錢 蚤休二錢 赤芍錢

甘草節一錢 蒲公英三錢 毛慈菇一錢 浙貝母一錢

七月拾四日方

嬰兒因受濕熱致令遍身發為黃水瘡之類

前用清血解毒解濕法已效當照前方加減

根生地錢 天花粉錢 川萆薢錢 炒黃柏八分

丹皮八分 防己一錢 赤苓皮錢 冬瓜皮錢

銀花錢 生薏仁錢 甘草節八分 六一散錢荷葉包

胡 牌樓前

七月拾四日方

始因蹉破引動濕熱致令左足傷破之間發為

程率口

白泡破流黃水蔓延不休痛痒不止甚至浮
腫此為濕熱未清所以舌苔厭膩治當利濕解
毒毒 滑石粉 炒牡蠣 萬資當
赤苓皮半 飛滑石三錢 福澤瀉一錢 粉丹皮一錢
漢防己三錢 米仁三錢 銀花三錢 甘草節八分
川萆薢三錢 炒黃柏八分 浙茅术一錢 根生地二錢
七月十五日方
下疳瘡因焮脹倒提丸引毒入裏以致毒
洩而又復發腐爛瘙痛甚至咽喉亦有瘡痛
前用土茯苓湯加減法已見小效茲當仍以前

汪 藏溪

方加減主治

淡茅朮三錢 炒白芍二錢 姜半夏二錢 米仁四錢

炒黃柏三錢 砂仁八分 赤苓三錢 甘草節五分

土茯苓一兩 福澤瀉二錢 漢防己三錢 製川朴二錢

塊滑石三錢

七月十六日方

小孩遍身生瘡暑癤又發黃水瘡此為暑濕蒙

於肌膚法當清暑利濕解毒

根生地三錢 赤芍二錢 防己二錢 炒黃柏八分

丹皮二錢 甘草節八分 川萆薢三錢

汪 臨溪

銀花二錢 杏仁二錢 天花粉二錢 荷葉邊 六一散二錢

七月十六日方

八歲女孩因吸受暑濕蘊挾食滯以致身熱發嘔噁作吐大便秘結脉細數苔黃口渴飲水此為濕溫未化法當芳香合[illegible]並進

薑汁炒川連二分 粉丹皮一錢 車前子二錢 青蒿二錢

煨大豆卷二錢 [illegible]炒條芩八分 福澤瀉二錢 赤苓二錢

廣藿梗一錢 佩蘭一錢 通草二分 西茵陳二分

荷葉邊 益元散二錢

儲 大塢

七月十六日方 方

向有淋濁之症已發多次甚為白濁之病留未能消滅近來龜頭更有腐爛左邊腹下高起為硬核此為白濁下疳橫痃隨而發之症雖無多大害要則用法先後分為方

羌獨二活各一錢 延胡索三錢 酒炒歸尾三錢 製香附一錢

五加皮三錢 金鈴子三錢 酒炒赤芍一錢 土茯苓四錢

小青皮三錢 橘核三錢 吳萸水拌炒蒼朮一錢五分

台烏藥一錢 甘草節八分 琥珀丸八分

七月十六日方

章 藏坪

章 上意

下部發爲細瘰如雲成片色紅刺痛不止此乃肌膚腦中時毒則爲蜘蛛之類始法色清解

赤苓二 川萆薢二 淨銀花三 槐角錢
米仁三 槐滑石三 甘草節錢 丹皮錢
防己二 蒼耳草二 炒黄柏錢 地丁草二

七月十六日方

童女身弱體瘦面形萎色兩頸起爲結核潮熱咳嗽飲食減少據此情形是童癆之病矣諦已露但症已延三月形容憔悴最關緊

甲疼雖見少愈但濕熱總未盡退宜照前方
加減
鱉血拌炒銀柴胡八分　雷丸三錢　炒川黃連一分
蒺藜炒　鼠粘子錢半　百部錢半　黃柏吳萸拌炒　穀芽錢半
鹽水炒丹皮錢半　甜桔梗去蘆七分　茯苓赤茯苓錢半

換方
炒黃芩錢半　枇杷葉去毛一片　括蔞根一錢二分

七月十六日方
臑癰紅腫疼痛按之板硬此為三陽經鬱積
壅滯紅不散有釀膿之勢法當疏解
羌獨二活各錢　赤芍　丹皮錢　牛蒡子三錢　鹽炒連翹殼錢

郎 牛坑

荊芥錢 淅貝母半 薄荷錢 赤芍藥錢

蔓荊子半 連翹半 姜汁炒川連八分

七月十六日方

風熱襲入陽明引動胃火上升致令牙浮腫痛

痛起經多日業已潰膿但牙腮腫硬未消此爲

風熱未散胃火未降 法當清散

福 大塘脚

小生地半 炒知母錢 苦桔梗半 淅貝母半

黑元參半 丹皮錢 薄荷梗錢 板藍根錢

麥冬錢 蟬衣八分 連翹錢

七月十六日方

朱石門

風邪襲於少陽與三焦經絡致令耳後腮腫疼
痛寒熱往來歸滞黄白二花起于本月之火近
日更為漫腫此屬風邪未解法當先以疏
散為方
羌獨二活各一錢　淡炙紫桂不　黄芩　紅花錢半　蟬花　六分
荊芥穗一錢　製僵蠶　全蟲各錢　苦桔梗一錢　丹皮一錢
蔓荊子一錢　香桔梗八分　象貝母一錢　薄荷葉錢
粉甘草錢　車前子三錢
七月拾六日方
左頰耳後燒腫部紅腫此為暑熱毒侵法

劉 臨溪

当清解
根生地錢 天花粉二錢 青蒿錢 荷叶包益元散三錢
丹皮一錢 炒知母錢 焦山梔衣八分 炒川連二分
銀花二錢 甘草節八分 車前子三錢

七月十八日方

始起白濁，濁未淨而竟轉腐爛，紅腫疼痛，
起經數月，遂來更劇。此爲梅毒，毒熾，法當
先以辛散藿蘭而除白濁，以消腫破
羌獨二活各錢 金鈴子二錢 檳榔一錢 金櫻子二錢
五加皮二錢 白鮮皮二錢 炒車前子錢 仙遺粮二錢

甘草半 赤茯苓 樗白皮三 炒黄柏七 旱蓮草一半

汪 手崖鄉

七月十日方

手心色係經積毒上攻致令右手中指紅腫

瘡痛 此症名指疔 以法宜消散解毒

根生地三 野菊花二 甘草節七 天花粉三

丹皮三 蒲公英三 蚤休三 車前子三

赤芍二 紫地丁三 銀花三

叶峰山

七月十九日方

手陽明積毒上攻致令掌紅腫瘡痛

連及手背俱腫 此名手心毒 法宜清解

汪臨溪

根生地五钱　甘草节八分　蒲公英三钱　蚤休一钱
丹皮一钱五分　野菊三钱　浮萍　地丁三钱　炒川连八分
花粉一钱　银花一钱　焦栀衣一钱五分　牛蒡子二钱

七月十九日加减

暑温病身热发烧呕吐便秘溲黄口渴前
方合苦寒法已得应效烧势已减惟余
揔未尽净当照前方加减
小生地三钱（姜汁炒）　辰茯神三钱　米仁三钱　浙贝母一钱
丹皮一钱五分（紫炒）　西茵陈八分　苦杏仁一钱五分　益元散三钱（荷叶包）
银花一钱（鲜炒）　炒条芩八分　栝蒌衣一钱五分　根一钱　防己一钱五分

孫 小姑潭

姜汁炒川連一分 鮮茅艸根

七月廿日方

風疹癍下太陽經絡含背部左邊肋脇之間

漫腫癢痛皮色如常上及頸項俱覺牽痛

此係風邪侵未散法宜疏散

羌獨二活各五分 五茄皮一錢 浙貝母二錢 薄荷葉一錢

西秦艽一錢 玉蘇子一錢 苦桔梗一錢 蔓荊子一錢

荊芥一錢 苦杏仁二錢 牛蒡子一錢 炒川連三分

荷葉包玉泉散三錢 絲瓜絡三錢

七月二十二日方

姜嫂 休寧縣

孫 黃口

嬰兒因吸受暑濕熱入募原阻於筋絡致營衛失從遂生為暑流注之症共起三枚以背部一處最大約已化膿雖已消散治當清暑托裏化毒

苦杏仁三錢 青蒿三錢 丹皮一錢 焦山梔衣八分

象貝母三錢 通草一錢 連翹三錢 皂角刺一錢

括蔞衣三錢 根三錢 前胡一錢 炒知母三錢 炙甲片一錢

荷叶包益元散三錢 銀花三錢

七月二十一日方

左太陽經絡積毒上攻致令左手拇指生

叶藏溪

患蛇眼疔之症紅腫瘡痛已破潰但膿水不
多此熱毒未盡尚宜化法而清解
根生地三錢 蒲公英三錢 紫地丁芍 蚤休一錢
丹皮芍 銀花三錢 甘草節五分 車前子三錢
炒川連二分 野菊花二錢 天花粉三錢 連翹殼錢

七月二十一日方

始因小恙繼中時毒遂成爲化肉疔之症生
於左足腐爛甚大肌肉色黑蔓延不止身熱
發燒症情甚重急宜以清涼解毒
炒川連八分 野菊花二錢 紫地丁芍 桃滑花三錢

根生地三錢 炒黃柏一錢 天花粉三錢 粉丹皮一錢半
淨銀花三錢 蒲公英三錢 米仁三錢 甘草節八分
野赤苓三錢

倪萬金台

七月二十一日方

襁褓小兒因吸受暑濕引動胎毒致令頸面一葉發
為黃水瘡甚多破流黃水痛癢相兼況又身
體發燒耳內又為流膿此為暑熱未清當以清
暑解毒為法
根生地一錢 甘草節五分 炒黃柏八分 米仁一錢
丹皮八分 瓜蔞衣八分 炒川連三分 荷葉包六一散一錢

程率〻
叫囘
錢村
錢
錢
朱眉溪

銀花三錢 炒知母三錢 赤苓錢半

七月二十三日加減

下疳潰爛已久未能收斂腫勢亦未全消良由毒
蘊未清立照前方加減

羌獨二活各三錢 金櫻子三錢 白鮮皮三錢 漢防己三錢
五加皮三錢 金鈴子三錢 仙遺糧三錢 甘草節三錢
小青皮三錢 樗白皮三錢 炒黃柏三錢 酒炒地榆三錢
酒炒槐角三錢 塊滑石三錢

七月二十三日方

暑熱化毒始生暑癤〻〻之餘毒未清而腹下又

秦 長干壩

生脈瘡紅腫疼痛已經化毒膿潰解

根生地三錢 天花粉三錢 浙貝母二錢 米仁三錢

丹皮二錢 焦山梔衣一錢 炒桔梗八分 滑石三錢

銀花三錢 連翹二錢 赤苓二錢 炒黄柏一錢 菊花二錢

七月二十三日方

癬瘡兩足俱生共計十餘孔色污氣穢時流黄

水皮色紫暗而少油潤起經三載反復不止依

然於是所屬壯年氣血未虛尚可全愈惟經過

長時療治始可見功

根生地三錢 生黄芪三錢 野料豆三錢 澤瀉 防己三錢

姜　休寧縣

炒歸身二钱　炙甘草钱　淨銀花二钱　川萆薢二钱
炒白芍钱　粉丹皮钱　蒼耳炒黑　炒黃柏八分
瑰滑花二钱

七月念五日方

襁褓小兒吸受暑濕流入募原生瘍流注之候
共起三處今背部一枚已停膿難即施刀法膿泄
毒流出甚多是毒邪已有外達之機惟腿兩
處膿未熟透治宜清暑利濕化毒爲法
金扁斛钱　栝蔞衣钱　枳钱　通　炒貝　茯苓钱
生白芍钱　冬瓜子仁钱　銀花钱　赤苓钱

邵英仁

程文元

粉丹皮二 根生地四 青蒿節五 浮小麥三

七月念六日方

脫陰痛今已針潰膿水已回外症是毒邪已

宣化法當清解

根生地三 野菊花四 炒黃柏二 槐角 滑石三

丹皮三 蒲公英三 赤苓三 天花粉三

淨銀花三 紫地丁四 米仁三 炒川連八

七月念六日方

風熱襲於少陽阻絡耳竅遂成聤耳之症耳內

已經流膿耳根腫硬風熱未散法當以醫濟

清營飲加減主治

清炙柴胡八分 枳實钱 丹皮钱半 車前子三钱

薄荷尖钱 冬桑叶钱 連翹钱 焦山栀皮钱半

牛蒡子钱 板藍根三钱 六一散三钱 浙貝母钱

吴黎陽

七月廿四日方

小孩因吸受暑熱生癤，暑癤甚多，癤愈而

發白痦，蔓延不休，此爲暑熱化毒，如法當清解。

根生地钱 赤苓钱 飛滑石钱 冬瓜皮钱

丹皮钱 米仁钱 炒黄精钱 苦杏仁钱半

銀花钱 甘草節八分 竹葉心钱半

康 藏圩

吳 呈四

八月初四日方

利濕解毒疏肝行氣

小青皮钱 樗白皮钱 酒炒槐角钱 大

五茄皮钱 海桐皮钱 酒炒地榆钱 腹

白鮮皮钱 豨薟草钱 赤苓皮钱 皮

蒼耳草钱 金鈴子 萆薢 防己钱 钱

八月初四日方

兒童因吸受濕邪始發瘧疾斷而又發爲

瘠瘦甚乃瘡瘍未清而遍身浮腫面

腫因腫手足俱腫腹大溺少此屬濕邪

程
率口

內閉症情雖宜從五苓湯加減
豬苓二錢五分　澤瀉一錢　炒枳殼八分　茯苓三錢
青陳皮二錢五分　川萆薢一錢　炒柳枝八分　旋覆花一錢
大腹皮一錢　薏苡仁一錢　生茯苓一錢　蘇梗一錢
生姜皮八分　車前子一錢
八月初六日加減
下疳瘡已漸漸生肌收口腫硬亦消惟胃
納不振濕互聚嘔吐發水白沫黏濡苔
白而膩此濕邪未散中焦不和法當和中
燥濕為方

汪　双巷程

汶茅朮不製　小朴錢　大腹皮三錢　焦檳榔錢
片姜黄五分　青陳皮錢　玉蘇子錢　煨白荳蔻六分
姜半夏錢　吳萸拌炒川連錢　西砂仁八分
炙甘草八分

八月初八日方
風邪襲入少陽，阻於耳竅，致令耳門蔓腫
疼痛，微有寒熱，此為耳癰，治法當清泄少
陽以熄風熱
清炙柴胡八分　丹皮錢　石決明錢　冬桑叶錢
薄荷葉六分　連翹錢　板藍根錢　車前子錢

吳臨溪

杭甘菊一錢　雙鉤藤一錢　蔓荊子八分

八月初九日方

手心毒瘡用清解化毒，今已見發腫收，已得外透，但腫亦逐漸消散，宜照前方加減主之

根生地三錢　野菊二錢　絲瓜絡三錢　蚤休一錢　廣皮八分

赤芍藥一錢　蒲公英三錢　甘草節一錢　赤苓三錢　枳殼八分

丹皮八分　紫地丁三錢　淨銀花三錢　杏仁三錢

八月初九日方

汪程躍，今施手術，膿毒已得外達，法宜和解

汪竟山

馮 外結與

酒炒歸尾錢半 五加皮錢半 赤苓三錢 福澤錢半
酒炒赤芍錢半 桑寄生三錢 防己二錢 威靈仙錢半
酒炒牛膝三錢 川紅花五分 川萆薢三錢 製乳香六分 沒藥六分

八月十一日方

濕熱聚於腸臟致臟氣失宣大便祕結腹中作
痛其濕熱又入筋絡阻於三陰脈絡遂致右
足股陰之間突然橫腫腫痛攣之而有跛痎
此為股陰疽也起經數日寒熱往來其為營
衛血脈失宣通此外瘍內部正在釀膿誠恐
難以消散治當先以疏散

汪 屯溪

酒炒歸尾二钱 川紅花二錢 丹皮二钱 羌獨二活各一钱
酒炒赤芍二錢 赤苓二钱 川萆薢二钱 塊滑石三钱
酒炒桃仁泥二钱 防己二钱 米仁三钱 製大黃二钱

八月十二日方

體素魁梧，氣分不足，膀胱經積毒上攻，逆於肉裏，遂生為發背之重症。起經數日，而紅腫腐爛甚大，瘡頂平塌，腐肉不化，紅腫色帶灰紫，脈細氣短無力。此症候頗重，為正氣虛弱，不足以化毒邪外達，誠恐有內陷之憂。法宜以補中益氣，托裏化毒為法。

程　山子塢

西路黨參三錢　炙甘草一錢　陽春砂仁八分拌炒大熟地三錢
生二抽芪三錢　真白芷一錢　炒川芎一錢　阿膠珠三錢
炒白朮三錢　製天虫一錢　炒白芍三錢　炒象貝母三錢
杭甘菊三錢　炒丹皮一錢　蟾酥丸不
琥珀蠟礬丸半

八月十二日方

緣因病之後則遍身浮腫兩足上氣之消則左
足股陰之間紅腫色黑腐爛蔓延不休此瘡化
肉方之候而腹腰作脹臍腎囊紅腫亦有破腐
此瘡必從化毒起為外瘍之恐情甚重　一波未平

一諾又起殊難療治勉擬一方即希另請高明
根 鮮生地三錢 天花粉三錢 炒川連八分 赤苓三錢
粉丹皮三錢 野菊三錢 紫地丁三錢 毛慈姑錢
淨銀花三錢 潤玄參三錢 炒黃柏八分 鮮[illegible] 敗醬草錢

錄
馬乳

八月十三日方

楊梅向溺下疳一並而發其疵之險惡不言而
喻玉莖潰爛多處色紫而破小便而淋白濁
倏腹又起破核此是橫痃之苗疵起兩月之久
延來更劉療治之法一時殊難取效
羌獨二活各[illegible] 白鮮皮三錢 海桐皮三錢 淡炒黃柏三錢

汪 岑腳

五茄皮錢 絲苦參錢 延胡索錢 土茯苓錢

川楝子錢 小青皮錢 蒼耳草二錢 綠升麻錢

酒炒車前子錢 綿川黃連

捌月十三日方

風邪襲入經絡，阻於頸項之間，起為頸癧

之處腫硬疼痛，起經半月之久，內部亦在

釀膿，難以消散，法宜疏解

薄荷葉八分 荊芥穗錢半 赤芍三錢 丹皮錢

牛蒡子錢 蟬衣二分 夏枯草三錢 連翹錢

紫荊子錢 苦桔梗錢 象貝母錢 絲瓜絡二錢

吳 大抗

秦莘耕 子三

八月十六日方

濕熱已清，補瘡（腐）爛之勢六年，腐肉已脫成屬佳境，惟近新增咳嗽，此由肺失清肅之權，治宜以清肺解毒為治。

苡米仁三錢 炒知母二錢 丹皮錢 甘草節一錢 川貝母三錢 赤苓三錢 銀花三錢 野菊花二錢 瓜蔞皮錢（根三） 米仁三錢 炒黃柏 枇杷叶刷片

八月十七日方

蠟皮（新）蒸籠手背之間，球皮腐爛蔓延不休

程

馬軋

色帶紫黑而流黃水蜜撻家此為毒邪
未解法宜清解
根生地三錢 野菊三錢 甘草節八 米仁三錢
粉丹皮錢半 滑石三錢 蚤休三錢 天花粉三錢
銀花三錢 紫花地丁三錢 赤苓三錢 紫竹錢半 荷梗錢半

八月十九日方
足瘍潰膿已來已有數月依然時流血水紅
腫未止此為濕火下注毒邪未清法當清血
解毒而利濕火
根生地三錢 野菊花錢半 天花粉三錢 赤苓三錢

程 直坑

杜 凹上

粉丹皮一錢 甘草節八分 炒黄柏一錢 米仁三錢
淨銀花三錢 蒲公英三錢 漢防己三錢 滑石三錢
炒川連三分

八月十九日方

小溲不頻坐及鉤彎今已腿縫即施手術膿毒已潰外症法當清解
根生地一錢 淨銀花一錢 炒黄柏黑 蒲公英一錢
丹皮一錢 天花粉一錢 敗醬草一錢 炒絲瓜絡一錢
歸鬚一錢 甘草節八分 車前子一錢

八月二十日方

吳 汪坑

濕邪下注阻絡三陰之脈絡致令右足腿（少陽）癰疽也濕腫疼痛不能步履內部已在釀膿法當先以疏散

羌獨二活各錢 酒炒川木瓜錢 酒炒歸尾三錢 川萆薢二錢
五茄皮二錢 威靈仙二錢 酒炒延胡索二錢 宣木瓜二錢
西秦艽錢 小青皮錢 漢防己二錢 香白芷錢
酒炒懷牛膝三錢

八月念日方

爛皮疔蔓延無休紅腫不除此為毒邪不清況高年氣血已虧營衛不足故難速效治宜

吳淳洞

養血清熱解毒

根生地三錢 紫地丁三錢 炒川連八分 敗醬草二錢

粉丹皮錢半 野菊花錢半 人中黃五分 牡荊葉一錢

蒲公英三錢 淨銀花三錢 薏苡仁三錢 黑山梔錢半

車前子三錢

八月念六日方

左手中指潰爛不休 其穿三孔 此為毒氣入着

綿綿以致臑臂浮腫 腫破不消 此蛇瘡疔也 法

當再以清解

浙貝母三錢 米仁三錢 苦杏仁三錢 絲瓜絡三錢

汪

汪宗右

吳臨溪

前胡錢半　連翹錢　苦桔梗八分　紫地丁錢半
衣姜衣錢半根錢半　丹皮錢半　野菊花錢半　蒲公英二錢
車前子錢　塊滑石二錢
八月念七日方

牛程蹇今已化膿，已施手術，膿水畢已外達，但
足根之間略有紅腫，法當消腫解毒
根生地錢半　銀花錢　紫地丁錢　酒炒牛膝錢
赤芍錢半　赤苓錢　川萆薢錢　蒲公英二錢
丹皮錢　防己錢半　川槿花錢半　炒黄栢錢
八月卅日方

風熱襲入少陽，阻於耳竅，遂致耳内流膿，耳外紅腫痠痛，寒熱往來，此屬耳癰，以爲風熱未解，法當清泄少陽而熄風熱。

清炙柴胡八分　炒川連八分　九孔石決明三錢　板藍根三錢

薄荷尖八分　蔓荆子錢半　焦山梔衣錢半　青蒿子三錢

牛蒡子錢半　杭甘菊錢半　丹皮錢半　通草八分　桑梗二錢

象貝母錢

八月花日方

耳内流膿，耳門腫硬痠痛異常，此耳癰，如爲風熱侵入少陽之過。錄其爲風熱未解

何淞棨

法當清泄少陽 苦丁茶一錢
清炙柴胡八分 蟬衣八分 連翹一錢 霜桑葉一錢
薄荷一錢八分 丹皮一錢五分 石決明一錢 荊芥一錢五分
牛蒡子一錢 蔓荊子一錢 杭甘菊一錢 二蠶桑枝一錢

九月初二日方
病後餘邪未清 兼挾風邪 發爲耳聾之症致
令耳根漫腫疼痛 勢用疏散法略見消
腫勢宜仍照前方調治
薄荷一錢八分 連翹二錢 絲瓜絡衣二錢 石決明二錢 桔
象貝母一錢 雙鉤藤二錢 苦丁茶一錢 車前子二錢

鄭 打石山

粉丹皮錢 板藍根三錢 杭甘菊錢 清炙紫菀八分
炒川連三分

九月初二日

咽喉紅腫〃處發黃白點破爛此風挾濕入上焦引動脾胃之火上升是為喉痹之症脈苔白黃紅法當清解

鮮生地三錢 天花粉三錢 大青葉錢 真蒡子三錢
黑元參三錢 炒黃柏八分 粉丹皮錢 生蒲黃三錢
炒知母三錢 煨山豆根三錢 連翹錢 鮮竹叶心廿片
鮮板藍根廿片

李萍洲

齊

九月初四日予

某某之妾足生大疔今又足腫胴之處潰爛

甚大疼痛異常毒熱作此等疔毒也法宜

清解

根生地三錢 蒲公英三錢 甘草節八分 赤芍一錢

丹皮錢半 紫地丁錢半 炒黃柏八分 塩滑石三錢

銀花三錢 天花粉三錢 野菊錢 炒川連三分 防己錢半

九月初五日

風邪襲入足三陰之脉阻于膝部致左足膝斷

漫腫痠痛不能步履且有寒熱此風寒濕痺

姬

之候治當以疏散爲先
羌獨二活各一錢　宣木瓜一錢　川紅花八分　絲瓜絡二錢
西秦艽一錢五分　酒炒歸尾一錢　酒炒牛膝一錢　赤苓三錢
五加皮一錢　酒炒赤芍一錢五分　明天麻八分　酒炒桑寄生一錢
酒炒漢防己一錢

九月初六日
姬因臁破繼以濕瀾紅腫癢痛寒熱交作
治當內服調治　紫地丁一錢
細生地一錢　赤苓二錢　銀花一錢　防己一錢　野菊一錢
赤芍一錢　丹皮一錢五分　萆薢一錢　米仁一錢　公英一錢

王洽陽

九月初六日方

手陽明經積熱化毒起爲疔毒未散日腐
爛甚劇肌肉色黑是毒勢尚未定局仍有
蔓延潰爛之憂甚危候急爲化肉疔之重
症也當以涼血解毒而清陽明之積熱是
爲必要之圖
鮮生地四錢　天花粉三錢　毛慈菇三錢　人中黄一錢
炒川連五分　金銀花三錢　焦山梔衣錢　紫河車三錢
粉丹皮二錢　野菊花三錢　蒲公英三錢　東貝母三錢
炒條芩八分

程　忠瀆

朱毛瀆

九月初七日

穢襟不免遍身瘡疥膿毒蔓延頭面兩目俱為紅腫流膿法当清解　根生地半
石決明錢　焦山梔衣八分　福澤瀉錢　銀花錢
丹皮八分　杭甘菊半　赤芍錢　車前子半
連翹半　炒川連三分　杏仁半　炒黃柏八分

九月初八日

足趾腐爛處痛兩便膿又起瘰核紅腫作痛寒熱交作此為橫痃便毒為濕熱化毒識恐有潰膿之憂法当以消散為先

柯 順口

羌獨二活各一錢 青皮一錢 五加皮一錢半 吳萸炒川連一分
延胡索一錢 酒炒歸尾一錢 酒炒川牛膝一錢 丹皮一錢
炒川楝子一錢 酒炒赤芍一錢 枳實一錢 醒消丸一錢

九月初八日

陽明積毒壅升起為唇疔之症紅腫木硬疼
痛異常寒熱交作之症候甚誠恐毒勢內走橫
之變急以回疔法治之外清熱解毒治之
裡
蟾酥丸九粒 淨銀花三錢 野菊花三錢 蚤休一錢
根生地四錢 蒲公英三錢 甘草節一錢 毛慈菇一錢

姪 藏溪

王 治陽

粉丹皮一錢　紫地丁一錢　炒黃連八分　滁菊花一錢

九月初八日

下疳症餘毒未清，致令腎囊之間又發細瘰，沿皮腐爛，而左手腕下又起結毒，此屬從前誤服倒提藥，致毒反乘，毒不清，當以土茯苓湯主之。

赤茯苓一錢　野菊花一錢　炒黃柏八分　赤苓二錢
丹皮一錢　甘草八分　蒼耳子一錢　連翹一錢
銀花一錢　赤芍一錢　防己一錢　米仁三錢　細生地二錢

九月初九日

朱　屯溪

化内府腐爛甚大蔓延無休前用凉血解毒法今爛勢已定腐肉亦脫宜基亦靖議屬佳兆前方再以前方加減主之

生地三錢　炒川連四分　甘草節八分　野菊花三錢
粉丹皮錢半　蒲公英三錢　赤芍錢半　蚤休二錢
淨銀花三錢　紫地丁錢半　天花粉三錢　毛慈菇三錢
敗醬草八分

九月十二日方

利便趨勢鎖核紅腫疼痛已破腐爛此爲橫痃便毒下疳之症一系而作重爲毒菌食濕盤

五診

瘡患前用疏散法已效茶量似以前方出入

羌獨二活各錢半　五加皮三錢　炒歸尾三錢　香白芷一錢

延胡索三錢　川芎錢半　炒赤芍錢半　畢茇錢半　桂枝川連二下

金鈴子三錢　粉丹皮錢半　炒川牛膝三錢　川木香八分

西黃醒消丸八分　製乳香　沒藥各分

九月十一日方

但因瘡腐肉已脫新肌亦生是屬佳兆茶

當再以養血生肌爲方

大生地三錢　炙黃芪三錢　牛膝錢半　當歸三錢　絲瓜絡二錢

生白芍錢半　炒續斷錢半　丹皮錢半　貝母二錢　杭甘菊錢半

鄭 打石山

炒當歸錢　炙甘草八分

九月十二日方

濕熱下注勞為濕毒致令左足大指之間起

為白泡破流黃水紅腫疼痛延經月未得全

愈此為濕毒未淨當以利濕解毒

粉生地錢　赤苓錢　地榆錢半　地膚子錢　川

丹皮錢半　澤瀉錢半　槐角錢半　槐滑花錢　萆

銀花錢　赤苓錢　炒黃柏七分　綿茵蔯七分　薢二錢

九月廿四日方

風熱襲入少陽致令左耳下側漫腫疼痛

汪　治坑

此風也法當以辛涼疏散
薄荷六分　蟬衣八分　連翹錢半　蔓荊子一錢
牛蒡子錢半　苦桔梗八分　枳殼錢半　荊芥八分
象貝錢半　粉丹皮一錢　桑枝錢半　車前子一錢

九月十四日二方

風痰阻入募原流入經絡致發爲瘰癧之
症左背合腋下之間漫腫甚大皮色如
常延經月餘身熱來往咳嗽不爽此症
候有釀之憂恐難消散法當疏解而除風
痰以通經絡

汪

汪坑

苦杏仁三 粉丹皮二 炒知母三

淅貝母三 白蘇子二 絲瓜络三 天花粉三

前胡三 青蒿三 通草六 小生地三

浮小麥

九月十五日方

瘄頭瘄內尚未甚脫，膝脛亦未甚清，但纪

腿已清，而不能餘食，是瘄濕熱未清，當以

利濕解毒。

根生地三 赤苓三 炒黄柏不 黑山梔三

丹皮二 防己三 米仁三 野菊花二

王 汾陽

姜張 上沖

銀花三 川萆薢三 滁瓜蔞三 甘草八分

天花粉三 炒知母錢

九月十八日方

手擘潰爛甚劇，初次用滌血解毒法，新肌已生，已漸收口矣，惟謹慎護養，血分不足，榮虛，以養血生肌鍛毒為法，以冀速獲全功

生地三 生黃芪錢 炙甘草八分 生龜板三

當歸錢 炒五味子八分 粉丹皮錢 杭甘菊三

白芍錢 阿膠珠錢 忍冬藤三 薏苡仁三

九月拾九日

戴 富溪

姙娠之證始氣上升致乳竅宣遂成乳吹之
症已潰兩孔迄今四十餘日依然膿不清紅
腫消此膿毒壅塞不出因患者執不施手術
致膿無由出路祗可內清托解毒
根生地錢 蒲公英錢 通草八分 黃芪錢
粉丹皮錢 蔞衣錢根錢 紫地丁錢 野菊錢
淨銀花錢 象貝錢 絲瓜絡錢 炒川連三分

九月念日方

遍身發為疥瘡痛癢無休茲白点作此為風濕
濕稽肌膚藉用殺菌利濕解毒法已得見效

鄧宗

張 星田

前方仍照昨方加減

炒川黃連七分 龍膽草一錢 炒黃柏錢半 甘草梢一錢

黃芩一錢 飛滑石三錢 米仁三錢 川萆薢一錢

赤苓三錢 白鮮皮錢半 龍衣三錢 防己錢半 丹皮錢半

九月念日方

風疫阻于腋下遂成夾肢癰之症今已膿熟

即施手術膿水已得外達之機矣法宜清解

苦杏仁三錢 炒荊芥錢半 夏枯草三錢 粉丹皮錢半

象貝母三錢 絲瓜絡三錢 苦桔梗七分 連翹三錢

杭菊花錢半 粉甘草七分 蟬衣八分 薄荷錢半

邵 小林澤

程 楠村

九月念壹日

手太陰經積熱上攻致令右手食指起為蛇頭疔之症紅腫疼痛內已化膿令施手術膿血已出外達法宜清解

根生地三錢 野菊花錢半 蚤休五分 敗醬草錢半 丹皮錢半 蒲公英三錢 花粉錢半 赤芍錢半 六一 銀花三錢 紫地丁錢半 荸薺泥錢半

九月念二日方

頸項背為爛皮癬瘡蔓延無休 紅腫燃熱之症痛楚或作前用清熱殺蟲解毒法瘡癒後而又

柯 屯溪

霉瘡根是瘰癧毒菌潛伏未得盡滅再以殺菌解毒為治

龍膽草一錢 赤苓三錢 米仁三錢 胡黃連一錢 生首烏三錢

苦參三錢 丹皮一錢 滑石三錢 天花粉三錢

炒黃柏三錢 銀花三錢 百部三錢 澤瀉 防己三錢

九月念二日方

瘡注毒今又復發腫毒溢出甚多此為餘毒不清兼感風寒以致又復潰腫今餘毒已得發透以後尚無反覆矣治宜除瘡剩毒耳

鄭 打石山

苦杏仁三錢 冬瓜皮三錢 丹皮三錢 銀花三錢 細生地三錢
淅貝母三錢 生米仁三錢 冬瓜仁三錢 蒲公英三錢
括蔞皮三錢 赤苓三錢 天花粉三錢 絲瓜絡三錢

九月念二日方

濕熱下注致令足指叢為濕毒破流黄水蔓延不休迄今數月依然尚未全癒揆是内部濕熱未清宜以龍胆泄肝湯治以利濕殺菌

龍胆草三錢 槐角三錢 車前子三錢 槐[illegible]花三錢 炒黄連
苦參三錢 綿茵陳三錢 萆薢三錢 米仁三錢 [illegible]
炒黄柏一錢 赤苓三錢 漢防己三錢 鳳尾草三錢

柯屯溪

九月念七日

瘀注帶脈小腹未盡淨，當再以清裡解毒

炒荊炭三 象貝母三 絲瓜絡全 紫地丁草

苦桔梗二 紅蓮花三 野菊花三 赤芍錢半

苦杏仁三 粉丹皮 香蒲公英三 生薏仁半

細生地半 炒黃柏半

王樹雲

九月念八日方

附骨疽為風寒阻絡筋骨而生，潰膿既成已

經數月，依然膿水不清，瘡孔深遠，內部瘦

痛，此毒邪已入筋骨，誠恐漸成漏法也

郎

屯溪

舒筋活絡而健筋骨

炒歸尾三錢 西秦艽錢半 川木瓜八分 炒川續斷三錢

炒赤芍錢半 炒懷牛膝三錢 炙白芷八分 酒炒延胡索三錢

五茄皮三錢 補骨脂三錢 桑寄生三錢 制乳香錢半 没藥錢半

九月念九日

病由大腸之濕火未清以致肛門之間紅腫疼痛

此為臟毒之症誠恐有潰膿之虞當以清理

腸熱而除濕火以冀消散之望

根生地三錢 銀花三錢 赤芍錢半 炒萎衣三錢

炒槐角三錢 丹皮錢半 稀薟艸三錢 天花粉三錢

曹 羊毛弄

炒地榆三錢 炒黃柏三錢 鹽水炒川牛膝平

九月念九日方

濕火阻於膀胱，小便為之痛，有如熱淋之象，且脈浮，小便挾血，歸細數，苔白兼紅，法宜以導赤散合八正散分清主之

鮮生地三錢 甘草梢八分 炒川連三分 淡竹叶七片

巨麥三錢 炒黃柏八分 車前子三錢 木通八分

萹蓄三錢 炒丹皮一錢五分 炒知母三錢 山梔三錢 銀花三錢

九月三十日方

濕熱下注，膀胱癃閉，潰爛多日，但癃閉内患

張 紹興

未暢脘是邪尚未盡達法當再解
根生地三錢 炒黃柏八分 牡州節八分 野菊錢
炒條芩錢 丹皮錢 全依薑三錢 赤苓錢
銀花三錢 炒穀芽三錢 火麻仁三錢 米仁三錢

拾月初壹日方

風濕浸于皮膚發為瘡疥之數從處已愈
惟臀部尚未全好此為濕未清瘡毒未解
法當利濕解毒
炒蒼朮錢 龍膽草八分 赤苓三錢 川萆薢錢
炒黃柏八分 蒼耳草錢 米仁三錢 漢防己二錢

孫 黃坑寺

粉丹皮一錢　銀花三錢　地骨皮三錢　山梔錢半
豨薟草八分　白蒺藜錢半
拾月初三日方
始起牙齦疼痛，繼則牙關緊急，牙齦腫硬，
連及外腮，此爲風熱阻入牙齦，此爲牙腮
癰，癰之勢屬甚重，法當先以
清散法　蟬衣八分　苦杏仁三錢
牛蒡子三錢　浙貝母三錢　桔梗錢半　薑蠶錢半
炙桑皮一錢　炒蔓荊子三錢　夏枯草錢半　荊芥穗一錢
十月初四日方

柯 村歷

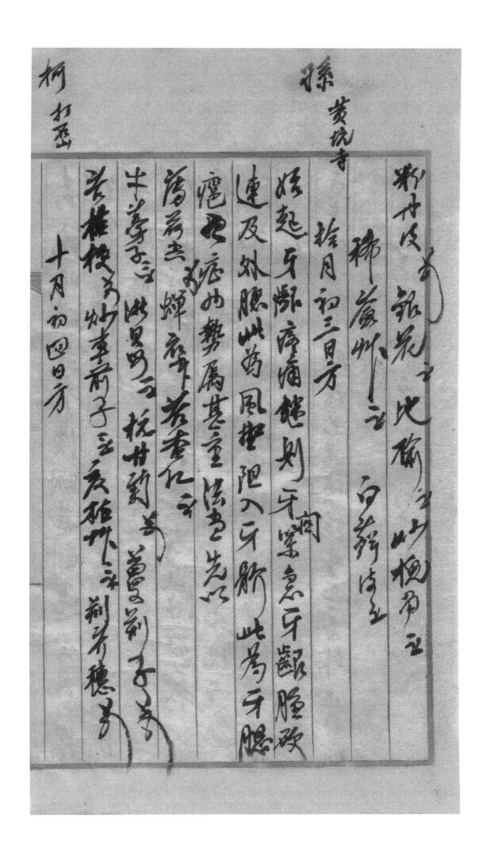

汪 本村

毒蛇咬破足背潰爛甚劇迄今月餘猶然紅腫未消腐爛不已此乃毒氣未清法當清解

根生地三錢 野菊花錢半 紫地丁錢半 澤瀉錢半
丹皮錢半 甘草節三分 蒲公英三錢 車前三錢
銀花三錢 赤芍錢半 川牛膝錢半 紅花八分

桂月初七日方

向年膝下生瘡臃腫已經潰爛寒無發作此乃濕氣不宣法當疏解

炒荊芥錢半 蔓荊子三錢 白芷一錢 土蘇子三錢

汪　屯溪

炙桂枝五分　炙枇杷葉三　浙貝母二　炙紫菀三

蟬衣八分　桔梗　真蘇子三　廣陳皮三

十月十四日方

中脘臍上生瘡，屢痛多年，近發一月，今已并

在一處，皆有穀氣，臍中不清，未能收口，此血

脂液溢出太多，氣血俱虛，法當補益氣血

大生地四　炒歸身三　炒白芍一　大腹皮三

黑元參三　黃芪三　廣皮三　焦楂肉三

炒白芍三　甘草梢　炒枳殼三　炒川芎八分

十月十五日方

吴

項洽防

感受時毒，致令面手足俱發為細瘰破流
黄水，搔無休，此濕瘡之類也。法當清解
根生地三 天花粉三 炒黄柏錢半 川萆薢三
粉丹皮錢半 米仁三 [illegible]三 漢防己三
淨銀花三 赤苓三 福澤瀉錢半 飛滑石三
蒼耳草三
十月十五日號

横瘡之候，潰爛甚劇，前因陳腐解毒，
已漸見效，但腐肉尚未盡脱，茲亦宜照原
方加減

朱小齡

根生地三錢 野菊花三錢 赤芍錢半 桑寄生三錢
粉丹皮三錢 甘草節一錢 炒黃柏八分 紫地丁草錢半
淨銀花三錢 蒲公英三錢 土茯苓五錢 旱蓮草三錢

十月廿三日方

始患廣瘡，因悞服倒提拔藥，致引毒入裏，
上升犯咽喉，以致喉嚨不能，茲以紅腫而疼痛，
痛楚難嚥，身熱發燒，此中來毒也，治宜清解。
鮮生地三錢 生石膏三錢 炒黃柏八分 人中黃一錢
黑元參三錢 炒知母三錢 土茯苓三錢 煨以蘆根尺
天花粉三錢 甘草節一錢 銀花三錢 車前子三錢

炒條芩七 丹皮八 鮮竹叶心 茅根

朱 小姑孃

十月廿日方

因患瘄瘍後服升丹丸藥以致咽喉紅腫疼痛牙腮牙齦俱為浮腫略有破爛一所用清涼解毒法咽喉疼痛已減號擾亦輕惟牙齦浮腫未除此升丹藥之餘毒未清也再以前方加減

鮮生地三 生石羔三 蘆根三 [illegible]清花乙

黑元參三 炒知母三 甘草節七 仙遺糧三

天花粉三 豬胆汁炒 炒黃柏八分 淨銀花三

唐本村

陳錦鋒　白蒺藜十片　竹葉心廿根　大青葉錢半

桂月廿一日方

妊娠之體，因風寒濕熱蘊於經絡，阻於足踝部，致令足部漫腫疼痛，皮色如常，起經月餘，依然如是。近來更加身熱口渴，飲(?)粒(?)(?)，溲而黄，其濕熱蘊蓄，風寒未解，法當先以清散為治。

羌獨二活一錢　酒炒條芩一錢　酒炒防己一錢半　酒炒桑枝一錢

西羌活一錢　酒炒桑寄生二錢　酒炒桑梗一錢　赤苓三錢

五加皮二錢　宣木瓜三錢　絲瓜絡二錢　酒炒黄柏六分

周　中姑潭

林大塢

十月念六日方

手太陰肺經積熱上攻致令鼻部起為小粒已經破頭紅腫疼痛寒熱往來此為鼻疔之候法當清解化毒

根生地三　蒲公英三　天花粉三　敗醬草三

粉丹皮錢　紫地丁錢　甘草節八分　毛慈菇錢

淨銀花三　野菊花三　薄荷葉錢　車前子三

佐以桃衣錢

十二月十五日方

溼熱化為白濁又兼下疳曾經醫治近因操勞

王菴東

大过以後白濁復發兼之有瘡腐潰按
屬病菌未减飯食不清當以殺菌解
毒為治
羌獨二活各錢半 金鈴子三錢 樗白皮三錢 炒丹皮錢半
五加皮三錢 金櫻子三錢 白蘚皮三錢
炒黑升麻炭錢 中黄皮三錢 炒黄柏錢半
炒車前子三錢 旱蓮草三錢 芡實三錢 土茯苓三錢

拾貳初壹日方

濕熱下注致皮色起粒破爛瘙癢痛且有紅腫
小便略有刺痛稍有寒熱此屬下疳之症法

吳雲卿

宣疏解化毒　赤苓皮
羌獨二活各一錢　炒延胡索一錢　炒車前子三錢　吳萸煎汁拌炒川連二分
五加皮一錢　炒川楝子一錢　廣木香八分　酒炒丹皮一錢
小青皮一錢　樗白皮一錢　赤芍一錢　鹽炒黄柏八分

十一月初七日方

手厥陰心包絡經積毒上攻，踞左手中指起
為蛇頭疔之證，腫硬疼痛，指內突出，難以針
破出血，但毒邪仍鬱未解，法當清血解毒
根生地一錢　野菊花一錢　天花粉一錢　敗醬草一錢
粉丹皮一錢　蒲公英一錢　甘草節八分　蚤休一錢

程 太塘

净銀花三錢 紫地丁錢半 紫草錢半 炒川連六分

十一月初旬

病乳因肝氣鬱遂成乳吹之症已經潰膿

不日當要潰膿 法當疏解

淅貝母三錢 橘核三錢 通草八分 絲瓜絡三錢

生姜衣錢半 蔓荊子三錢 蒲公英三錢 夏枯草三錢

炒丹皮錢半 炒荊芥錢半 枳殼二錢 黃菊花三錢

何 黃家

十貳月十二日方

風熱侵入陽明致牙痛發燒面目浮腫嫩紅作

燒此風熱未解 法當清疏凉解方

葉 田冲

薄荷五分 丹皮錢 銀花三 赤苓皮三
苦杏仁三 連翹三 絲瓜衣三 杭甘菊 青
象貝母三 板藍根三 米仁三 福澤瀉錢 甘艸卜 卜

十二月十三日方

乳癰已經針潰 膿毒流出甚多 其毒郤
已得外達之機 法當清解以宣氣絡
苦杏仁三 蒲公英三 紫地丁三 絲瓜絡三
浙貝母三 通艸卜 赤芍錢 苦桔梗七
絲瓜衣三 野菊三 丹皮錢 銀花三 蔞仁三

三月十二日方

陳 坊坑

頂　洽防

肝腎二虛，濕毒下注，始起延蔓，發爲小瘰，破
流膿水，漸之腫大，迄今已有半載，共潰三孔，
腎內突出，有似岩石之象，腫硬如石，稠水
不絕。此種危象，是屬腎岩，殊不易療。治所
幸年青，或可圖其萬一。

漿炒黃獨二錢　炒當歸二　北炒懷牛膝二
五茄皮二　炒伺牙錢　酒炒桂枝二　生白芷二
小生地錢　炒川芎錢　小茴香八　延胡索二
砂仁末　捣炒小生地二

四月初六日方

吳 洽隨

風濕襲入阻于手三陽之過絡蘊扶瘀毒并
發致令右手臂（臑）部紅腫疼痛此爲臑癰之候
起經多日內已釀膿但未潰透難已針藥當
以托裡托毒以清熱利濕爲治
炒象貝母二錢 連翹三錢 赤苓三錢 野菊花三錢
茯苓皮三錢 皂角刺一錢 米仁四錢 炒車前子三錢
粉丹皮二錢 炙甲片錢半 大麻仁三錢 茯苓仁三錢
炒竹絲茹一錢 苦杏仁三錢

四月初九日方

操勞過度精竅不固遂致敗精流入膀胱成

朱 小姑潭

爲白濁之候，小便刺痛，足腿及胯部痠楚，腎囊筋絡節縮，睪丸下垂，此肝腎之氣下陷使也。辛溫殺菌解毒。

萆薢二錢　金櫻子三錢　川楝子三錢　芡實八錢
豆蔻皮三錢　炒黑升麻六分　豨薟草三錢　炒吳茱萸四分
小青皮錢半　杭白芍三錢　益智仁錢半　炒白术錢半
台烏藥三錢　延胡索錢半　炒車前子三錢

四月十一日方

去年因患廣瘡，後服倒提丸引毒入骨，近來其毒氣外發，上升於喉嚨，至喉嚨紅腫疼痛

廣桃千張
淮小麥兩
泥毛淺

下焦於陰部起瘡白泡腐爛流水痛異常
後腋亦有又生横弦腫硬不消且加身熱有汗
總屬梅毒亦甚當以土茯苓湯加減主治
土茯苓三 銀花三 蒼耳草三 炒槐角五
赤芍五 甘草五 地榆五 漢防己三
丹皮五 野菊五 豨薟草三 炒黃柏八分

五月初六日方

風濕瘡疥皮膚發瘡瘰雖而蔓延頭面發
出瘡瘰色紅焮熱癢甚無休前用清血解
毒法已發者消減未發者仍然發出此

潛伏於膺與濕互阻肺失清肅如再咳嗽
加減主之可也
炒川連三分 茯苓錢 根三錢
壽 二寶花三錢 赤茯苓三錢
枳實 生地三錢 粉丹皮錢 甘草節 赤茯苓三錢
炒黃柏錢 炒知母三錢 槐角錢 炒瓜蔞錢
土茯苓三錢 青黛拌滑石三錢
龍膽草錢

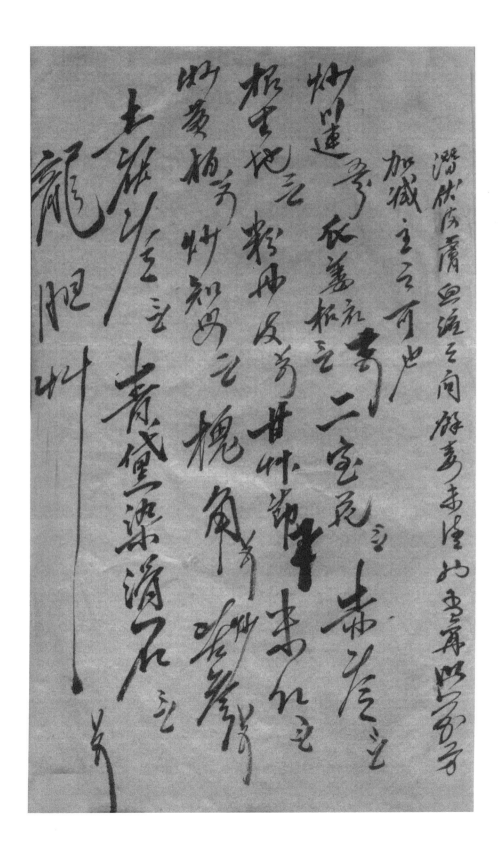